甘肃省中医药管理局资助项目

（GZK-2019-64）

# 『素问』『灵枢经』『难经』中医学分科新编

◎ 李顺保 主编

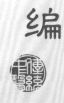

学苑出版社

**图书在版编目(CIP)数据**

《素问》《灵枢经》《难经》中医学分科新编/李顺保主编. —北京：
学苑出版社，2020.9
ISBN 978-7-5077-5990-7

Ⅰ.①素… Ⅱ.①李… Ⅲ.①《素问》–研究②《灵枢经》–研究
③《难经》–研究 Ⅳ.①R221.1②R221.2③R221.9

中国版本图书馆 CIP 数据核字(2020)第 157208 号

责任编辑：付国英
出版发行：学苑出版社
社　　　址：北京市丰台区南方庄 2 号院 1 号楼
邮政编码：100079
网　　　址：www.book001.com
电子信箱：xueyuanpress@163.com
电　　　话：010-67603091(总编室)、010-67601101(销售部)
印 刷 厂：北京市京宇印刷厂
开本尺寸：710×1000　1/16
印　　张：23.5
字　　数：480 千字
版　　次：2020 年 10 月第 1 版
印　　次：2020 年 10 月第 1 次印刷
定　　价：228.00 元

# 《素问》《灵枢经》《难经》中医学分科新编

主　　编　李顺保

副主编　朱　燕　庞　琪　樊小青

编　　委　(按姓氏笔画排列)

朱苗蕊　孙　璐　李学玲

何　或　姚　宁　蔡　莹

# 前　　言

　　《黄帝内经》（含《素问》《灵枢经》）是一本综合性的医书，建立了中医学的阴阳五行学说、脉象学说、藏象学说、经络学说、病因学说、病机学说、病症、诊法、论治及养生学、运气学等，从整体观上来论述医学，呈现出自然、生物、心理、社会"整体医学模式"。其基本素材来源于中国古人对生命现象的长期观察、大量的临床实践以及简单的解剖学知识。《黄帝内经》奠定了人体生理、病理、诊断以及治疗的认识基础，是中国影响极大的一部医学著作，世称"医之始祖"。

　　《难经》原名《黄帝八十一难经》，又称《八十一难经》，是中医现存较早的经典著作。《难经》之"难"字，有"问难"或"疑难"之义。全书共八十一难，采用问答方式，探讨和论述了中医的一些理论问题，内容包括脉诊、经络、脏腑、阴阳、病因、病机、营卫、解剖、腧穴、针刺、病证等。

　　自唐始，诠释和研究此三本经典著作者，与日俱增，其中不乏诸多名家、名著，至今止，基本可分为三类：诠释类、研究类、辞书类及类编类。

　　诠释类：对此三本著作全面进行诠释，至今不下百余家，至2018年，已汇总成册的，有王育林、翟双庆主编的《黄帝内经素问纂义》（上册、中册、下册），翟双庆、王育林主编的《黄帝内经灵枢纂义》，翟双庆、陈子杰主编的《难经纂义》等。

研究类：研究和探讨此三本著作，1949 年后以论文和论著为主，如雨后春笋般出现，可谓汗牛充栋。至 2018 年，已汇总成册，有王洪图主编《黄帝内经研究大成》；有钱超尘、温长路主编《黄帝内经研究集成》（第一卷、第二卷、第三卷、第四卷）；王庆其、周国琪主编《黄帝内经百年研究大成》等。

辞书类：1949 年后多出，有宗全和主编《黄帝内经文句索引》，段逸山主编《黄帝内经词语通检》；周海平等主编《黄帝内经大辞典》；张登本、武长春主编《内经词典》；郭蔼春《黄帝内经词典》；邢玉瑞《中医经典词典》等。

类编类：明代张景岳著《类经》。

从以上研究概况分析中可以看出，一类是逐字逐句逐章进行诠释，二类是对著作中某论点进行研究探索，三类是按字进行检索和阐释，但都未对此三本书的传本"篇目重迭，前后不论，文义悬隔"之类的纰缪未予纠正和研究。四类是张景岳《类经》32 卷，分 12 类，仍为大类，欠缺细分。

我们研究重在对此著经典版本进行比对，纠正其偏，重新创建按中医学分科为经纬，对《素问》《灵枢经》《难经》经文进行系统、全面、整体调整。

全书以《素问》《灵枢经》《难经》中所涉及的中医学术语为分类提纲，共分 332 个大项，并以术语在以上三书中出现的先后顺序进行排列；再对每项中的相关条文进一步细分，如"阴阳"大项下，条文又按"阳""阴""溢阳""溢阴""阳之阴""阴之阳"

"三阳""三阴""六阳"等分门别类；再如五脏之"心"项，共详细罗列条文 118 条，涵盖心脏的解剖、生理、病理、症候、病机、治则、治法等内容。各细分之项及条文可谓涵盖中医学的各个方面，开卷有益。本书以利于专家和读者研究、学习为要，旨在开创新的中医学研究途径和方法，创立前人未举之业，做《黄帝内经》和《难经》研读应用的里程碑之举。

本书《素问》底本选用唐代王冰《重广补注黄帝内经素问》（影印顾从德翻宋刻本，北京：商务印书馆，1954）。参校《内经》（影印京口文成堂摹刻宋本，北京：中医古籍出版社，2003）、薛福辰句读《重广补注黄帝内经素问》（影宋本，北京：学苑出版社，2009）。

本书《灵枢经》底本选用明《古今医统正脉全书》（北京：商务印书馆，1954）。参校宋代史崧《黄帝内经灵枢》（影印本，北京：人民卫生出版社，2015）、刘衡如《灵枢经》（校勘本，北京：人民卫生出版社，2013）。

本书《难经》底本选用明代王九思等《难经集注》（影印本，北京：人民卫生出版社，1956）。参校元代滑寿《难经本义》（于莉英点校，南京：江苏科学技术出版社，2008）、战国秦越人（扁鹊）《难经》（李顺保点校，北京：学苑出版社，2015）。

本书的策划始于 1959 年我进南京中医学院就读时，彼时尚无全国统一教材，学院自编《内经讲义》，仅摘录《内经》段句精华，并非全本（今统一教材亦如此）。我为研读《内经》全貌，即在南京旧书店购得北京商务印书馆影印顾从德翻宋刻本，唐代王冰《重广补注黄帝内经素问》和北京商务印书馆翻刻明代《古今医统正脉全书》的《灵枢经》及人民卫生出版社《皇汉医学丛书》中日本医家丹波元胤的《难经疏证》。通读此三本经典后发现其"篇目重迭，前后不论"，缺乏系统性和科学分类，遂思将此三书按中医学科分类调整编写，以消除"前后不论"之缺陷。有此对三本经典整容的思绪，便在大学三年级，利用暑寒假，将三本经典的经文，一字不落地按新学科分类抄录于卡片之上，共30余万字，完整地系统地整理成册。在大学毕业后，由于众多原因而束之高阁，藏之四十余载。近年来，由于发扬和继承中医的需要，将旧稿翻出，再参照众多参考文献资料，在带教研究生和同事的协助下，重新整理成册，并获得甘肃省中医药管理局项目资金资助（GZK-2019-64），且作为国家名老中医药专家继承教育李顺保导师工作室的业绩和成果而问世，深感欣慰！

　　本书顺利出版发行，得到学苑出版社陈辉社长和付国英责任编辑的大力支持和热心帮助，借此深表谢意！

　　因本人学识浅薄，该书存在诸多不足，恳请专家学者斧正！

全国名老中医药专家学术经验继承教学指导老师
甘肃省名中医　第六届甘肃省中医药学会副会长
　　八十叟主任医师　李顺保书于金城莒花斋
　　　　　　　　　　　　　　2020 年元月 1 日

# 编 写 说 明

1. 三本原著均系繁体字竖排本，无段落。今改为简化字横排本，并标以现代汉语标点符号，分句和自然段。异体字、假借字、古今字一律改用现代汉语通用字。

2. 《素问》《灵枢经》《难经》经文按中医学分类录入，按先《素问》，次《灵枢经》，后《难经》排列，又按各书篇章先后顺序排列。

3. 《素问》经文，排小四号宋体字，括号内数字系《素问》篇目序号；《灵枢经》经文，排小四号仿宋体字，括号内数字系《灵枢经》篇目序号；《难经》经文，排小四号楷体字，括号内数字系《难经》篇目序号。由括号内数字可以直接查找原著原经文。

4. 《素问》原目录

## 5.《灵枢经》原目录

## 6.《难经》原目录

第一难 第二十九难
第二难 第三十难
第三难 第三十一难
第四难 第三十二难
第五难 第三十三难
第六难 第三十四难
第七难 第三十五难
第八难 第三十六难
第九难 第三十七难
第十难 第三十八难
第十一难 第三十九难
第十二难 第四十难
第十三难 第四十一难
第十四难 第四十二难
第十五难 第四十三难
第十六难 第四十四难
第十七难 第四十五难
第十八难 第四十六难
第十九难 第四十七难
第二十难 第四十八难
第二十一难 第四十九难
第二十二难 第五十难
第二十三难 第五十一难
第二十四难 第五十二难
第二十五难 第五十三难
第二十六难 第五十四难
第二十七难 第五十五难
第二十八难 第五十六难

# 目　　录

## 天人相应

　　黄帝问于伯高曰：愿闻人之肢节，以应天地奈何？伯高答曰：天圆地方，人头圆足方以应之。天有日月，人有两目；地有九州，有人九窍；天有风雨，人有喜怒；天有雷电，人有音声；天有四时，人有四肢；天有五音，有人五脏；天有六律，人有六腑；天有冬夏，人有寒热；天有十日，人有手十指；辰有十二，人有足十指、茎、垂以应之，女子不足二节，以抱人形；天有阴阳，人有夫妻；岁有三百六十五日，人有三百六十五节；地有高山，有人肩膝；地有深谷，人有腋腘；地有十二经水，人有十二经脉；地有泉脉，人有卫气；地有草蓂，人有毫毛；天有昼夜，人有卧起；天有列星，人有牙齿；地有小山，人有小节；地有山石，人有高骨；地有林木，人有募筋；地有聚邑，人有腘肉；岁有十二月，人有十二节；地有四时不生草，人有无子。此人与天地相应者也。(71)

## 医德

　　黄帝坐明堂，召雷公而问之曰：子知医之道乎？雷公对曰：诵而颇能解，解而未能别，别而未能明，明而未能彰，足以治群僚，不足至侯王。愿得受树天之度，四时阴阳合之，别星辰与日月光，以彰经术，后世益明，上通神农，著至教，疑于二皇。帝曰：善。无失之，此皆阴阳、表里、上下、雌雄，相输应也。而道上知天文，下知地理，中知人事，可以长久，以教众庶，亦不疑殆。医道论篇，可传后世，可以为宝。雷公曰：请受道讽诵用解。(75)

　　帝曰：子若受传，不知合至道，以惑师教，语子至道之要，病伤五脏，筋骨以消。子言不明不别，是世主学尽矣。肾且绝，惋惋日暮，从容不出，人事不殷。(75)

　　黄帝燕坐，召雷公而问之曰：汝受术诵书者，若能览观杂学，及于比类，通合道理，为余言子所长，五脏六腑，胆胃大小肠，脾胞膀胱，脑髓

涕唾，哭泣悲哀，水所从行，此皆人之所生，治之过失，子务明之，可以十全，即不能知，为世所怨。(76)

黄帝曰：呜呼远哉！闵闵乎若视深渊，若迎浮云。视深渊尚可测，迎浮云莫知其际。圣人之术，为万民式，论裁志意，必有法则，循经守数，按循医事，为万民副，故事有五过四德，汝知之乎？雷公避席再拜曰：臣年幼小，蒙愚以惑，不闻五过与四德，比类形名，虚引其经，心无所对。帝曰：凡未诊病者，必问尝贵后贱，虽不中邪，病从内生，名曰脱营；尝富后贫，名曰失精。五气留连，病有所并。医工诊之，不在脏腑，不变躯形，诊之而疑，不知病名。身体日减，气虚无精，病深无气，洒洒然时惊。病深者，以其外耗于卫，内夺于荣。良工所失，不知病情，此亦治之一过也。凡欲诊病者，必问饮食居处，暴乐暴苦，始乐后苦，皆伤精气，精气竭绝，形体毁沮。暴怒伤阴，暴喜伤阳，厥气上行，满脉去形。愚医治之，不知补写，不知病情，精华日脱，邪气乃并，此治之二过也。善为脉者，必以比类奇恒，从容知之。为工而不知道，此诊之不足贵，此治之三过也。诊有三常，必问贵贱，封君败伤，及欲侯王。故贵脱势，虽不中邪，精神内伤，身必败亡。始富后贫，虽不伤邪，皮焦筋屈，痿躄为挛。医不能严，不能动神，外为柔弱，乱至失常，病不能移，则医事不行，此治之四过也。凡诊者，必知终始，有知余绪，切脉问名，当合男女。离绝菀结，忧恐喜怒，五脏空虚，血气离守，工不能知，何术之语！尝富大伤，斩筋绝脉，身体复行，令泽不息，故伤败结，留薄归阳，脓积寒灵。粗工治之，亟刺阴阳，身体解散，四支转筋，死日有期。医不能明，不问所发，唯言死日，亦为粗工，此治之五过也。凡此五者，皆受术不通，人事不明也。故曰：圣人之治病也，必知天地阴阳，四时经纪，五脏六腑，雌雄表里，刺灸砭石，毒药所主。从容人事，以明经道，贵贱贫富，各异品理，问年少长，勇怯之理。审于分部，知病本始，八正九候，诊必副矣。治病之道，气内为宝，循求其理，求之不得，过在表里，守数据治，无失俞理。能行此术，终身不殆。不知俞理，五脏菀熟，痈发六腑。诊病不审，是谓失常，谨守此治，与经相明。上经下经，揆度阴阳，奇恒五中，决以明堂，审于终始，可以横行。(77)

黄帝在明堂，雷公侍坐。黄帝曰：夫子所通书受事众多矣，试言得失之意，所以得之？所以失之？雷公对曰：循经受业，皆言十全，其时有过失者，请闻其事解也。帝曰：子年少，智未及邪！将言以杂合耶！夫经脉十二，络脉三百六十五，此皆人之所明知，工之所循用也。所以不十全者，精神不专，志意不理，外内相失，故时疑殆。诊不知阴阳逆从之理，此治之一失也。受师不卒，妄作杂术，谬言为道，更名自功，妄用砭石，后遗身咎，此治之二失也。不适贫富贵贱之居，坐之薄厚，形之寒温，不适饮食之宜，不别人之勇怯，不知比类，足以自乱，不足以自明，此治之三失也。诊病不问其始，忧患饮食之失节，起居之过度，或伤于毒，不先言此，卒持寸口，何病能中，妄言作名，为粗所穷，此治之四失也。是以世人之语者，驰千里之外，不明尺寸之论，诊无人事。治数之道，从容之葆，坐持寸口，诊不中五脉，百病所起，始以自怨，遗师其咎。是故治不能循理，弃术于市，妄治时愈，愚心自得。鸣呼！窈窈冥冥，孰知其道？道之大者，拟于天地，配于四海，汝不知道之谕，受以明为晦。(78)

岐伯答曰：天之在我者，德也。(8)

## 真人

黄帝曰：余闻上古有真人者，提挈天地，把握阴阳，呼吸精气，独立守神，肌肉若一，故能寿敝天地，无有终时，此其道生。(1)

帝曰：善，有不生不化乎？岐伯曰：悉乎哉问也！与道合同，惟真人也。帝曰：善。(68)

## 至人

中古之时，有至人者，淳德全道，和于阴阳，调于四时，去世离俗，积精全神，游行天地之间，视听八达之外，此盖益其寿命而强者也。亦归

于真人。<sup>(1)</sup>

# 圣人

　　夫上古圣人之教下也，皆谓之：虚邪贼风，避之有时，恬淡虚无，真气从之，精神内守，病安从来！是以志闲而少欲，心安而不惧，形劳而不倦，气从以顺，各从其欲，皆得所愿。故美其食，任其服，乐其俗，高下不相慕其民，故曰朴。是以嗜欲不能劳其目，淫邪不能惑其心，愚智贤不肖，不惧于物，故合于道。所以能年皆度百岁而动作不衰者，以其德全不危也。<sup>(1)</sup>

　　其次有圣人者，处天地之和，从八风之理，适嗜欲于世俗之间，无恚嗔之心，行不欲离于世，被服章，举不欲观于俗，外不劳形于事，内无思想之患，以恬愉为务，以自得为功，形体不敝，精神不散，亦可以百数。<sup>(1)</sup>

　　天气清净，光明者也。藏德不止，故不下也。天明则日月不明，邪害空窍。阳气者闭塞，地气者冒明，云雾不精，则上应白露不下。交通不表，万物命故不施，不施则名木多死。恶气不发，风雨不节，白露不下，则菀槁不荣。贼风数至，暴雨数起，天地四时不相保，与道相失，则未央绝灭。圣人从之，故身无奇病，万物不失，生气不竭。<sup>(2)</sup>

　　所以圣人春夏养阳，秋冬养阴，以从其根，故与万物沉浮于生长之门，逆其根，则伐其本，坏其真矣。<sup>(2)</sup>

　　道者，圣人行之，愚者佩之。<sup>(2)</sup>

　　是故圣人不治已病，治未病。不治已乱，治未乱，此之谓也。<sup>(2)</sup>

　　故圣人传精神，服天气而通神明。<sup>(3)</sup>

　　是以圣人陈阴阳，筋脉和同，骨髓坚固，气血皆从，如是则内外调和，邪不能害，耳目聪明，气立如故。<sup>(3)</sup>

　　帝曰：余闻上古圣人，论理人形，列别脏腑，端络经脉，会通六合，各从其经，气穴所发，各有处名，谿谷属骨，皆有所起，分部逆从，各有

条理，四时阴阳，尽有经纪，外内之应，皆有表里，其信然乎？（5）

是以圣人为无为之事，乐恬淡之能，从欲快志于虚无之守，故寿命无穷，与天地终，此圣人之治身也。（5）

故圣人杂合以治，各得其所宜。故治所以异而病皆愈者，得病之情，知治之大体也。（12）

黄帝曰：善乎哉！圣人之通万物也，若日月之光影，音声鼓响，闻其声而知其形，其非夫子，孰能明万物之精。是故圣人。（65）

## 贤人

其次有贤人者，法则天地，象似日月，辩列□星辰，逆从阴阳，分别四时，将从上古合同于道，亦可使益寿而有极时。（1）

惟贤人上配天以养头，下象地以养足，中旁人事以养五脏。（5）

## 众人

黄帝曰：众人奈何？伯高曰：众人皮肉脂膏，不相加也，血与气，不能相多，故其形不小不大，各自称其身，命曰众人。（59）

## 平人

岐伯曰：夫阴与阳，皆有俞会，阳注于阴，阴满之外，阴阳匀平，以充其形，九候若一，命曰平人。（62）

所谓平人者不病，不病者，脉口人迎应四时也，上下相应而俱往来也，六经之脉不结动也，本末之寒温之相守司也，形肉血气必相称也，是谓平人。（9）

## 养生

昔在黄帝，生而神灵，弱而能言，幼而徇齐，长而敦敏，成而登天。乃问于天师曰：余闻上古之人，春秋皆度百岁，而动作不衰，今时之人，年半百而动作皆衰者，时世异耶？人将失之耶？岐伯对曰：上古之人，其知道者，法于阴阳，和于术数，食饮有节，起居有常，不妄作劳，故能形与神俱，而尽终其天年，度百岁乃去。今时之人，不然也，以酒为浆，以妄为常，醉以入房，以欲竭其精，以耗散其真，不知持满，不时御神，务快其心，逆于生乐，起居无节，故半百而衰也。[1]

故智者之养生也，必顺四时而适寒暑，和喜怒而安居处，节阴阳而调刚柔。[8]

如是则僻邪不至，长生久视。[8]

## 春养生

春三月，此谓发陈。天地俱生，万物以荣。夜卧早起，广步于庭，披发缓形，以使志生。生而勿杀，予而勿夺，赏而勿罚，此春气之应，养生之道也。逆之则伤肝，夏为寒变，奉长者少。[2]

逆春气，则少阳不生，肝气内变。[2]

## 夏养生

夏三月，此谓蕃秀。天地气交，万物华实，夜卧早起，无厌于日，使志无怒，使华英成秀，使气得泄，若所爱在外，此夏气之应，养长之道也。逆之则伤心，秋为痎疟。[13]

奉收者少，冬至重病。[2]

逆夏气，则太阳不长，心气内洞。<sup>(2)</sup>

## 秋养生

秋三月，此谓容平。天气以急，地气以明。早卧早起，与鸡俱兴，使志安宁，以缓秋刑，收敛神气，使秋气平，无外其志，使肺气清，此秋气之应，养收之道也。逆之则伤肺，冬为飧泄，奉藏者少。<sup>(2)</sup>

逆秋气，则太阴不收，肺气焦满。<sup>(2)</sup>

## 冬养生

冬三月，此为闭藏。水冰地坼，无扰乎阳。早卧晚起，必待日光，使志若伏若匿，若有私意，若已有得，去寒就温，无泄皮肤，使气亟夺，此冬气之应，养藏之道也。逆之则伤肾，春为痿厥，奉生者少。<sup>(2)</sup>

逆冬气，则少阴不藏，肾气独沉。<sup>(2)</sup>

故冬不按蹻，春不鼽衄，春不病颈项，仲夏不病胸胁，长夏不病洞泄、寒中，秋不病风疟，冬不病痹厥，飧泄而汗出也。<sup>(4)</sup>

## 寿夭

帝曰：其于寿夭，何如？岐伯曰：阴精所奉其人寿，阳精所降其人夭。<sup>(70)</sup>

帝曰：善。一州之气，生化寿夭上同，其故何也？岐伯曰：高下之理，地势使然也。崇高则阴气治之，污下则阳气治之，阳胜者先天，阴胜者后天，此地理之常，生化之道也。帝曰：其有寿夭乎？岐伯曰：高者其气寿，下者其气夭，地之小大异也。小者小异，大者大异。故治病者，必明天道地理，阴阳更胜，气之先后，人之寿夭，生化之期，乃可以知人之形气矣。[70]

黄帝问于伯高曰：余闻形有缓急，气有盛衰，骨有大小，肉有坚脆，皮有厚薄，其以立寿夭，奈何？伯高曰：形与气相任则寿，不相任则夭。皮与肉相果则寿，不相果则夭。血气经络，胜形则寿，不胜形则夭。黄帝曰：何谓形之缓急？伯高答曰：形充而皮肤缓者则寿，形充而皮肤急者则夭，形充而脉坚大者，顺也，形充而脉小以弱者，气衰，衰则危矣。若形充而颧不起者，骨小，骨小则夭矣。形充而大肉䐃坚而有分者，肉坚，肉坚则寿矣；形充而大肉无分理不坚者肉脆，肉脆则夭矣。此天之生命，所以立形定气而视寿夭者，必明乎此立形定气，而后以临病人，决死生。黄帝曰：余闻寿夭，无以度之？伯高答曰：墙基卑，高不及其地者，不满三十而死。其有因加疾者，不及二十而死也。黄帝曰：形气之相胜，以立寿夭，奈何？伯高答曰：平人而气胜形者寿，病而形肉脱，气胜形者死，形胜气者危矣。[6]

## 胎孕

帝曰：岁有胎孕不育，治之不全，何气使然？岐伯曰：六气五类，有相胜制也，同者盛之，异者衰之，此天地之道，生化之常也。[70]

诸乘所不成之运，则甚也。故气主有所制，岁立有所生，地气制已胜，天气制胜己，天制色，地制形，五类衰盛，备随其气之所宜也。故有胎孕不育，治之不全，此气之常也。[70]

黄帝问曰：妇人重身，毒之何如？岐伯曰：有故无殒，亦无殒也。帝曰：愿闻其故，何谓也？岐伯曰：大积大聚，其可犯也。衰其大半而止，过者死。[71]

女子手少阴脉动甚者，妊子。[74]

帝曰：人年老而无子者，材力尽邪？将天数然也？岐伯曰：女子七岁，肾气盛，齿更发长。二七，而天癸至，任脉通，太冲脉盛，月事以时下，故有子。三七，肾气平均，故真牙生而长极。四七，筋骨坚，发长极，身体盛壮。五七，阳明脉衰，面始焦，发始堕。六七，三阳脉衰于上，面皆焦，发始白。七七，任脉虚，太冲脉衰少，天癸竭，地道不通，故形坏而无子也。丈夫八岁，肾气实，发长齿更。二八，肾气盛，天癸至，精气溢泻，阴阳和，故能有子。三八，肾气平均，筋骨劲强，故真牙生而长极。四八，筋骨隆盛，肌肉满壮。五八，肾气衰，发堕齿槁。六八，阳气衰竭于上，面焦，发鬓颁白。七八，肝气衰，筋不能动，天癸竭，精少，肾脏衰，形体皆极。八八，则齿发去。<sup></sup>(1)

今五脏皆衰，筋骨解堕，天癸尽矣。故发鬓白，身体重，行步不正，而无子耳。(1)

帝曰：有其年已老而有子者，何也？岐伯曰：此其天寿过度，气脉常通，而肾气有余也。此虽有子，男不过尽八八，女不过尽七七，而天地精气皆竭矣。(1)

帝曰：夫道者年皆百数，能有子乎？岐伯曰：夫道者，能却老而全形，身年虽寿，能生子也。(1)

年四十而阴气自半也，起居衰矣。年五十，体重，耳目不聪明矣。年六十，阴痿，气火衰，九窍不利，下虚上实，涕泣俱出矣。故曰：知之则强，不知则老，故同出而名异耳。智者察同，愚者察异。愚者不足，智者有余。有余则耳目聪明，身体轻强，老者复壮，壮者益治。(5)

黄帝曰：人始生，先成精，精成而脑髓生，骨为干，脉为营，筋为刚，肉为墙，皮肤坚而毛发长，谷入于胃，脉道以通，血气乃行。(10)

黄帝曰：人之寿夭各不同，或夭寿，或卒死，或病久，愿闻其道？岐伯曰：五脏坚固，血脉和调，肌肉解利，皮肤致密，营卫之行，不失其常，呼吸微徐，气以度行，六腑化谷，津液布扬，各如其常，故能长久。黄帝曰：人之寿百岁而死，何以致之？岐伯曰：使道隧以长，基墙高以方，通调营卫，三部三里起，骨高肉满，百岁乃得终。黄帝曰：其气之盛衰，以至其死，可得闻乎？岐伯曰：人生十岁，五脏始定，血气已通，其气在下，故好走；二十岁，血气始盛，肌肉方长，故好趋；三十岁，五脏大定，肌肉坚固，血脉盛满，故好步；四十岁，五脏六腑十二经脉，皆大盛以平定，腠理始疏，荣华颓落，发颇斑白，平盛不摇，故好坐；五十岁，肝气始衰，肝叶始薄，胆汁始灭，目始不明；六十岁，心气始衰，若忧悲，血气懈惰，故好卧；七十岁，脾气虚，皮肤枯；八十岁，肺气衰，魄离，故言善误；九十岁，肾气焦，四脏经脉空虚；百岁，五脏皆虚，神气皆去，形骸独居而终矣。黄帝曰：其不能终寿而死者，何如？岐伯曰：其五脏皆不坚，使道不长，空外以张，喘息暴疾；又卑基墙，薄脉少血，其肉不石，数中风寒，血气虚，脉不通，真邪相攻，乱而相引，故中寿而尽也。(54)

黄帝问于伯高曰：人之肥瘦大小温寒，有老壮少小，别之奈何？伯高对曰：人年五十已上为老，二十已上为壮，十八已上为少，六岁已上为小。(59)

黄帝曰：其形色相胜之时，年加可知乎？岐伯曰：凡年忌下上之人，大忌常加七岁，十六岁、二十五岁、三十四岁、四十三岁、五十二岁、六十一岁皆人之大忌，不可不自安也，感则病行，失则忧矣，当此之时，无为奸事，是谓年忌。(64)

# 精

夫精者，身之本也。故藏于精者，春不病温。(4)

精归化。(5)

精食气。(5)

精化为气。(5)

精不足者补之以味。<sup>(5)</sup>

帝曰：善。人有卧而有所不安者，何也？岐伯曰：脏有所伤，及精有所之寄则安，故人不能悬其病也。<sup>(45)</sup>

至其淫泆离藏则精失，魂魄飞扬，志意恍乱，智虑去身者，何因而然乎？天之罪与？人之过乎？何谓德气生精神魂魄心意志思智虑？请问其故。<sup>(8)</sup>

故生之来，谓之精。<sup>(8)</sup>

精专者，行于经隧，常营无已，终而复始，是谓天地之纪。<sup>(16)</sup>

黄帝曰：余闻人有精、气、津、液、血、脉，余意以为一气耳，今乃辨为六名，余不知其所以然。岐伯曰：两神相搏，合而成形，常先身生，是谓精。<sup>(30)</sup>

黄帝曰：六气者，有余不足，气之多少，脑髓之虚实，血脉之清浊，何以知之，岐伯曰：精脱者，耳聋。<sup>(30)</sup>

黄帝曰：六气者，贵贱何如？岐伯曰：六气者，各有部主也，其贵贱善恶，可为常主，然五谷与胃为大海也。<sup>(30)</sup>

# 神

玄生神。<sup>(5)</sup>

神在天为风，在地为木，在体为筋，在脏为肝，在色为苍，在音为角，在声为呼，在变动为握，在窍为目，在味为酸，在志为怒。<sup>(5)</sup>

气和而生，津液相成，神乃自生。<sup>(9)</sup>

得神者昌，失神者亡。帝曰：善。<sup>(13)</sup>

帝曰：形弊血尽而功不立者何？岐伯曰：神不使也。帝曰：何谓神不使？岐伯曰：针石道也。精神不进，志意不治，故病不可愈。今精坏神去，荣卫不可复收，何者？嗜欲无穷，而忧患不止，精气弛坏，荣泣卫除，故神去之而病不愈也。<sup>(14)</sup>

神转不回，回则不转，乃失其机。<sup>(15)</sup>

故养神者，必知形之肥瘦，荣卫血气之盛衰。<sup>(26)</sup>

帝曰：何谓神？岐伯曰：请言神，神乎神，耳不闻，目明心开而志先，慧然独悟，口弗能言，俱视独见，适若昏，昭然独明，若风吹云，故曰神。<sup>(26)</sup>

三部九候为之原，九针之论，不必存也。<sup>(26)</sup>

岐伯曰：神有余，有不足。<sup>(62)</sup>

帝曰：神有余不足，何如？岐伯曰：神有余则笑不休，神不足则悲。血气未并，五脏安定，邪客于形，洒淅起于毫毛，未入于经络也，故命曰：神之微。帝曰：补泻奈何？岐伯曰：神有余则泻其小络之血，出血勿之深斥，无中其大经，神气乃平；神不足者，视其虚络，按而致之，刺而利之，无出其血，无泄其气，以通其经，神气乃平。帝曰：刺微奈何？岐伯曰：按摩勿释，着针勿斥，移气于不足，神气乃得复。<sup>(62)</sup>

阴阳不测谓之神，神用无方谓之圣。<sup>(66)</sup>

玄生神，神在天为风，在地为木；在天为热，在地为火；在天为湿，在地为土；在天为燥，在地为金；在天为寒，在地为水。故在天为气，在地成形。<sup>(66)</sup>

玄生神。<sup>(67)</sup>

神在天为风，在地为木，在体为筋，在气为柔，在脏为肝，其性为喧，其德为和，其用为动，其色为苍，其化为荣，其虫毛，其政为散，其令宣发，其变摧拉，其眚为陨，其味为酸，其志为怒。<sup>(67)</sup>

两精相搏谓之神。<sup>(8)</sup>

是故怵惕思虑者，则伤神，伤神则恐惧，流淫而不止。<sup>(8)</sup>

故神者，水谷之精气也。<sup>(32)</sup>

黄帝问于岐伯曰：愿闻人之始生，何气筑为基，何立而为楯，何失而死，何得而生？岐伯曰：以母为基，以父为楯；失神者死，得神者生也。黄帝曰：何者为神？岐伯曰：血气已和，荣卫已通，五脏已成，神气舍心，魂魄毕具，乃成为人。<sup>(54)</sup>

形归气。[5]

形食味。[5]

形伤肿。[5]

先肿而后痛者，形伤气也。[5]

形不足者，温之以气。[5]

帝曰：善。余闻气合而有形，因变以正名，天地之运，阴阳之化，其于万物孰少孰多，可得闻乎。[9]

帝曰：妙乎哉论也。合人形于阴阳四时，虚实之应，冥冥之期，其非夫子，孰能通之。然夫子数言，形与神，何谓形？何谓神？愿卒闻之。岐伯曰：请言形形乎形，目冥冥问其所病，索之于经，慧然在前，按之不得，不知其情，故曰形。[26]

帝曰：形度骨度脉度筋度，何以知其度也。[28]

形有余，有不足。[52]

帝曰：善。形有余不足，奈何？岐伯曰：形有余则腹胀，泾溲不利。不足则四肢不用，血气未并，五脏安定。肌肉蠕动，命曰微风。帝曰：补泻奈何？岐伯曰：形有余则泻其阳经，不足则补其阳络。帝曰：刺微奈何？岐伯曰：取分肉间，无中其经，无伤其络，卫气得复，邪气乃索。[62]

形气相感而化生万物矣。[66]

形有盛衰，谓五行之治，各有太过不及也。[66]

寒伤形，乃应形。[6]

黄帝曰：得其形，不得其色，何如？岐伯曰：形胜色，色胜形者，至其胜时年加，感则病行，失则忧矣。形色相得者，富贵大乐。[64]

血生脾。[5]

定其血气，各守其乡，血实宜决之。[5]

诸血者，皆属于心。[10]

故人卧，血归于肝。[10]

足受血而能步，掌受血而能握，指受血而能摄。[10]

血病身有痛者，治其经络。[20]

五劳所伤，久视伤血。[23]

血气者，人之神，不可不谨养。[26]

血有余，有不足。[62]

帝曰：善。血有余不足，奈何？岐伯曰：血有余则怒，不足则恐。血气未并，五脏安定，孙络水溢，则经有留血。帝曰：补泻奈何？岐伯曰：血有余，则泻其盛经，出其血；不足则视其虚经，内针其脉，久留而视，脉大，疾出其针，无令血泄。帝曰：刺留血，奈何？岐伯曰：视其血络，刺出其血，无令恶血得入于经，以成其疾。[62]

岐伯曰：血气者，喜温而恶寒，寒则泣不能流，温则消而去之。[62]

是故气之所并为血虚。[62]

血并则无气。[62]

病在血，调之络。[62]

血生脾。[67]


传之后世，以血为盟，敬之者昌，慢之者亡，无道行私，必得夭殃，谨奉天道[9]

黄帝曰：夫血之与气，异名同类，何谓也？岐伯答曰：营卫者，精气也；血者，神气也，故血之与气，异名同类焉。故夺血者无汗，夺汗者无血，故人生有两死，而无两生。[18]

取皮肤之血者，尽取之。(19)

病注下血，取曲泉。(24)

衄而不止，衄血流，取足太阳；衄血，取于手太阳能不已，刺宛骨下，不已，刺腘中出血。(26)

何谓血？岐伯曰：中焦受气，取汁变化而赤，是谓血。(30)

血脱者，色白，夭然不泽，其脉空虚，此其候也。(30)

血海有余，则常想其身大，怫然不知其所病；血海不足，亦常想其身小，狭然不知其所病。(33)

黄帝曰：余闻十二经脉，以应十二经水者，其五色各异，清浊不同，人之血气若一，应之奈何？岐伯曰：人之血气，苟能若一，则天下为一矣！恶有乱者乎？黄帝曰：余闻一人，非问天下之众。岐伯曰：夫一人者，亦有乱气；天下之众，亦有乱人，其合为一耳。(40)

黄帝问于岐伯曰：人之血气精神者，所以奉生而周于性命者也。(47)

是故血和则经脉流行，营覆阴阳，筋骨劲强，关节清利矣。(47)

营气濡然者，病在血气。(59)

血气有输。(59)

气血之输，输于诸络，气血留居，则盛而起。(59)

五劳，久视伤血。(78)

苦走血。(78)

病在血，无食苦。(78)

阳病发于血。(78)

黄帝曰：余闻肠胃受谷，上焦出气，以温分肉，而养骨节，通腠理。中焦出气如露，上注谿谷，而渗孙脉，津液和调，变化而赤为血。血和则孙脉先满，溢乃注于络脉，皆盈，乃注于经脉，阴阳已张，因息乃行。行有经纪，周有道理，与天合同，不得休止。切而调之，从虚去实，泻则不足，疾则气减，留则先后。从虚去虚，补则有余，血气已调，形气乃持。(81)

血会膈俞。(四十五)

# 气

因于气，为肿，四维相代，阳气乃竭。(3)

气归精。(5)

气生形。(5)

气伤精。(5)

气伤于味。(5)

气厚者为阳，薄为阳之阴。(5)

气薄则发泄，厚则发热。(5)

气食少火。(5)

气伤痛。(5)

故先痛而后肿者，气伤形也。(5)

暴气象雷，逆气象阳。(5)

气虚宜掣引之。(5)

气数者，所以纪化生之用也。(9)

帝曰：余已闻天度矣，愿闻气数何以合之？(9)

帝曰：余已闻六六九九之会也。夫子言积气盈闰，愿闻何谓气？请夫子发蒙解惑焉。岐伯曰：此上帝所秘，先师传之也。帝曰：请遂闻之。岐伯曰：五日谓之候，三候谓之气，六气谓之时，四时谓之岁，而各从其主治焉。(9)

五运相袭而皆治之，终期之日，周而复始，时立气布，如环无端，候亦同法。(9)

未至而至，此谓太过，则薄所不胜，而乘所胜也，命曰气淫不分，邪僻内生，工不能禁。至而不至，此谓不及，则所胜妄行，而所生受病，所不胜薄之也，命曰气迫。所谓求其至者，气至之时也。谨候其时，气可与

16

期，失时反候，五治不分，邪僻内生，工不能禁也。[9]

五气入鼻，藏于心肺，上使五色修明，音声能彰。[9]

诸气者，皆属于肺，此四支八谿之朝夕也。[10]

五气入鼻，藏于心肺，心肺有病，而鼻为之不利也。[11]

脉短气绝死。[15]

言而微终日乃复言者，此夺气也。[17]

久卧伤气。[23]

帝曰：候气奈何？岐伯曰：夫邪去络，入于经也，舍于血脉之中，其寒温未相得，如涌波之起也，时来时去，故不常在。故曰方其来也，必按而止之，止而取之，无逢其冲而泻之。[27]

帝曰：扪而可得，奈何？岐伯曰：视其主病之脉坚，而血及陷下者，皆可扪而得也。帝曰：善。余知百病生于气也。怒则气上，喜则气缓，悲则气消，恐则气下，寒则气收，炅则气泄，惊则气乱，劳则气耗，思则气结。九气不同，何病之生。[39]

所谓浮为聋者，皆在气也。[49]

帝曰：如何而反？岐伯曰：气虚身热，此谓反也。谷入多而气少，此谓反也。谷不入而气多，此谓反也。[53]

气实者，热也。气虚者，寒也。[53]

人出入气应风。[54]

人气应天。[54]

气有余，有不足。[62]

帝曰：善。气有余不足，奈何？岐伯曰：气有余则喘咳上气，不足则息利少气。血气未并，五脏安定，皮肤微病，命曰白气微泄。帝曰：补泻奈何？岐伯曰：气有余则泻其经隧，无伤其经，无出其血，无泄其气；不足则补其经隧，无出其气。帝曰：刺微奈何？岐伯曰：按摩勿释，出针视之，曰我将深之，适人必革，精气自伏，邪气散乱，无所休息，气泄腠理，真气乃相得。[62]

血之所并，为气虚。[62]

故气并则无血。(62)

病在气，调之。(62)

气有多少，形有盛衰，上下相召，而损益彰矣。(66)

故其始也，有余而往，不足随之，不足而往，有余从之。知迎知随，气可与期。应天为天符，承岁为岁直，三合为治。(66)

帝曰：气相得而病者，何也？岐伯曰：以下临上，不当位也。帝曰：动静何如？岐伯曰：上者右行，下者左行，左右周天，余而覆会也。帝曰：余闻鬼臾区曰：应地者静。今夫子乃言下者左行，不知其所谓也？愿闻何以生之乎？岐伯曰：天地动静，五行迁复，虽鬼臾区其上候而已，犹不能偏明。夫变化之用，天垂象，地成形，七曜纬虚，五行丽地。地者，所以载生成之形类也。虚者，所以列应天之精气也。形精之动，犹根本之与枝叶也，仰观其象，虽远可知也。(67)

五气更立，各有所先，非其位则邪，当其位则正。帝曰：病之生变何如？岐伯曰：气相得则微，不相得则甚。帝曰：主岁何如？岐伯曰：气有余，则制己所胜而侮所不胜；其不及，则己所不胜，侮而乘之，己所胜，轻而侮之。侮反受邪，侮而受邪，寡于畏也。帝曰：善。(67)

此所谓气之标，盖南面而待之也。(67)

帝曰：其有至而至，有至而不至，有至而太过，何也？岐伯曰：至而至者和。至而不至，来气不及也。未至而至，来气有余也。帝曰：至而不至，未至而至，如何？岐伯曰：应则顺，否则逆，逆则变生，变则病。帝曰：善。请言其应。(68)

岐伯曰：物，生其应也；气脉其应也。(68)

所谓岁会，气之平也。帝曰：非位何如？岐伯曰：岁不与会也。(68)

帝曰：夫子之言五气之变，四时之应，可谓悉矣。夫气之动乱，触遇而作，发无常会，卒然灾合，何以期之？岐伯曰：夫气之动变，固不常在，而德化政令灾变，不同其候也。(69)

帝曰：胜复之气，其常在也，灾眚时至，候也奈何？岐伯曰：非气化者，是谓灾也。帝曰：天地之数，终始奈何？岐伯曰：悉乎哉问也。是明道也。数之始起于上，而终于下，岁半之前，天气主之，岁半之后，地气

主之，上下交互，气交主之，岁纪毕矣。故曰位明，气月可知乎，所谓气也。(71)

帝曰：请问其所谓也？岐伯曰：五常之气，太过不及，其发异也。帝曰：愿卒闻之。岐伯曰；太过者暴，不及者徐；暴者为病甚，徐者为病持。帝曰：太过不及，其数何如？岐伯曰：太过者其数成，不及者其数生，土常以生也。(71)

有怫之应，而后报也，皆观其极，而乃发也。木发无时，水随火也。谨候其时，病可与期，失时反岁，五气不行，生化收藏，政无恒也。(71)

所谓动气，知其脏也。(74)

帝曰：善。气之上下何谓也？岐伯曰：身半以上其气三矣，天之分也，天气主之；身半以下，其气三矣，地之分也，地气主之。以名命气，以气命处，而言其病半，所谓天枢也。故上胜而下俱病者，以地名之；下胜而上俱病者，以天名之。所谓胜至报气，屈伏而未发也。复至则不以天地异名，皆如复气为法也。帝曰：胜复之动，时有常乎？气有必乎？岐伯曰：时有常位，而气无必也。帝曰：愿闻其道。岐伯曰：初气终三气，天气主之，胜之常也；四气尽终气，地气主之，复之常也。有胜则复，无胜则否。帝曰：善。复已而胜，何如？岐伯曰：胜至则复，无常数也，衰乃止耳。复已而胜，不复则害，此伤生也。帝曰：复而反病，何也？岐伯曰：居非其位，不相得也。大复其胜，则主胜之，故反病也。所谓火燥热也。(74)

帝曰：善。客主之胜复，奈何？岐伯曰：客主之气，胜而无复也。帝曰：其逆从，何如？岐伯曰：主胜逆，客胜从，天之道也。(74)

故曰：气之相守司也，如权衡之不得相失也。(74)

忧恐忿怒伤气，气伤脏，乃病脏。(6)

地之在我者，气也。(8)

德流气薄而生者也。(8)

少气者，脉口人迎俱少而不称尺寸也。如是者，则阴阳俱不足，补阳则阴竭，泻阴则阳脱。如是者，可将以甘药，不可饮以至剂，如此者弗

19

灸。不已者因而泻之，则五脏气坏矣。(9)

气逆上，刺膺中陷者与下胸动脉。(26)

何谓气，岐伯曰：上焦开发，宣五谷味，熏肤，充身，泽毛，若雾露之溉，是谓气。(30)

气脱者，目不明。(30)

膻中者，为气之海，其输上在于柱骨之上下，前在于人迎。(33)

黄帝问于岐伯曰：余闻刺有五官五阅，以观五气，五气者，五脏之使也，五时之副也。愿闻其五使当安出？(37)

黄帝问于伯高曰：余闻气有逆顺，脉有盛衰，刺有大约，可得闻乎？伯高曰：气之逆顺者，所以应天地阴阳四时五行也。(55)

黄帝曰：余闻气者，有真气，有正气，有邪气。(75)

久卧伤气。(78)

辛走气。(78)

病在气，无食辛。(78)


八难曰：寸口脉平而死者，何谓也？然：诸十二经脉者，皆系于生气之原。所谓生气原者，谓十二经之根本也，谓肾间动气也。此五脏六腑之本，十二经脉之根，呼吸之门，三焦之原。一名守邪之神。故气者，人之根本也，根绝则茎叶枯矣。寸口脉平而死者，生气独绝于内也。(八)

气会三焦外一筋直两乳内也。(四十五)

# 津

何为津？岐伯曰：腠理发泄，汗出溱溱，是谓津。(30)

津脱者，腠理开，汗大泄。(30)

廉泉、玉英者，津液之道也。(35)

岐伯曰：水谷皆入于口，其味有五，各注其海，津液各走其道。故三焦出气，以温肌肉，充皮肤，为其津。(36)

## 液

何谓液？岐伯曰：谷入气满，淖泽注于骨，骨属屈伸，泄泽补益脑髓，皮肤润泽，是谓液。[30]

液脱者，骨属屈伸不利，色夭，脑髓消，胫酸，耳数鸣。[30]

黄帝问于岐伯曰：水谷入于口，输于肠胃，其液别为五，天寒衣薄，则为溺与气，天热衣厚则为汗，悲哀气并则为泣，中热胃缓则为唾。邪气内逆，则气为之闭塞而不行，不行则为水胀，余知其然也，不知其何由生？愿闻其道。[36]

其流而不行者为液。[36]

## 壮火

壮火食气。[5]

壮火散气。[5]

## 少火

少火生气。[5]

## 天气

天地之间，六合之内，其气九州、九窍、五脏、十二节，皆通乎天气。其生五，其气三，数犯此者，则邪气伤人，此寿命之本也。苍天之气，清净则志意治，顺之则阳气固，虽有贼邪，弗能害也，此因时之序。[3]

21

失之则内闭九窍，外空肌肉，卫气散解，此谓自伤，气之削也。(3)

地气上为云，天气下为雨，雨出地气，云出天气。(5)

天气通于肺。(5)

其气九州九窍，皆通乎天气。(9)

故其生五，其气三。(9)

岐伯曰：苍天之气，不得无常也。气之不袭，是谓非常，非常则变矣。帝曰：非常而变，奈何？岐伯曰：变至则病。所胜则微，所不胜则甚。因而重感于邪，则死矣，故非其时则微，当其时则甚也。(9)

## 厥气

厥气上行，满脉去形。(5)

今厥气客于五脏六腑，则卫气独卫其外，行于阳，不得入于阴。行于阳则阳气盛，阳气盛则阳跷陷。不得入于阴，阴虚，故目不瞑。黄帝曰：善。治之奈何？伯高曰：补其不足，泻其有余，调其虚实，以通其道，而去其邪。饮以半夏汤一剂，阴阳已通，其卧立至。黄帝曰：善。此所谓决渎壅塞，经络大通，阴阳和得者也。愿闻其方。伯高曰：其汤方以流水千里以外者八升，扬之万遍，取其清五升，煮之，炊以苇薪火，沸置秫米一升，治半夏五合，徐炊，令竭为一升半，去其滓，饮汁一小杯，日三稍益，以知为度，故其病新发者，覆杯则卧，汗出则已矣。久者，三饮而已也。(71)

## 宗气

宗气积于胸中，出于喉咙，以贯心脉，而行呼吸焉。(71)

阳气者，若天与日，失其所，则折寿而不彰。故天运当以日光明，是故阳因而上，卫外者也。(3)

阳气者，烦劳则张，精绝，辟积于夏，使人煎厥。目盲不可以视，耳闭不可以听，溃溃乎若坏都，汨汨乎不可止。(3)

阳气者，大怒则形气绝，而血菀于上，使人薄厥。有伤于筋，纵，其若不容，汗出偏沮，使人偏枯。(3)

阳气者，精则养神，柔则养筋。开阖不得，寒气从之，乃生大偻。陷脉为瘘，留连肉腠，俞气化薄，传为善畏，及为惊骇。(3)

故阳气者，一日而主外。平旦人气生，日中而阳气隆，日西而阳气已虚，气门乃闭。是故暮而收拒，无扰筋骨，无见雾露。反此三时，形乃困薄。(3)

所谓强上引背者，阳气大上而争，故强上也。所谓耳鸣者，阳气万物盛上而跃，故耳鸣也。(49)

六阳气绝，则阴与阳相离，离则腠理发泄，绝汗乃出，故旦占夕死，夕占旦死。(10)

阳气盛，则梦大火而燔焫。(43)

地气上为云，雨出地气。(5)

地气通于嗌。(5)

营气不从，逆于肉理，乃生痈肿。(3)

岐伯曰：荣者，水谷之精气也，和调于五脏，洒陈于六腑，乃能入于

脉也，故循脉之下，贯五脏，络六腑也。(43)

一日一夜五十营，以营五脏之精，不应数者，命曰狂生。所谓五十营者，五脏皆受气，持其寸口，数其至也。(5)

黄帝曰：营卫寒痹之为病，奈何？伯高答曰：营之生病也，寒热少气，血上下行。(6)

黄帝曰：余愿闻五十营，奈何？岐伯答曰：天周二十八宿，宿三十六分。人气行一周，千八分，日行二十八宿。人经脉上下左右前后二十八脉，周身十六丈二尺，以应二十八宿。漏水下百刻，以分昼夜。故人一呼，脉再动，气行三寸。一吸，脉亦再动，气行三寸。呼吸定息，气行六寸。十息，气行六尺，日行二分。二百七十息，气行十六丈二尺。气行交通于中，一周于身。下水二刻，日行二十五分。五百四十息，气行再周于身。下水四刻，日行四十分。二千七百息，气行十周于身。下水二十刻，日行五宿二十分。一万三千五百息，气行五十营于身，水下百刻，日行二十八宿，漏水皆尽，脉终矣。所谓交通者，并行一数也。故五十营备得尽天地之寿矣，凡行八百一十丈也。(15)

故气从太阴出注手阳明，上行注足阳明，下行至跗上，注大指间，与太阴合。上行抵脾，从脾注心中。循手少阴，出腋，下臂，注小指，合手太阳。上行乘腋，出頔内，注目内眦，上巅，下项，合足太阳。循脊，下尻，下行注小指之端，循足心，注足少阴。上行注肾，从肾注心。外散于胸中。循心主脉，出腋，下臂，出两筋之间，入掌中，出中指之端，还注小指次指之端，合手少阳。上行注膻中，散于三焦，从三焦注胆，出胁，注足少阳。下行至跗上，复从跗注大指间，合足厥阴，上行至肝，从肝上注肺，上循喉咙，入颃颡之窍，究于畜门。其支别者，上额，循巅，下项中，循脊，入骶，是督脉也。络阴器，上过毛中，入脐中，上循腹里，入缺盆，下注肺中，复出太阴。此营气之所行也，逆顺之常也。(16)

黄帝曰：营气之道，内谷为宝。(16)

黄帝曰：愿闻营卫之所行，皆何道从来？岐伯答曰：营出中焦，卫出

下焦。<sup>(18)</sup>

营气循脉。<sup>(35)</sup>

黄帝曰：营卫之行，奈何？伯高曰：谷始入于胃，其精微者，先出于胃之两焦，以溉五脏，别出两行。营卫之道，其大气之抟而不行者，积于胸中，命曰气海。出于肺，循喉咽，故呼则也，吸则入。天地之精气，其大数常出三入一，故谷不入，半日则气衰，一日则气少矣。<sup>(56)</sup>

黄帝曰：营卫之行也，上下相贯，如环之无端，今有其卒然遇邪气，及逢大寒，手足懈惰，其脉阴阳之道，相输之会，行相失也，气何由还？岐伯曰：夫四末阴阳之会者，此气之大络也。四街者，气之径路也。故络绝则径通，四末解则气从合，相输如环。黄帝曰：善。此所谓如环无端，莫知其纪，终而复始，此之谓也。<sup>(62)</sup>

## 谷气

谷气通于脾。<sup>(5)</sup>

## 荣气　卫气

三十难曰：荣气之行，常与卫气相随不？然：经言：人受气于谷，谷入于胃，乃传与五脏六腑，五脏六腑皆受于气，其清者为荣，浊者为卫。荣行脉中，卫行脉外，荣周不息，五十而复大会，阴阳相贯，如环之无端，故知荣卫相随也。（三十）

## 卫气

人有大谷十二分，小溪三百五十四名，少十二俞，此皆卫气所留止，邪气之所客也，针石缘而去之。<sup>(10)</sup>

卫者，水谷之悍气也，其气慓疾滑利，不能入于脉也，故循皮肤之中，分肉之间，熏于肓膜，散于胸腹。（43）

卫之生病也，气通，时来时去，怫忾贲响。（6）

卫气行于阴二十五度，行于阳二十五度，分为昼夜，故气至阳而起，至阴而止。故曰日中而阳陇为重阳，夜半而阴陇为重阴，故太阴主内，太阳主外，各行二十五度，分为昼夜。夜半为阴陇，夜半后而为阴衰，平旦阴尽，而阳受气矣。日中而阳陇，日西而阳衰，日入阳尽，而阴受气矣。夜半而大会，万民皆卧，命曰合阴，平旦阴尽而阳受气，如是无已，与天地同纪。（18）

卫出于下焦。（18）

卫气逆为脉胀，卫气并血脉循分肉为肤胀，三里泻之，近者一下，远者三下，无问虚实，工在疾泻。（35）

卫气者，所以温分肉，充皮肤，肥腠理，司开阖者也。（47）

卫气和则分肉解利，皮肤调柔，腠理致密矣。（47）

黄帝曰：五脏者，所以藏精神魂魄者也；六腑者，所以受水谷而行化物者也。其气内干五脏，而外络肢节。其浮气之不循经者，为卫气；其精气之行于经者，为营气。阴阳相随，外内相贯，如环之无端。亭亭淳淳乎，孰能穷之。然其分别阴阳，皆有标本虚实所离之处。（52）

卫气者，出其悍气之慓疾，而先行于四末、分肉、皮肤之间，而不休者也。昼日行于阳，夜行于阴，常从足少阴之分间，行于五脏六腑。（71）

黄帝问于岐伯曰：愿闻卫气之行，出入之合，何如？伯高曰：岁有十二月，日有十二辰，子午为经，卯酉为纬。天周二十八宿，而一面七星，四七二十八星，房昴为纬，虚张为经。是故房至毕为阳，昴至心为阴，阳主昼，阴主夜。故卫气之行，一日一夜五十周于身，昼日十五周。夜行于阴二十五周，周于五脏。是故平旦阴尽，阳气出于目，目张则气上行于头，循项下足太阳，循背下至小指之端。其散者，别于目锐眦，下手太阳，下至手小指之间外侧。其散者，别于目锐眦，下足少阳，注小指次指之间。以上循手少阳之分，侧下至小指之间。别者以上至耳前，合于颔脉，注足阳明，以下行至跗上，入五指之间。其散者，从耳下下手阳明，入大指之间，入掌中。其至于足也，入足心，出内踝，下行阴分，复合于目，故为一周。是故日行一舍，人气行一周与十分身之八，日行二舍。人气行三周于身与十分身之六，日行三舍。人气行于身五周与十分身之四，日行四舍。人气行于身七周与十分身之二，日行五舍。人气行于身九周，日行六舍。人气行于身十周与十分身之八，日行七舍。人气行于身十二周在身与十分身之六，日行十四舍。人气二十五周于身有奇分与十分身之二，阳尽于阴，阴受气矣。其始入于阴，常从足少阴注于肾，肾注于心，心注于肺，肺注于肝，肝注于脾，脾复注于肾为周。是故夜行一舍，人气行于阴脏一周与十分脏之八，亦如阳行之二十五周，而复合于目。阴阳一日一夜，合有奇分十分身之四，与十分脏之二，是故人之所以卧起之时有早晏者，奇分不尽故也。黄帝曰：卫气之在于身也，上下往来不以期，候气而刺之，奈何？伯高曰：分有多少，日有长短，春秋冬夏，各有分理，然后常以平旦为纪，以夜尽为始。是故一日一夜，水下百刻，二十五刻者，半日之度也，常如是毋已，日入而止，随日之长短，各以为纪而刺之。谨候其时，病可与期，失时反候者，百病不治。(76)

## 平气

帝曰：善。平气何如？岐伯曰：谨察阴阳所在而调之，以平为期，正者正治，反者反治。(74)

## 乱气

浊而清者，上出于咽，清而浊者，则下行。清浊相干，命曰乱气。(40)

## 清气

清气在下，则生飧泄。[5]

受气者清，清者注阴，浊者注阳。[40]

黄帝曰：夫阴清而阳浊，浊者有清，清者有浊，清浊别之奈何？[40]

## 邪气

黄帝曰：有一脉生数十病者，或痛，或痈，或热，或寒，或痒，或痹，或不仁，变化无穷，其故何也？岐伯曰：此皆邪气之所生也。[75]

邪气者，虚风之贼伤人也。其中人也深，不能自去。正风者，其中人也浅，合而自去，其气来柔弱，不能胜真气，故自去。[75]

其邪气浅者，脉偏痛。[75]

虚邪之入于身也深，寒与热相搏，久留而内着，寒胜其热，则骨疼肉枯。热胜其寒，则烂肉腐肌为脓，内伤骨，内伤骨为骨蚀。有所疾前筋，筋屈不得伸，邪气居其间而不反，发为筋溜。有所结，气归之，卫气留之，不得反，津液久留，合而为肠溜。久者，数岁乃成，以手按之柔，已有所结，气归之，津液留之，邪气中之，凝结日以易甚，连以聚居，为昔瘤。以手按之坚，有所结，深中骨，气因于骨，骨与气并，日以益大，则为骨疽。有所结，中于肉，宗气归之，邪留而不去，有热则化而为脓，无热则为肉疽。凡此数气者，其发无常处，而有常名也。[75]

## 雷雨气

雷气通于心。[5]

雨气通于肾。[5]

浊气在上，则生䐜胀。<sup>(5)</sup>

此阴阳反作，病之逆从也。<sup>(5)</sup>

黄帝曰：愿闻人气之清浊者，岐伯对曰：受谷者浊。<sup>(40)</sup>

浊者注阳。<sup>(40)</sup>

故上气不足，脑为之不满，耳为之苦鸣，头为之苦倾，目为之眩。<sup>(28)</sup>

中气不足，溲便为之变，肠为之苦鸣。<sup>(28)</sup>

下气不足，则乃为痿厥心悗，补足外踝下留之。<sup>(28)</sup>

风气通于肝。<sup>(5)</sup>

## 络气

帝曰：络气之不足，经气有余，何如？岐伯答曰：络气不足，经气有余者，脉口热而尺寒，秋冬为逆，春夏为顺，治主病者。<sup>(28)</sup>

帝曰：经虚络满，何如？岐伯曰：经虚络满者，尺热满，脉口寒涩也，此春夏死，秋冬生也。帝曰：治此者奈何？岐伯曰：络满经虚，灸阴刺阳。经满络虚，刺阴灸阳。<sup>(28)</sup>

## 真气

真气者，经气也，经气太虚，故曰其来不可逢，此之谓也。<sup>(27)</sup>

何谓真气？岐伯曰：真气者，所受于天，与谷气并而充身也。<sup>(75)</sup>

## 正气

正气者，正风也，从一方来，非实风，又非虚风也。<sup>(75)</sup>

## 阴气

阴气者，静则神藏，躁则消亡。<sup>(43)</sup>

五阴气俱绝，则目系转，转则目运。目运者，为志先死。志先死，则远一日半死矣。<sup>(10)</sup>

黄帝曰：有余不足，有形乎？岐伯曰：阴气盛，则梦涉大水而恐惧。<sup>(43)</sup>

化生精。(5)

化生五味。(5)

故物生谓之化，物极谓之变。(66)

夫变化之为用也，在天为玄，在人为道，在地为化，化生五味。(66)

寒暑六入，故令虚而生化也。(67)

帝曰：寒、暑、燥、湿、风、火，在人合之，奈何？其于万物，何以生化？(67)

化生五味。(67)

化生气。(67)

帝曰：何也。岐伯曰：亢则害，承乃制，制则生化，外则盛衰，害则败乱，生化大病。(68)

帝曰：不生化乎？岐伯曰：出入废，则神机化灭，升降息，则气立孤危。故非出入，则无以生长壮老已，非升降，则无以生长化收藏。是以升降出入，无器不有。故器者，生化之宇，器散则分之，生化息矣。故无不出入，无不升降，化有小大，期有近远。四者之有，而贵常守。反常则灾害至矣。故曰，无形无患，此之谓也。(68)

所谓中根也，根于外者亦五，故生化之别，有五气，五味，五色，五类，五宜也。帝曰：何谓也？岐伯曰：根于中者，命曰神机，神去则机息。根于外者，命曰气立，气止则化绝。故各有制，各有胜，各有生，各有成。故曰：不知年之所加，气之同异，不足以言生化，此之谓也。帝曰：气始而生化，气散而有形，气布而蕃育，气终而象变，其致一也。然而五味所资，生化有薄厚，成熟有少多，终始不同，其故何也？岐伯曰：地气制之也，非天不生，地不长也。帝曰：愿闻其道。岐伯曰：寒热燥湿，不同其化也。(70)

帝曰：余司其事，则而行之，不合其数，何也？岐伯曰：气用有多少，化洽有盛衰，衰盛多少，同其化也。帝曰：愿闻同化，何如？岐伯曰：风温春化同，热曛昏火夏化同，胜与复同，燥清烟露秋化同，云雨昏瞑埃长夏化同，寒气霜雪冰冬化同。此天地五运六气之化，更用盛衰之常也。帝曰：五运行同天化者，命曰天符，余知之矣。愿闻同地化者，何谓也？岐伯曰：太过而同天化者三，不及而同天化者亦三，太过而同地化者三，不及而同地化者亦三，此凡二十四岁也。(71)

帝曰：愿闻其用也，岐伯曰：夫六气之用，各归不胜而为化。(71)

帝曰：自得其位，何如？岐伯曰：自得其位，常化也。帝曰：愿闻所在也。岐伯曰：命其位而方月可知也。(71)

# 道

道生智。(5)

至道在微，变化无穷，孰知其原！窘乎哉，消者瞿瞿，孰知其要，闵闵之当，孰者为良，恍惚之数，生于毫厘，毫厘之数，起于度量，千之万之，可以益大，推之大之，其形乃制。黄帝曰：善哉！余闻精光之道，大圣之业，而宣明大道，非斋戒，择吉日，不敢受也。黄帝乃择吉日良兆，而藏灵兰之室，以传焉。(8)

道生智。(66)

道生智。(67)

# 四时

四时之气，不伤五脏。(3)

天有四时五行，以生长收藏，以生寒、暑、燥、湿、风。(5)

春夏秋冬，各有所刺，法其所在。(16)

帝曰：诸痈肿筋挛骨痛，此皆安生？岐伯曰：此寒气之肿，八风之变也。帝曰：治之奈何？岐伯曰：此四时之病，以其胜治之愈也。(17)

所谓逆四时者，春得肺脉，夏得肾脉，秋得心脉，冬得脾脉，其至皆悬绝沉涩者，命曰逆四时。未有脏形于春夏而脉沉涩，秋冬而脉浮大，名曰逆四时也。<sup>(19)</sup>

故春秋冬夏，四时阴阳，生病起于过用，此为常也。<sup>(21)</sup>

四时之气至，有早晏，高下左右，其候何如？岐伯曰：行有逆顺，至有迟速。故太过者化先天，不及者化后天。帝曰：愿闻其行何谓也？岐伯曰：春气西行，夏气北行，秋气东行，冬气南行。故春气始于下，秋气始于上，夏气始于中，冬气始于标。春气始于左，秋气始于右，冬气站于后，夏气始于前。此四时正化之常。故至高之地，冬气常在，至下之地，春气常在，必谨察之。帝曰：善。<sup>(71)</sup>

帝曰：胜复之变，早晏何如？岐伯曰：夫所胜者胜至已病，病已愠愠而复已萌也。夫所复者，胜尽而起，得位而甚，胜有微甚，复有少多，胜和而和，胜虚而虚，天之常也。帝曰：胜复之作，动不当位，或后时而至，其故何也？岐伯曰：夫气之生与其化衰盛异也。寒暑温凉盛衰之用，其在四维，故阳之动始于温，盛于暑；阴之动始于清，盛于寒；春夏秋冬各差其分。<sup>(74)</sup>

幽明之配，寒暑之异也。帝曰：分至何如？岐伯曰：气至之谓至，气分之谓分。至则气同，分则气异，所谓天地之正纪也。帝曰：夫子言春秋气始于前，冬夏气始于后，余已知之矣。然六气往复，主岁不常也，其补泻奈何？岐伯曰：上下所主，随其攸利，正其味，则其要也，左右同法。<sup>(74)</sup>

此四时之序，气之所处，病之所舍，藏之所宜。<sup>(2)</sup>

凡此四时，各以时为齐。<sup>(21)</sup>

夫百病者，多以旦慧，昼安，夕加，夜甚，何也？<sup>(44)</sup>

朝则人气始生，病气衰，故旦慧；日中人气长，长则胜邪，故安；夕则人气始衰，邪气始生，故加；夜半人气入脏，邪气独居于身，故甚也。黄帝曰：其时有反者，何也。岐伯曰：是不应四时之气，脏独主其病者，是必以脏气之所不胜时者甚，以其所胜时者起也。<sup>(44)</sup>

时主夏，夏刺输。<sup>(44)</sup>

病时间时甚者，取之输。<sup>(44)</sup>

四时之变，寒暑之胜，重阴必阳，重阳必阴。<sup>(74)</sup>

营气者，泌其津液，注之于脉，化以为血，以营四末，内注五脏六腑，以应刻数焉。<sup>(71)</sup>

# 春

春胜长夏。<sup>(4)</sup>

故春气者，病在头。<sup>(4)</sup>

故春善病鼽衄。<sup>(4)</sup>

春病在阴。<sup>(4)</sup>

春伤于风，夏生飧泄。<sup>(5)</sup>

故生因春。<sup>(6)</sup>

帝曰：何谓所胜。岐伯曰：春胜长夏。<sup>(8)</sup>

帝曰：何以知其胜？岐伯曰：求其至也，皆归始春。未至而至，此谓太过，则薄所不胜，而乘所胜也，命曰气淫不分，邪僻内生，工不能禁。<sup>(9)</sup>

故春刺散俞及与分理，血出而止。甚者传气，间者环也。<sup>(16)</sup>

春刺夏分，脉乱气微，入淫骨髓，病不能愈，令人不嗜食，又且少气。<sup>(16)</sup>

春刺秋分，筋挛逆气环为咳嗽，病不愈，令人时惊，又且哭。春刺冬分，邪气着脏，令人胀，病不愈，又且欲言语。<sup>(16)</sup>

春日浮，如鱼之游在波。<sup>(17)</sup>

毛而有弦曰春病。<sup>(18)</sup>

黄帝问曰：春脉如弦，何如而弦？岐伯对曰：春脉者，肝也。东方木也，万物之所以始生也，故其气来软弱，轻虚而滑，端直以长，故曰弦，反此者病。帝曰：何如而反？岐伯曰：其气来实而强，此谓太过，病在外；其气来不实而微，此谓不及，病在中。帝曰：春脉太过与不及，其病皆何如？岐伯曰：太过则令人善忘，忽忽眩冒而巅疾；其不及，则令人胸痛引背，下则两胁胠满。<sup>(19)</sup>

五邪所见：春得秋脉。<sup>(23)</sup>

帝曰：春亟治经络。<sup>(28)</sup>

帝曰：春取络脉分肉，何也？岐伯曰：春者木始治，肝气始生。肝气急，其风疾，经脉常深，其气少，不能深入，故取络脉分肉间。<sup>(61)</sup>

是故春气在经脉。<sup>(64)</sup>

帝曰：余愿闻其故？岐伯曰：春者，天气始开，地气始泄，冻解冰释，水行经通，故人气在脉。<sup>(64)</sup>

帝曰：逆四时而生乱气，奈何？岐伯曰：春刺络脉，血气外溢，令人少气。春刺肌肉，血气环逆，令人上气。春刺筋骨，血气内着，令人腹胀。<sup>(64)</sup>

故大要曰：彼春之暖，为夏之暑。<sup>(74)</sup>

春三月之病，曰杀阳，阴阳皆绝，期在草干。<sup>(79)</sup>

春取络脉，诸荥大经分肉之间，甚者深取之，间者浅取之。<sup>(2)</sup>

岐伯曰：天地相感，寒暖相移，阴阳之道，孰少孰多，阴道偶，阳道奇。发于春夏，阴气少，阳气多，阴阳不调，何补何泻。<sup>(5)</sup>

故春取经血脉分肉之间，甚者深刺之，间者浅刺之。<sup>(19)</sup>

春取络脉。<sup>(21)</sup>

络脉治皮肤。<sup>(21)</sup>

春伤于风，夏生飧泄，肠澼。<sup>(74)</sup>

夏

夏胜秋。<sup>(4)</sup>

夏气者，病在脏。<sup>(4)</sup>

夏暑汗不出者，秋成风疟。<sup>(4)</sup>

夏暑汗不出者，秋成风疟。<sup>(4)</sup>
此平人脉法也，夏病在阳。<sup>(4)</sup>

夏伤于暑，秋必痎疟。<sup>(5)</sup>

长因夏。<sup>(6)</sup>

夏胜秋。<sup>(8)</sup>

夏刺络俞，见血而止，尽气闭环，痛病必下。<sup>(16)</sup>

夏刺春分，病不愈，令人解㑊。夏刺秋分，病不愈，令人心中欲无言，惕惕如人将捕之。夏刺冬分，病不愈，令人少气时欲怒。<sup>(16)</sup>

夏至四十五日，阴气微上，阳气微下。<sup>(17)</sup>

夏日在肤，泛泛乎万物有余。<sup>(17)</sup>

石而有钩曰夏病。<sup>(18)</sup>

帝曰：善。夏脉如钩，何如而钩？岐伯曰：夏脉者心也，南方火也，万物之所以盛长也，故其气来盛去衰，故曰钩，反此者病。帝曰：何如而反？岐伯曰：其气来盛去亦盛，此谓太过，病在外，其气来不盛，去反盛，此谓不及，病在中。帝曰：夏脉太过与不及，其病皆何如？岐伯曰：太过则令人身热而肤痛，为浸淫，其不及则令人烦心，上见咳唾，下为气泄。<sup>(19)</sup>

夏得冬脉。<sup>(22)</sup>

夏亟治经俞。<sup>(44)</sup>

帝曰：夏取盛经分腠，何也？岐伯曰：夏者火始治，心气始长，脉瘦气弱，阳气留溢，热熏分腠，内至于经，故取盛经分腠，绝肤而病去者，邪居浅也。所谓盛经者，阳脉也。<sup>(61)</sup>

夏气在孙络。<sup>(64)</sup>

夏者，经满气溢，入孙络受血，皮肤充实。<sup>(64)</sup>

夏刺经脉，血气乃竭，令人解㑊。夏刺肌肉，血气内却，令人善恐。夏刺筋骨，血气上逆，令人善怒。<sup>(64)</sup>

夏三月之病，至阴不过十日，阴阳交，期在溓水。<sup>(79)</sup>

夏取诸俞孙络肌肉皮肤之上。[2]

夏取盛经孙络，取分间，绝皮肤。[19]

夏取分腠。[21]

分腠治肌肉。[21]

夏伤于暑，秋生痎疟。[74]

阴病发于夏。[78]

## 长夏

长夏胜冬。[4]

仲夏善病胸胁。[4]

长夏善病洞泄寒中。[4]

长夏胜冬。[8]

长夏得春脉。[23]

长夏气在肌肉。[14]

长夏者，经络皆盛，内溢肌中。[64]

## 秋

秋胜春，所谓四时之时也。[4]

秋气者，并在肩背。[4]

秋善病风疟。[4]

秋病在阳，皆视其所在，为施针石也。[4]

秋伤于湿，冬生咳嗽。[5]

收因秋。[6]

秋胜春，所谓得五行时之胜，各以气命其脏。[8]

秋刺皮肤，循理，上下同法，神变而止。<sup>(16)</sup>

秋刺春分，病不已，令人惕然欲有所为，起而忘之。秋刺夏分，病不已，令人益嗜卧，又且善梦。秋刺冬分，病不已，令人洒洒时寒。<sup>(16)</sup>

秋日下肤，蛰虫将去。<sup>(17)</sup>

胃而有毛曰秋病。<sup>(28)</sup>

帝曰：善。秋脉如浮，何如而浮？岐伯曰：秋脉者，肺也，西方金也，万物之所以收成也，故其气来轻虚以浮，来急去散，故曰浮，反此者病。帝曰：何如而反？岐伯曰：其气来毛而中央坚，两旁虚，此谓太过，病在外。其气来毛而微，此谓不及，病在中。帝曰：秋脉太过与不及，其病皆何如？岐伯曰：太过则令人逆气，而背痛，愠愠然。其不及，则令人喘，呼吸少气而咳，上气见血，下闻病音。<sup>(19)</sup>

秋得夏脉。<sup>(23)</sup>

秋亟治六腑。<sup>(28)</sup>

帝曰：秋取经俞何也？岐伯曰：秋者金始治，肺将收杀，金将胜火，阳气在合，阴气初胜，湿气及体，阴气未盛，未能深入，故取俞以泻阴邪，取合以虚阳邪，阳气始衰，故取于合。<sup>(61)</sup>

秋气在皮肤。<sup>(64)</sup>

秋者，天气始收，腠理闭塞，皮肤引急。<sup>(64)</sup>

秋刺经脉，血气上逆，令人善忘。秋刺络脉，气不外行，令人卧，不欲动。秋刺筋骨，血气内散，令人寒栗。<sup>(64)</sup>

彼秋之忿，为冬之怒，谨按四维，斥候皆归，其终可见，其始可知，此之谓也。<sup>(74)</sup>

秋三月之病，三阳俱起，不治自已。阴阳交合者，立不能坐，坐不能起。三阳独至，期在石水。二阴独至，期在盛水。<sup>(79)</sup>

秋取诸合，余如春法。<sup>(2)</sup>

发于秋冬，阳气少，阴气多，阴气盛而阳气衰，故茎叶枯槁，湿雨下归，阴阳相移，何补何泻。<sup>(5)</sup>

秋取经腧，邪在腑，取之合。<sup>(19)</sup>

秋取气口。<sup>(21)</sup>

气口治筋脉。<sup>(21)</sup>

秋伤于湿，冬生咳嗽，是谓四时之序也。<sup>(74)</sup>

冬胜夏。<sup>(4)</sup>

冬气者，病在四肢。<sup>(4)</sup>

冬善病痹厥。<sup>(4)</sup>

为冬病在阴。<sup>(4)</sup>

故曰：冬伤于寒，春必温病。<sup>(5)</sup>

脏因冬，失常则天地四塞。<sup>(6)</sup>

冬胜夏。<sup>(8)</sup>

冬刺俞窍于分理，甚者直下，间者散下。<sup>(16)</sup>

冬刺春分，病不已，令人欲卧不能眠，眠而有见。冬刺夏分，病不愈，气上发为诸痹。冬刺秋分，病不已，令人善渴。<sup>(16)</sup>

是故冬至四十五日，阳气微上，阴气微下。<sup>(17)</sup>

冬日在骨，蛰虫周密，君子居室。<sup>(17)</sup>

胃而有石曰冬病。<sup>(18)</sup>

软弱有石曰冬病。<sup>(18)</sup>

帝曰：善。冬脉如营，何如而营？岐伯曰：冬脉者，肾也，北方水也，万物之所以合藏也，故其气来沉以搏，故曰营，反此者病。帝曰：何如而反？岐伯曰：其气来如弹石者，此谓太过，病在外；其去如数者，此谓不及，病在中。帝曰：冬脉太过与不及，其病皆何如？岐伯曰：太过，则令人解㑊，脊脉痛而少气不欲言；其不及，则令人心悬如病饥，胁中清，脊中痛，少腹满，小便变。帝曰：善。<sup>(19)</sup>

冬得长夏脉，名曰阴出之阳，病善怒不治，是谓五邪。皆同命，死不

治。<sup>(23)</sup>

冬则闭塞，闭塞者，用药少而针石也。所谓少针石者，非痈疽之谓也。<sup>(28)</sup>

帝曰：冬取井荥何也？岐伯曰：冬者水始治，肾方闭，阳气衰少，阴气坚盛，巨阳伏沉，阳脉乃去，故取井以下阴逆，取荥以实阳气。故曰：冬取井荥，春不鼽衄。此之谓也。<sup>(61)</sup>

冬气在骨髓中。<sup>(64)</sup>

冬者盖藏血气在中，内着骨髓。通于五脏。<sup>(64)</sup>

冬刺络脉，内气外泄，留为大痹。冬刺肌肉，阳气竭绝，令人善忘。<sup>(64)</sup>

雷公曰：请问短期，黄帝不应。雷公复问，黄帝曰：在经论中。雷公曰：请问短期。黄帝曰：冬三月之病，病合于阳者，至春正月，脉有死征，皆归出春。冬三月之病，在理已尽，草与柳叶皆杀。春，阴阳皆绝，期在孟春。<sup>(79)</sup>

冬取诸井诸腧之分，欲深而留之。<sup>(2)</sup>

冬取井荥，必深以留之。<sup>(19)</sup>

冬取经输。<sup>(21)</sup>

经输治骨髓。<sup>(21)</sup>

故曰：冬伤于寒，春生瘅热。<sup>(74)</sup>

阳病发于冬。<sup>(78)</sup>

# 阴阳

夫四时阴阳者，万物之根本也。<sup>(2)</sup>

故阴阳四时者，万物之始终也，死生之本也。逆者则灾害生，从之苛疾不起，是谓得道。<sup>(2)</sup>

从阴阳则生，逆之则死。从之则治，逆之则乱。反顺为逆，是谓内格。[2]

黄帝曰：夫自古通天者，生之本，本于阴阳。[3]

凡阴阳之要，阳密乃固。两者不和，若春无秋。若冬无长，因而和之，是谓圣度。[3]

阴平阳秘，精神乃治。阴阳离决，精气乃绝。[3]

故人亦应之，夫言人之阴阳，则外为阳，内为阴。言人身之阴阳，则背为阳，腹为阴。言人身之脏腑中阴阳，则脏者为阴，腑者为阳。所以欲知阴中之阴，阳中之阳者何也？[4]

此皆阴阳表里、内外、雌雄相输应也，故以应天之阴阳也。[4]

黄帝曰：阴阳者，天地之道也，万物之纲纪，变化之父母，生杀之本始，神明之府也。治病必求于本。[5]

阴静阳燥，阳生阴长，阳杀阴藏。[5]

故曰：天地者，万物之上下也。阴阳者，血气之男女也。左右着，阴阳之道路也。水火者，阴阳之征兆也。阴阳者，万物之能始也。[5]

帝曰：法阴阳奈何？[5]

故俱感于邪，其在上则右甚，在下则左甚，此天地阴阳所不能全也，故邪居之。[5]

九窍为水注之气，以天地为之阴阳。[5]

审其阴阳，以别柔刚。[5]

黄帝问曰：余闻。天为阳，地为阴。日为阳，月为阴，大小月，三百六十日，成一岁，人亦应之。今三阴三阳不应阴阳，其故何也？岐伯对曰：阴阳者，数之可十，推之可百，数之可千，推之可万，万之大不可胜数，然其要一也。[6]

阴阳之变，其在人者，亦数之可数。[6]

帝曰：愿闻三阴三阳之离合也。[6]

阴阳钟钟，积传为一周，气里形表，而为相成也。[6]

谨熟阴阳，无与众谋。[1]

三阴三阳发病，为偏枯痿易，四肢不举。[7]

阴争于内，阳扰于外，魄汗未藏，四逆而起，起则熏肺，使人喘鸣。(7)

是故刚与刚，阳气破散，阴气乃消亡，淖则刚柔不和，经气乃绝。(7)

阴阳结斜，多阴少阳曰石水，少腹肿。(7)

一阴一阳结，谓之喉痹，阴搏阳别，谓之有子，阴阳虚，肠澼死，阳加于阴，谓之汗，阴虚阳搏谓之崩。(7)

夫自古通天者，生之本，本于阴阳。(9)

阴阳俱盛，则梦相杀毁伤。(17)

阴阳有余，则无汗而寒。(17)

帝曰：冬阴夏阳奈何？(20)

黄帝问曰：有病温者，汗出辄复热，而脉躁疾，不为汗衰，狂言不能食，病名为何？岐伯曰：病名阴阳交，交者死也。帝曰：愿闻其说。岐伯曰：人所以汗出者，皆生于谷，谷生于精。今邪气交争于骨肉而得汗者，是邪却而精胜也。精胜则当能食而不复热。复热者，邪气也，汗者，精气也。今汗出而辄复热者，是邪胜也。不能食者，精无俾也。病而留者，其寿可立而倾也。且夫《热论》曰：汗出而脉尚躁盛者死。今脉不与汗相应，此不胜其病也，其死明矣。狂言者是失志，失志者死。今见三死，不见一生，虽愈必死也。(33)

人阴阳，合气应律。(54)

人阴阳，脉血气应地。(54)

论言五运相袭而皆治之，终期之日，周而复始，余已知之矣。愿闻其与三阴三阳之候，奈何合之？鬼臾区稽首再拜对曰：昭乎哉问也。夫五运阴阳者，天地之道也，万物之纲纪，变化之父母，生杀之本始，神明之府也，可不通乎！(66)

左右者，阴阳之道路也。水火者，阴阳之征兆也。(66)

帝曰：善。何谓气有多少，形有盛衰？鬼臾区曰：阴阳之气各有多少，故曰三阴三阳也。(66)

所以欲知天地之阴阳者，应天之气，动而不息，故五岁而右迁。应地之气，静而守位，故六期而环会，动静相召，上下相临，阴阳相错，而变由生也。(66)

不合阴阳，其何故也？岐伯曰：是明道也，此天地之阴阳也。夫数之可数者，人中之阴阳也，然所合数之可得者也。夫阴阳者，数之可十，推之可百，数之可千，推之可万。天地阴阳者，不以数推，以象之谓也。(67)

帝曰：善。论言天地者，万物之上下。左右者，阴阳之道路，未知其所谓也？岐伯曰：所谓上下者，岁上下见阴阳之所在也。左右者，诸上见厥阴。左少阴，右太阳，见少阴。左太阴，右厥阴，见太阴。左少阳，右少阴，见少阳。左阳明，右太阴，见阳明。左太阳，右少阳，见太阳。左厥阴，右阳明。所谓面北而命其位，言其见也。帝曰：何谓下？岐伯曰：厥阴在上，则少阳在下，左阳明，右太阴。少阴在上，则阳明在下，左太阳，右少阳。太阴在上，则太阳在下，左厥阴，右阳明。少阳在上，则厥阴在下，左少阴，右太阳。阳明在上，则少阴在下，左太阴，右厥阴。太阳在上，则太阴在下，左少阳，右少阴。所谓面南而命其位，言其见也。(67)

帝曰：天不足西北，左寒而右凉。地不满东南，右热而左温，其故何也？岐伯曰：阴阳之气，高下之理，太少之异也。(70)

帝曰：善，愿闻阴阳之三也，何谓？岐伯曰：气有多少，异用也。(74)

夫阴阳之气，清静则生化治，动则苛疾起，此之谓也。(74)

帝曰：子不闻阴阳传乎？曰：不知。曰：夫三阳天为业，上下无常，合而病至，偏害阴阳。(75)

且以知天下，何以别阴阳，应四时，合之五行。雷公曰：阳言不别，阴言不理，请起受解，以为至道。(75)

至阴虚，天气绝；至阳盛，地气不足。阴阳并交，至人之所行。阴阳并交者，阳气先至，阴气后至。(80)

黄帝问于少师曰：余闻人之生也，有刚有柔，有弱有强，有短有长，有阴有阳，愿闻其方？少师答曰：阴中有阴，阳中有阳，审知阴阳，刺之有方。得病所始，刺之有理。谨度病端，与时相应。内合于五脏六腑，外合于筋骨皮肤。是故内有阴阳，外亦有阴阳。在内者，五脏为阴，六腑为阳；在外者，筋骨为阴，皮肤为阳。(6)

阴阳俱病，命曰风痹。(6)

知迎知随，气可令和，和气之方，必通阴阳。(9)

今乃以甲为左手之少阳，不合于数，何也？岐伯曰：此天地之阴阳也，非四时五行之以次行也。且夫阴阳者，有名而无形，故数之可十，离之可百，散之可千，推之可万，此之谓也。(41)

黄帝曰：余闻阴阳之人，何如？伯高曰：天地之间，六合之内，不离于五，人亦应之。故五五二十五人之政，而阴阳之人不与焉。其态又不合于众者五，余已知之矣。愿闻二十五人之形，血气之所生别，而以候从外知内，何如？岐伯曰：悉乎哉问也，此先师之秘也，虽伯高犹不能明之也。黄帝避席遵循而却曰：余闻之，得其人弗教，是谓重失，得而泄之，天将厌之。余愿得而明之，金匮藏之，不敢扬之。(64)

阴阳和平之人，居处安静，无为惧惧，无为欣欣，婉然从物，或与不争，与时变化，尊则谦谦，谭而不治，是谓至治。(72)

阴阳和平之人，其阴阳之气和，血脉调，谨诊其阴阳，视其邪正，安容仪，审有余不足，盛则泻之，虚则补之，不盛不虚，以经取之。此所以调阴阳，别五态之人者也。(72)

阴阳和平之人，其状委委然，随随然，颙颙然，愉愉然，暶暶然，豆豆然，众人皆曰君子，此阴阳和平之人也。(72)

故阴主寒，阳主热。故寒甚则热，热甚则寒。故曰：寒生热，热生寒，此阴阳之变也。(74)

阴阳者，寒暑也。(75)

浮者，阳也；沉者，阴也，故曰阴阳也。(四)

脉有一阴一阳，一阴二阳，一阴三阳。有一阳一阴，一阳二阴，一阳三阴。如此言之，寸口有六脉俱动耶？然：此言者，非有六脉俱动也，谓浮、沉、长、短、滑、涩也。浮者，阳也；滑者，阳也；长者，阳也。沉者，阴也；短者，阴也；涩者，阴也。所谓一阴一阳者，谓脉来沉而滑也。一阴二阳者，谓脉来沉滑而长也。一阴三阳者，谓脉来浮滑而长，时一沉也。所以言一阳一阴者，谓脉来浮而涩也。一阳二阴者，谓脉来长而沉涩也。一阳三阴者，谓脉来沉涩而短，时一浮也，各以其经所在，名病逆顺也。（四）

六难曰：脉有阴盛阳虚，阳盛阴虚，何谓也？然：浮之损小，沉之实大，故曰阴盛阳虚。沉之损小，浮之实大，故曰阳盛阴虚，是阴阳虚实之意也。（六）

## 阳

故阳蓄积病死，而阳气当隔，隔者当泻，不亟正治，粗乃败之。(3)

阳者卫外而为固也(3)

阳不胜其阴，则五脏气争，九窍不通。(3)

阳强不能密，阴气乃绝。(3)

故阳中有阳。(4)

平旦至日中，天之阳，阳中之阳也。(4)

则外为阳。(4)

胆、胃、大肠、小肠、膀胱、三焦、六腑皆为阳。(4)

故背为阳，阳中之阳，心也。(4)

故积阳为天。(5)

阳化气。(5)

故清阳为天。(5)

故清阳出上窍。(5)

清阳发腠理。(5)

火为阳。<sup>(5)</sup>

阳为气。<sup>(5)</sup>

阳气出上窍。<sup>(5)</sup>

阳胜则阴病。<sup>(5)</sup>

阳胜则热。<sup>(5)</sup>

重阳化阴。<sup>(5)</sup>

阳在外，阴之使也。<sup>(5)</sup>

岐伯曰：阳胜则身热，腠理闭，喘粗为之俯仰，汗不出而热，齿干以烦冤，腹满死，能冬不能夏。<sup>(5)</sup>

地不满东南，故东南方阳也，而人左手足不如右强也。<sup>(5)</sup>

帝曰：何以然？岐伯曰：东方阳也，阳者其精并于上，并于上，则上明而下虚，故使耳目聪明，而手足不便也。<sup>(5)</sup>

清阳上天。<sup>(5)</sup>

阳之汗以天地之雨名之，阳之气以天地之疾风名之。<sup>(5)</sup>

阳病治阴。<sup>(5)</sup>

阳予之正。<sup>(6)</sup>

岐伯曰：外为阳。<sup>(6)</sup>

所谓阳者，胃脘之阳也。别于阳者，知病处也。<sup>(7)</sup>

别于阳者，知病忌时。<sup>(7)</sup>

曰：二阳之病发心脾，有不得隐曲，女子不月，其传为风消，其传为息贲者，死不治。<sup>(7)</sup>

曰：三阳为病，发寒热，下为痈肿，及为痿厥，腨㾓，其传为索泽，其传为颓疝。<sup>(7)</sup>

曰：一阳发病，少气，善咳，善泄。其传为心掣，其传为隔。<sup>(7)</sup>

鼓一阳曰钩。<sup>(7)</sup>

鼓阳胜急曰弦，鼓阳至而绝曰石。<sup>(7)</sup>

生阳之属，不过四日而死。<sup>(7)</sup>

结阳者，肿四肢。(7)

二阳结谓之消。(7)

三阳结谓之隔。(7)

阳盛则梦大火燔灼。(17)

阳气有余，为身热无汗。(17)

故曰：别于阳者，知病从来。(19)

盛燥喘数者为阳，主夏，故以日中死。(20)

阳病发于血。(23)

阳病发于冬。(23)

五邪所乱：邪入于阳则狂。(23)

搏阳则为巅疾。(23)

阳入之阴则静，阴出之阳则怒。是谓五乱。(23)

帝曰：愿闻其异状也？岐伯曰：阳者，天气也，主外。(29)

故犯贼风，虚邪者，阳受之。(29)

阳受之则入六腑。(29)

故阳受风气。(29)

阳气从手上行至头，而下行至足。故曰：阳病者，上行极而下。(29)

阳主外。(56)

夫邪之生也，或生于阴，或生于阳，其生于阳者，得之风雨寒暑。(62)

帝曰：经言阳虚则外寒，阴虚则内热，阳盛则外热，阴盛则内寒。余已闻之矣，不知其所由然也。岐伯曰：阳受气于上焦，以温皮肤分肉之间，今寒气在外，则上焦不通，上焦不通，则寒气独留于外，故寒栗。(62)

帝曰：阳盛生外热，奈何？岐伯曰：上焦不通利，则皮肤致密，腠理闭塞，玄府不通，卫气不得泄越，故外热。(62)

东南方，阳也，阳者，其精降于下，故右热而左温。(70)

两阳合明，故曰明。(74)

故曰：病在阳者，命曰：风。<sup>(6)</sup>

病有形而不痛者，阳之类也。<sup>(6)</sup>

无形而痛者，其阳完而阴伤之也。急治其阴，无攻其阳。<sup>(6)</sup>

阳者主腑，阳受气于四末。<sup>(9)</sup>

病在上者，阳也。<sup>(9)</sup>

痒者，阳也，浅刺之。<sup>(9)</sup>

病生于阳者，先治其阳，而后治其阴。<sup>(9)</sup>

故天为阳。<sup>(12)</sup>

漳以南者为阳。<sup>(12)</sup>

漂以南至江者为阳中之太阳，此一隅之阴阳也，所以人与天地相参也。<sup>(12)</sup>

取阳而汗出甚者，止之于阴。<sup>(21)</sup>

病先起于阳，后入于阴者，先取其阳，后取其阴，浮而取之。<sup>(23)</sup>

黄帝曰：余闻天为阳<sup>(41)</sup>

日为阳。<sup>(41)</sup>

腰以上者为阳。<sup>(41)</sup>

五邪，邪入于阳，则为狂。<sup>(78)</sup>

邪入于阳，转为癫疾。<sup>(78)</sup>

阳入之于阴，病静。<sup>(78)</sup>

**脱阳者见鬼。（二）**

# 阴

岐伯曰：阴者，藏精而起亟也。<sup>(3)</sup>

阴不胜其阳，则脉流薄疾，并乃狂。<sup>(3)</sup>

阴之所生，本在五味；阴之五宫，伤在五味。<sup>(3)</sup>

故曰：阴中有阴。<sup>(4)</sup>

合夜至鸡鸣，天之阴，阴中之阴也。<sup>(4)</sup>

内为阴。<sup>(4)</sup>

肝、心、脾、肺、肾，五脏皆为阴。<sup>(4)</sup>

腹为阴，阴中之阴，肾也。<sup>(4)</sup>

腹为阴，阴中之至阴，脾也。<sup>(4)</sup>

积阴为地。<sup>(5)</sup>

阴成形。<sup>(5)</sup>

浊阴为地。<sup>(5)</sup>

浊阴出下窍。<sup>(5)</sup>

浊阴走五脏。<sup>(5)</sup>

浊阴归六腑。<sup>(5)</sup>

水为阴。<sup>(5)</sup>

阴为味。<sup>(5)</sup>

阴味出下窍。<sup>(5)</sup>

阴胜则阳病。<sup>(5)</sup>

阴胜则寒。<sup>(5)</sup>

故重阴必阳。<sup>(5)</sup>

故曰：阴在内，阳之守也。<sup>(5)</sup>

阴胜则身寒汗出，身常清，数栗而寒。寒则厥，厥则腹满死，能夏不能冬。此阴阳更胜之变，病之形能也。<sup>(5)</sup>

帝曰：调此二者，奈何？岐伯曰：能知七损八益，则二者可调。不知用此，则早衰之节也。<sup>(5)</sup>

天不足西北，故西北方阴也。而人右耳目不如左明也。<sup>(5)</sup>

西方阴也，阴者其精并于下，并于下则下盛而上虚，故其耳目不聪明而手足便也。<sup>(5)</sup>

浊阴归地。<sup>(5)</sup>

阴病治阳。(5)

天覆地载，万物方生，未出地者，命曰阴处，名曰阴中之阴。则出地者，命曰阴中之阳。(6)

阴为之主。(6)

内为阴。(6)

所谓阴者真脏也，见则为败，败必死也。(7)

别于阴者，知死生之期。(7)

二阴一阳发病，善胀，心满善气。(7)

鼓一阴曰毛。(7)

阴之所生，和本曰和。(7)

死阴之属，不过三日而死。(7)

结阴者，便血一升。(7)

三阴结谓之水。(7)

是知阴盛，则梦涉大水恐惧。(17)

阴气有全，为多汗生寒。(17)

别于阴者，知死生之期。言知至其所困而死。(19)

岐伯曰：九候之脉，皆沉细悬绝者，为阴，主冬，故以夜半死。(20)

五病所发，阴病发于骨。(23)

阴病发于肉。(23)

阴病发于夏，是谓五发。(23)

邪入于阴则痹。(23)

搏阴则为瘖。(23)

阴者地气也，主内。(29)

食欲不节，起居不时者，阴受之。(29)

阴受之则入五脏。(29)

阴受湿气。(29)

故阴气从足上行至头，而下循臂至指端。(29)

阴病者，下行极而上。<sup>(29)</sup>

阴主内。<sup>(56)</sup>

其生于阴者，得之饮食居处，阴阳喜怒。<sup>(62)</sup>

帝曰：善。阴之生实，奈何？岐伯曰：喜怒不节，则阴气上逆，上逆则下虚，下虚则阳气走之。故曰实矣。<sup>(62)</sup>

帝曰：阴之生虚，奈何？岐伯曰：喜则气下，悲则气消，消则脉虚空，因寒饮食，寒气熏满，则血泣气去，故曰虚矣。<sup>(62)</sup>

帝曰：阴虚生内热，奈何？岐伯曰：有所劳倦，形气衰少，谷气不盛，上焦不行，下脘不通，胃气热，热气熏胸中，故内热。<sup>(62)</sup>

帝曰：阴盛生内寒，奈何？岐伯曰：厥气上逆，寒气积于胸中而不泻，不泻则温气去，寒独留，则血凝泣，凝则脉不通，其脉盛大以涩，故中寒。<sup>(62)</sup>

西北方，阴也，阴者其精奉于上，故左寒右凉。<sup>(70)</sup>

两阴交尽，故曰幽。<sup>(74)</sup>

病在阴者，命曰痹。<sup>(6)</sup>

无形而痛者，阴之类也，无形而痛者，其阳完而阴伤之也，急治其阴，无攻其阳。<sup>(6)</sup>

阴阳俱动，乍有形，乍无形，加以烦心，命曰阴胜其阳。此谓不表不里，其形不久。<sup>(6)</sup>

阴者主脏。<sup>(9)</sup>

阴受气于五脏。<sup>(9)</sup>

病痛者，阴也。痛而已手按之不得者。阴也，深刺之。<sup>(9)</sup>

病在下阴也。<sup>(9)</sup>

病先起阴者，先治其阴，而后治其阳。<sup>(9)</sup>

地为阴。<sup>(12)</sup>

故海以北者为阴。湖以北者为阴中之阴。<sup>(12)</sup>

阳气太盛，则阴不利，阴脉不利则血留之，血留之则阴气盛矣。<sup>(17)</sup>

故取阴而汗出甚者，止之于阳。[21]

地为阴。[41]

月为阴。[41]

其合之于人，奈何？[41]

腰以下者为阴。[41]

邪入于阴，则为血痹[78]

邪入于阴，转为瘖。[76]

阴出之于阳，病喜怒。[78]

脱阴者，目盲。（二十）

## 溢阳

人迎四盛，且大且数，名曰溢阳，溢阳为外格。[9]

## 溢阴

脉口四盛，且大且数者，名曰溢阴。溢阴为内关。内关不通，死不治。[9]

## 阳之阴

日中至黄昏，天之阴，阴中之阴。[4]

背为阴，阳中之阴，肺也。[4]

河以北至漳为阳中阴。[12]

## 三阳

雷公曰：三阳莫当，请闻其解？帝曰：三阳独至者，是三阳并至，并至如风雨，上为巅疾，下为漏病。外无期，内无正，不中经纪，诊无上下以书别。雷公曰：臣治疏愈，说意而已。帝曰：三阳者，至阳也，积并则为惊，病起疾风，至如礔砺，九窍皆塞，阳气滂溢，干嗌喉塞。并于阴则上下无常，薄为肠澼，此谓三阳直心，坐不得起卧者，便身全三阳之病。(75)

## 阴之阳

鸡鸣至平旦，天之阴，阴中阳也。(4)

腹为阴，阴中之阳，肝也。(4)

## 脏腑

黄帝问曰：愿闻十二脏之相使贵贱，何如？岐伯对曰：悉乎哉问也，请遂言之。(8)

凡此十二官者，不得相失也。(8)

三而三之，合则为九，九分为九野，九野为九脏。故形脏四，神脏五，合为九脏，以应之也。(9)

黄帝问曰：余闻方士，或以脑髓为脏，或以肠胃为脏，或以为腑。敢问更相反，皆自谓是。不知其道，愿闻其说。(11)

故神脏五，形脏四，合为九脏。(20)

黄帝曰：黄疸、暴痛、癫疾、厥狂，久逆之所生也，五脏不平，六腑闭塞之所生也。(28)

黄帝曰：愿闻五脏六腑所出之处？岐伯曰：五脏五腧，五五二十五腧，六腑六腧，六六三十六腧，经脉十二，络脉十五。凡二十七气，以上下所出为井，所溜为荥，所注为腧，所行为经，所入为合，二十七气所行，皆在五腧也。节之交，三百六十五会。知其要者，一言而终，不知其要，流散无穷。所言节者，神气之所游行出入也，非皮肉筋骨也。观其色，察其目，知其散复。一其形，听其动静，知其邪正。右主推之，左持而御之，气至而去之。(1)

五脏有六腑，六腑有十二原，十二原出于四关，四关主治五脏，五脏有疾，应取之十二原。十二原者，五脏之所以禀三百六十五节气味者也。五脏有疾也，应出十二原，十二原各有所出。明知其原，睹其应，知五脏之害矣。(1)

主治五脏六腑之有疾者也，胀取三阳，飧泄取三阴。今夫五脏之有疾也，譬犹刺也，犹污也，犹结也，犹闭也。刺虽久，犹可拔也。污虽久，犹可雪也。结虽久，犹可解也。闭虽久，犹可决也。或言久疾之不可取者，非其说也。夫善用针者，取其疾也，犹拔刺也，犹雪污也，犹解结也，犹决闭也。疾虽久，犹可毕也。言不可治者，未得其术也。(1)

是谓五脏六腑之腧，五五二十五腧，六六三十六腧也，六腑皆出足之三阳，上合于手者也。(2)

黄帝曰：余闻五脏六腑之气，荥输所入为合，令何道从入，入安连过，愿闻其故？岐伯答曰：此阳脉之别，入于内，属于腑者也。黄帝曰：荥输与合，各有名乎？岐伯答曰：荥输治外经，合治内腑。(4)

凡此五脏六腑十二经水者，外有源泉，而内有所禀，此皆内外相贯，如环无端，人经亦然。(12)

黄帝曰：本脏以身形支节䐃肉，候五脏六腑之小大焉。今夫王公大人，临朝即位之君，而问焉，谁可扪循之，而后答乎？岐伯曰：身形支节者，脏腑之盖也，非面部之阅也。(29)

黄帝曰：善。然非余之所问也，愿闻人之有不可病者，至尽天寿，虽有深忧大恐，怵惕之志，犹不能减也，甚寒大热，不能伤也。其有不离屏蔽室内，又无怵惕之恐，然不免于病者，何也？愿闻其故。岐伯曰：五脏

六腑，邪之舍也，请言其故。(47)

五十一难曰：病有欲得温者，有欲得寒者，有欲得见人者，有不欲得见人者，而各不同，病在何脏腑也？然：病欲得寒，而欲得见人者，病在腑也；病欲得温，而不欲见人者，病在脏也。何以言之？腑者阳也，阳病欲得寒，又欲见人；脏者阴也，阴病欲得温，又欲闭户独处，恶闻人声。故以别知脏腑之病也。(五十一)

五十二难曰：腑脏发病，根本等不？然：不等也。其不等，奈何？然：脏病者，止而不移，其病不离其处；腑病者，仿佛贲响，上下行流，居处无常。故以此知脏腑根本不同也。(五十二)

五十四难曰：脏病难治，腑病易治，何谓也？然：脏病所以难治者，传其所胜也；腑病易治者，传其子也。与七传、间脏同法也。(五十四)

## 五脏

帝曰：五脏应四时，各有收乎？(4)

人有五脏化五气，以生、喜、怒、思、忧、恐。(5)

五脏之象，可以类推。(10)

五脏相音，可以意识。(10)

所谓五脏者，藏精气而不泻也，故满而不能实。(11)

五脏者，中之守也。(17)

得守者生，失守者死。(17)

夫五脏者，身之强也。(17)

得强则生，失强则死。(17)

五脏受气于其所生，传之于其所胜，气舍于其所生，死于其所不胜。病之且死，必先传行，至其所不胜，病乃死。此言气之逆行也，故死。(19)

故五脏各以其时，自为而至于手太阴也。(19)

黄帝曰：五脏相通，移皆有次。五脏有病，则各传其所胜。⁽¹⁹⁾

五脏已败，其色必夭，夭必死矣。⁽²⁰⁾

入五脏则䐜满闭塞，下为飧泄，久为肠澼。⁽²⁹⁾

五脏各以其时受病，非其时，各传以与之，人与天地相参，故五脏各以治时，感于寒则受病，微则为咳，甚则为泄，为痛。乘秋则肺先受邪，乘春则肝先受之，乘夏则心先受之，乘至阴则脾先受之，乘冬则肾先受之。⁽³⁸⁾

肝满、肾满、肺满，皆实，即为肿。⁽⁴⁸⁾

志意通，内连骨髓，而成身形五脏。五脏之道，皆出于经隧，以行血气，血气不和，百病乃变化而生，是故守经隧焉。⁽⁶²⁾

邪客于五脏之间，其病也，脉引而痛，时来时止，视其病，缪刺之于手足爪甲上。视其脉，出其血，间日一刺，一刺不已，五刺已。缪传引上齿，齿唇寒痛，视其手背脉血者，去之，足阳明中指爪甲上一痏，手大指次指爪甲上各一痏，立已。左取右，右取左。⁽⁶³⁾

刺伤人五脏必死，其动则依其脏之所变，知其死也。⁽⁶⁴⁾

人有五脏化五气，以生喜、怒、思、忧、恐。⁽⁶⁶⁾

黄帝曰：五脏之中风，奈何？岐伯曰：阴阳俱感，邪乃得往。黄帝曰：善哉。⁽⁴⁾

黄帝问于岐伯曰：五脏之所生，变化之病形，何如？岐伯答曰：先定其五色五脉之应，其病乃可别也。黄帝曰：色脉已定，别之奈何？岐伯曰：调其脉之缓、急、小、大、滑、涩，而病变定矣。⁽⁴⁾

黄帝曰：请问脉之缓、急、小、大、滑、涩之病形，何如？岐伯曰：臣请言五脏之病变也。⁽⁴⁾

血脉营气精神，此五脏之所藏也。⁽⁸⁾

是故五脏，主藏精者也，不可伤，伤则失守而阴虚。阴虚则无气，无气则死矣。⁽⁸⁾

五脏不安。必审五脏之病形，以知其气之虚实，谨而调之也。⁽⁸⁾

五脏为阴。⁽⁹⁾

黄帝问于岐伯曰：余闻人之合于天道也，内有五脏，以应五色、五时、五味、五位也。<sup>(11)</sup>

五脏者，合神气魂魄而藏之。<sup>(12)</sup>

五脏常内阅于上七窍也。<sup>(17)</sup>

五脏不和，则七窍不通。<sup>(17)</sup>

黄帝曰：气独行五脏，不荣六腑，何也？岐伯答曰：气之不得无行也，如水之流，如日月之行不休，故阴脉荣其脏，阳脉荣其腑，如环之无端，莫知其纪，终而复始。其流溢之气，内溉脏腑，外濡腠理。<sup>(17)</sup>

五脏身有五部：伏兔一，腓二，腓者，腨也，背三，五藏之腧四，项五。此五部有痈疽者，死。<sup>(21)</sup>

五脏之气，阅于面者，余已知之矣，以肢节而知阅之，奈何？<sup>(29)</sup>

故五脏六腑者，各有畔界，其病各有形状，营气循脉，卫气逆为脉胀。<sup>(35)</sup>

岐伯曰：五官者，五脏之阅也。黄帝曰：愿闻其所出，合可为常。<sup>(37)</sup>

气淫于脏，则有余于内，不足于外。<sup>(43)</sup>

黄帝曰：以主五输，奈何？脏主冬，冬刺井。<sup>(44)</sup>

黄帝曰：何谓脏主冬，时主夏，音主长夏，味主秋，色主春。愿闻其故？岐伯曰：病在脏者，取之井。<sup>(44)</sup>

五脏者，所以藏精神、血气、魂魄者也。<sup>(47)</sup>

有其不离屏蔽室内，无怵惕之恐，然犹不免于病。何也？愿闻其故？岐伯曰：窘乎哉问也！五藏者，所以参天地，副阴阳，而运四时，化五节者也。五脏者，故有小大，高下、坚脆、端正、偏颇者。<sup>(47)</sup>

五脏皆小者，少病，苦燋心，大愁忧；五脏皆大者，缓于事，难使以忧。五脏皆高者，好高举措；五脏皆下者，好出人下。五脏皆坚者，无病；五脏皆脆者，不离于病。五脏皆端正者，和利得人心；五脏皆偏倾者，邪心而善盗，不可以为人平，反复言语也。<sup>(47)</sup>

黄帝问于岐伯曰：愿闻五脏之腧，出于背者。岐伯曰：背中大腧，在杼骨之端，肺腧在三焦之间，心腧在五焦之间，膈腧在七焦之间，肝腧在

57

九焦之间，脾腧在十一焦之间，肾在十四焦之间。皆挟脊相去三寸所。则欲得而验之。按其处，应在中而痛解，乃其腧也。灸之则可，刺之则不可。气盛则泻之，虚则补之。以火补者，毋吹其火，须自灭也。以火泻者，疾吹其火。传其艾，须其火灭也。(51)

五脏有七神，各何所藏耶？然：脏者，人之神气所舍藏也。(三十四)

三十五难曰：五脏各有所，腑皆相近，而心、肺独去大肠、小肠远者，何也？然：经言心营、肺卫，通行阳气，故居在上，大肠、小肠，传阴气而下，故居在下，所以相去而远也。又诸腑皆阳也，清净之处。今大肠、小肠、胃与膀胱，皆受不净，其意何也？然：诸腑者，谓是，非也。(三十五)

三十七难曰：五脏之气，于何发起，通于何许，可晓以不？然：五脏者，当上关于九窍也。(三十七)

五脏不和，则九窍不通。(三十七)

邪在五脏，则阴脉不和。阴脉不和，则血留之。血留之，则阴脉盛矣。(三十七)

经言，气独行于五脏，不营于六腑者，何也？然：夫气之所行也，如水之流，不得息也。故阴脉营于五脏，阳脉营于六腑，如环无端，莫知其纪，终而复始，其不覆溢，人气内温于脏腑，外濡于腠理矣。(三十七)

然：五脏亦有六脏者，谓肾有两脏也，其左为肾，右为命门。(三十九)

脏会季胁。(四十五)

其肝、心、脾、肺、肾，而系于春、夏、秋、冬者，何也？然：五脏一病，辄有五也。(七十四)

# 心

心生血。(5)

心主舌。其在天为热，在地为火，在体为脉，在脏为心，在色为赤，

在音为徵，在声为笑，在变动为忧，在窍为舌，在味为苦，在志为喜。喜伤心，恐胜喜。(5)

心至悬绝，九日死。(7)

心之肺，谓之死阴。(7)

心者，君主之官也，神明出焉。(8)

故主明则下安，以此养生则寿，殁世不殆，以为天下则大昌。主不明则十二官危，使道闭塞而不通，形乃大伤，以此养生则殃，以为天下者，其宗大危，戒之戒之！(8)

帝曰：脏象何如？岐伯曰：心者，生之本，神之变也，其华在面，其充在血脉，为阳中之太阳，通于夏气。(9)

心之合脉也，其荣色也，其主肾也。(10)

故心欲苦。(10)

生于心，如以缟裹朱。(10)

赤脉之至也，喘而坚，诊曰有积气在中，时害于食，名曰心痹，得之外疾，思虑而心虚，故邪从之。(10)

九月、十月阴气始冰，地气始闭，人气在心。(16)

中心者环死。(16)

心脉搏坚而长，当病舌卷不能言。其软而散者，当消环自已。(17)

帝曰：诊得心脉而急，此为何病？病形何如？岐伯曰：病名心疝，少腹当有形也，帝曰：何以言之？岐伯曰：心为牡脏，小肠为之使，故曰少腹当有形也。(17)

钩多胃少曰心病，但钩无胃曰死。(18)

石甚曰今病。脏真通于心，心藏血，脉之气也。(18)

心见壬癸死。(18)

夫平心脉来，累累如连珠，如循琅玕，曰心平。夏以胃气为本。病心脉来，喘喘连属，其中微曲曰心病。死心脉来，前曲后居，如操带钩曰心死。(18)

心受气于脾，传之于肺，气舍于肝，至肾而死。(19)

弗治，肾传之心，病筋脉相引而急，病名曰瘛。当此之时，可灸可药。弗治，满十日，法当死。[19]

肾因传之心，心即复反传而行之肺，发寒热，法当三岁死，此病之次也。[19]

真心脉至坚而搏，如循薏苡子，累累然，色赤黑不泽，毛折乃死。[19]

人以候心。[20]

惊而夺精，汗出于心。[21]

心主夏，少阴太阳主治。其日丙丁。心苦缓，急食酸以收之。[22]

淫气伤心。[21]

病在心，愈在长夏，长夏不愈，甚于冬，冬不死，持于春，起于夏。禁温食热衣。心病者，愈在戊己，戊己不愈，加于壬癸，壬癸不死，持于甲乙，起于丙丁。心病者，日中慧，夜半甚，平旦静。心欲软，急食咸以软之；用咸补之，甘泻之。[22]

心病者，胸中痛，胁支满，胁下痛，膺背肩甲间痛，两臂内痛。虚则胸腹大，胁下与腰相引而痛。取其经，少阴，太阳，舌下血者，其变病，刺隙中血者。[22]

心色赤，宜食酸，小豆、犬肉、李、韭皆酸。[22]

五气所病，心为噫。[23]

五精所并，精气并于心则喜。[23]

五脏所恶，心恶热。[23]

五脏化液，心为汗。[23]

五脏所藏，心藏神。[23]

五脏所主，心主脉。[23]

心脉钩。[23]

心热病者，先不乐，数日乃热，热争则卒心痛，烦闷善呕，头痛面赤，无汗。壬癸甚，丙丁大汗，气逆，则壬癸死，刺手少阴太阳。[32]

心热病者，颜先赤。[32]

心疟者，令人烦心甚，欲得清水，反寒多，不甚热，刺手少阴。<sup>(36)</sup>

肝移寒于心，狂隔中。<sup>(37)</sup>

肝移热于心，则死。<sup>(37)</sup>

心咳之状，咳则心痛，喉中介介如梗状，甚则咽肿，喉痹。<sup>(38)</sup>

以夏丙丁伤于风者为心风。<sup>(42)</sup>

心风之状，多汗恶风，焦绝，善怒吓，赤色，病甚则言不可快，诊在口，其色赤。<sup>(42)</sup>

脉痹不已，复感于邪，内舍于心。<sup>(43)</sup>

心痹者，脉不通，烦则心下鼓，暴上气而喘，嗌干善噫，厥气上则恐。<sup>(43)</sup>

淫气忧思，痹聚在心。<sup>(43)</sup>

心主身之血脉。<sup>(44)</sup>

心气热，则下脉厥而上，上则下脉虚，虚则生脉痿。枢折挈，胫纵而不任地也。<sup>(44)</sup>

悲哀太甚，则胞络绝，胞络绝，则阳气内动，发则心下崩，数溲血也。故本病曰：大经空虚，发为肌痹，传为脉痿。<sup>(44)</sup>

心热者，色赤而络脉溢。<sup>(44)</sup>

心脉满大，痫瘛筋挛。<sup>(48)</sup>

心脉搏滑急为心疝。<sup>(48)</sup>

刺肉无伤脉，脉伤则内动心，心动则夏病心痛。<sup>(50)</sup>

心部于表。<sup>(52)</sup>

鬲肓之上，中有父母。<sup>(52)</sup>

刺中心，一日死，其动为噫。<sup>(52)</sup>

人心意应八风。<sup>(54)</sup>

夫心藏神。<sup>(62)</sup>

帝曰：善。刺五脏，心一日死，其动为噫。<sup>(64)</sup>

夫病传者，心病先心痛，一日而咳，三日胁支痛，五日闭塞不通，身痛体重。三日不已，死。冬夜半，夏日中。<sup>(65)</sup>

心生血。<sup>(67)</sup>

寒气大来，水之胜也。火热受邪，心病生焉。<sup>(74)</sup>

诸痛痒疮，皆属于心。<sup>(74)</sup>

一阴一阳代绝，此阴气至心，上下无常，出入不知，咽喉干燥，病在土脾。<sup>(79)</sup>

心气虚则梦救火阳物，得其时，则梦燔灼。<sup>(80)</sup>

夫心者，五脏之专精也。目者，其窍也。华色者，其荣也，是以人有德也，则气和于目，有亡忧，知于色。<sup>(81)</sup>

阳中之太阳，心也，其原出于大陵，大陵二。<sup>(1)</sup>

心出于中冲。中冲，手中指之端也，为井木。溜于劳宫，劳宫，掌中中指本节之内间也，为荥。注于大陵，大陵，掌后两骨之间方下者也，为腧。行于间使，间使之道，两筋之间，三寸之中也，有过则至，无过则止，为经；入于曲泽，曲泽，肘内廉下陷者之中也，屈而得之，为合。手太阴也。<sup>(2)</sup>

黄帝问曰：邪之中人脏，奈何？岐伯曰：愁、忧、恐、惧则伤心。<sup>(4)</sup>

心脉急甚者为瘛疭，微急为心痛引背，食不下。缓甚为狂笑，微缓为伏梁，在心下，上下行，时唾血。大甚为喉吤，微大为心痹引背，善泪出，小甚为善哕，微小为消瘅。滑甚为善渴，微滑为心疝引脐，小腹鸣。涩甚为瘖，微涩为血溢，维厥，耳鸣，癫疾。<sup>(4)</sup>

所以任物者，谓之心。<sup>(8)</sup>

心怵惕思虑则伤神，神伤则恐惧自失。破䐃脱肉，毛悴色夭，死于冬。<sup>(8)</sup>

心藏脉，脉舍神，心气虚则悲，实则笑不休。<sup>(8)</sup>

心气通于舌，心和则能知五味矣。<sup>(17)</sup>

邪在心，则病心痛，喜悲，时眩仆，视有余不足，而调之其输也。<sup>(20)</sup>

五十九，肤胀口干，寒汗出，索脉于心，不得索之水，水者，肾也。

热病嗌干多饮，善惊，卧不能起，取之肤肉，以第六针。(23)

急泻有余者，癫疾毛发去，索血于心，不得索之水，水者，肾也。热病身重骨痛，耳聋而好瞑，取之骨，以第四针。(23)

厥心痛，与背相控，善瘛，如从后触其心。伛偻者，肾心痛也，先取京骨、昆仑，发针不已，取然谷。厥心痛，腹胀胸满，心尤痛甚，胃心痛也，取之大都、大白。厥心痛，痛如锥针刺其心，心痛甚者，脾心痛也，取之然谷、太溪。厥心痛，色苍苍如死状，终日不得太息，肝心痛也，取之行间、太冲。厥心痛，卧若徒居，心痛，间动作，痛益甚，色不变，肺心痛也，取之鱼际、大渊。真心痛，手足青至节，心痛甚，旦发夕死，夕发旦死。心痛不可刺者，中有盛聚，不可取于腧。(24)

心痛引腰脊，欲呕，取足太阴。心痛腹胀啬啬然，大便不利，取足太阴。心痛引背，不得息，刺足少阴，不已。取手少阳。心痛引小腹满，上下无常处，便溲难，刺足厥阴。心痛但短气不足以息，刺手太阴。心痛，当九节刺之，按已刺按之，立已，不已，上下求之，得之立已。(26)

岐伯曰：五脏六腑，心为之主，缺盆为之道，骺骨有余，以候䯏骭。黄帝曰：善。(29)

故气乱于心，则烦心密嘿，俯首静伏。(34)

气在于心者，取之于手少阴、心主之输。(34)

黄帝曰：愿闻胀形。岐伯曰：夫心胀者，烦心短气，卧不安。(35)

五脏六腑，心为之主。(36)

心悲气并则心系急，心系急则肺举，肺举则液上溢。(36)

心病者，舌卷短，颧赤。(37)

其于五脏也，心为阳中之太阳。(41)

黄帝曰：大气入脏，奈何？岐伯曰：病先发于心，一日而之肺，三日而之肝，五日而之脾，三日不已，死。冬夜半，夏日中。(42)

心气盛，则梦善笑，恐畏。(43)

厥气客于心，则梦见丘山烟火。(43)

心为牡脏，其色赤，其时夏，其日丙丁，其音徵，其味苦。(44)

心小则安，邪弗能伤，易伤以忧；心大则忧，不能伤，易伤于邪。心高则满于肺中，悗而善忘，难开以言；心下，则藏外，易伤于寒，易恐以言。心坚，则藏安守固；心脆则善病消瘅热中。心端正，则和利难伤；心偏倾，则操持不一，无守司也。[47]

黄帝曰：何以知其然也？岐伯曰：赤色小理者，心小；粗理者，心大。无𩩲𩨗者，心高；𩩲𩨗小、短、举者，心下。𩩲𩨗长者，心下坚；𩩲𩨗弱小以薄者，心脆。𩩲𩨗直下不举者，心端正；𩩲𩨗倚一方者，心偏倾也。[47]

心应脉。[47]

心合脉。[49]

心病者，宜食麦、羊肉、杏、薤。[56]

心病禁咸。[56]

心色赤，宜食酸，犬肉、麻、李、韭皆酸。[56]

黄帝曰：其生于阴者，奈何？岐伯曰：忧思伤心。[66]

五脏气，心主噫。[78]

苦入心。[78]

并心则喜。[78]

心恶热。[78]

五液，心主汗。[78]

五脏，心藏神。[78]

五主，心主脉。[78]


心肺俱浮，何以别之？然：浮而大散者，心也。（四）

十难曰：一脉为十变者，何谓也？然：五邪刚柔相逢之意也。假令心脉急甚者，肝邪干心也；心脉微急者，胆邪干小肠也；心脉大甚者，心邪自干心也；心脉微大者，小肠邪自干小肠也；心脉缓甚者，脾邪干心也；心脉微缓者，胃邪干小肠也；心脉涩甚者，肺邪干心也；心脉微涩者，大肠邪干小肠也；心脉沉甚者，肾邪干心也；心脉微沉者，膀胱邪干小肠

也。五脏各有刚柔邪，故令一脉辄变为十也。（十）

夏脉钩者，心，南方火也，万物之所盛，垂枝布叶，皆下曲如钩，故其脉之来疾去迟，故曰钩。（十五）

夏脉钩，反者为病。何谓反？然：其气来实强，是谓太过，病在外。气来虚微，是谓不及，病在内。其脉来累累如环，如寻琅玕曰平。来而益数，如鸡举足者曰病。前曲后居，如操带钩曰死。夏脉微钩曰平，钩多胃气少曰病，但钩无胃气曰死，夏以胃气为本。（十五）

假令得心脉，其外证面赤、口干、喜笑，其内证脐上有动气，按之牢若痛。其病烦心、心痛，掌中热而哕。有是者心也，无是者非也。（十六）

心色赤，其臭焦，其味苦，其声言，其液汗。（三十四）

心藏神。（三十四）

心气通于舌，舌和，则知五味矣。（三十七）

心主臭。（四十）

心重十二两，中有七孔，三毛，盛精汁三合，主藏神。（四十二）

四十九难曰：有正经自病，有五邪所伤，何以别之？然，经言，忧愁思虑则伤心。（四十九）

假令心病，何以知中风得之？然：其色当赤。何以言之？肝主色，自入为青，入心为赤，入脾为黄，入肺为白，入肾为黑。肝为心邪，故知当赤色。其病身热，胁下满痛，其脉浮大而弦。（四十九）

心之积，名曰伏梁，起脐上，大如臂，上至心下。久不愈，令人病烦心。以秋庚辛日得之。何以言之？肾病传心，心当传肺，肺以秋适王，王者不受邪，心复欲还肾，肾不肯受，故留结为积。故知伏梁以秋庚辛日得之。（五十六）

## 肝

肝生筋。（5）

肝主目。（5）

其在天为玄，在人为道，在地为化。(5)

凡持真脉之脏脉者，肝至悬绝急，十八日死。(7)

所谓生阳死阴者，肝之心谓之生阳。(7)

肝者，将军之官，谋略出焉。(8)

肝者，罢极之本，魂之居也，其华在爪，其充在筋，以生血气，其味酸，其色苍，此为阳中之少阳，通于春气。(9)

肺之合，筋也，其荣爪也，其主肺也。(10)

肝欲酸。(10)

生于肝，如以缟裹绀。(10)

肝受血而能视。(10)

青脉之至也，长而左右弹，有积气在心下，支胠，名曰肝痹，得之寒湿，与疝同法，腰痛足清头痛。(10)

黄帝问曰：诊要何如？岐伯对曰：正月二月天气始方，地气始发，人气在肝。(16)

肝气盛则梦怒。(17)

肝脉搏坚而长，色不青，当病坠若搏，因血在胁下，令人喘逆。其软而散，色泽者，当病溢饮。溢饮者，渴暴多饮，而易入肌皮肠胃之外也。(17)

弦多胃少曰肝病，但弦无胃曰死。(18)

毛甚曰今病，藏真散于肝，肝藏筋膜之气也。(18)

肝见庚辛死。(18)

平肝脉来，软弱招招，如揭长竿末梢曰肝平。春以胃气为本，病肝脉来，盈实而滑，如循长竿曰肝病。死肝脉来，急益劲如新张弓弦，曰肝死。(18)

肝受气于心，传之于脾，气舍于肾，至肺而死。(19)

弗治，肺即传而行之肝，病名曰肝痹，一名曰厥，胁痛出食，当是之时，可按若刺耳。(19)

真肝脉至，中外急，如循刀刃，责责然如按琴瑟弦，色青白不泽，毛折，乃死。[19]

故下部之关以候肝。[20]

有所堕恐，喘出于肝，淫气害脾。[21]

疾走恐惧，汗出于肝。[21]

帝曰：愿卒闻之。岐伯曰：肝主春，足厥阴少阳主治。其日甲乙。肝苦急，急食甘以缓之。[22]

病在肝，愈于夏，夏不愈，甚于秋，秋不死，持于冬，起于春，禁当风。肝病者，愈在丙丁，丙丁不愈，加于庚辛，庚辛不死，持于壬癸，起于甲乙。肝病者，平旦慧，下晡甚，夜半静。肝欲散，急食辛以散之，用辛补之，酸泻之。[22]

肝病者，两胁下痛引少腹，令人善怒，虚则目䀮䀮无所见，耳无所闻，善恐如人将捕之。取其经，厥阴与少阳，气逆则头痛，耳聋不聪，颊肿，取血者。[22]

肝色青，宜食甘，粳米、牛肉、枣葵、皆甘。[22]

肝为语。[23]

并于肝则忧。[23]

肝恶风。[23]

肝为泪。[23]

肝藏魂。[23]

肝主筋。[23]

五脉应象，肝脉弦。[23]

肝热病者，小便先黄，腹痛多卧，身热。热争则狂言及惊，胁满痛，手足躁，不得安卧。庚辛甚，甲乙大汗，气逆则庚辛死。刺足厥阴、少阳。其逆则头痛员员，脉引冲头也。[32]

肝热病者，左颊先赤。[32]

肝疟者，令人色苍苍然，太息，其状若死者，刺足厥阴见血。[36]

黄帝问曰：五脏六腑，寒热相移者何？岐伯曰：肾移寒于肝，痈肿少气。脾移寒于肝，痈肿筋挛。[37]

脾移热于肝，则为惊衄。(37)

肝咳之状，咳则两胁下痛，甚则不可以转，转则两胠下满。(38)

以春甲乙伤于风者为肝风。(42)

肝风之状，多汗恶风，善悲，色微苍，嗌干善怒，时憎女子，诊在目下，其色青。(42)

筋痹不已，复感于邪，内舍于肝。(43)

肝痹者，夜卧则惊，多饮，数小便，上为引如怀。(43)

淫气乏竭，痹聚在肝。(43)

肝主身之筋膜。(44)

肝气热，则胆泄口苦，筋膜干。筋膜干，则筋急而挛，发为筋痿。(44)

思想无穷，所愿不得，意淫于外，入房太甚，宗筋弛纵，发为筋痿，及为白淫。故下经曰：筋痿者生于肝，使内也。(44)

肝热者，色苍而爪枯。(44)

肝雍两胠满，卧则惊，不得小便。(48)

肝脉小急，痫瘛筋挛。肝脉惊暴，有所惊骇。脉不至若瘖，不治自已。(48)

肝脉小缓为肠澼，易治。(48)

脉至如散叶，是肝气予虚也，木叶落而死。(48)

刺脉无伤筋，筋伤则内动肝，肝动则春病热而筋弛。(50)

黄帝问曰：愿闻禁数？岐伯对曰：脏有要害，不可不察。肝生于左。(52)

刺中肝，五日死，其动为语。(52)

人肝目应之九，九窍三百六十五。(54)

肝藏血。(62)

中肝五日死，其动为语。(64)

肝病头目眩胁支满，三日体重身痛，五日而胀，三日腰脊少腹痛胫痠，三日不已死。冬日入，夏早食。(65)

肝生筋。<sup>(67)</sup>

髓生肝。<sup>(67)</sup>

帝曰：善。六气之胜，何以候之？岐伯曰：乘其至也，清气大来，燥之胜也，风木受邪，肝病生焉。<sup>(74)</sup>

帝曰：愿闻病机何如？岐伯曰：诸风掉眩，皆属于肝。<sup>(74)</sup>

肝急沉散似肾，此皆工之所时乱也，然从容得之。<sup>(76)</sup>

孟春始至，黄帝燕坐，临观八极，正八风之气，而问雷公曰：阴阳之类，经脉之道，五中所主，何脏最贵？雷公对曰：春甲乙青，中主肝，治七十二日，是脉之主时，臣以其脏最贵。帝曰：却念上下经，阴阳从容，子所言贵，最其下也。雷公致斋七日，旦复侍坐。<sup>(79)</sup>

肝气虚，则梦见菌香生草，得其时，则梦伏树下不敢起。<sup>(80)</sup>

阴中之少阳，肝也，其原出于太冲，太冲二。<sup>(1)</sup>

肝出于大敦。大敦者，足大趾之端，及三毛之中也，为井木，溜于行间。行间，足大趾间也，为荥，注于太冲。太冲，行间上二寸陷者之中也，为腧，行于中封。中封，内踝之前一寸半，陷者之中，使逆则宛，使和则通，摇足而得之，为经，入于曲泉。曲泉，辅骨之下，大筋之上也，屈膝而得之，为合，足厥阴也。<sup>(2)</sup>

以其两寒相感，中外皆伤，故气逆而上行。有所堕坠，恶血留内，有所大怒，气上而不能下，积于胁下，则伤肝。<sup>(4)</sup>

肝脉急甚者为恶言；微急为肥气在胁下，若覆杯。缓甚为善呕，微缓为水瘕痹也。大甚为内痈，善呕衄；微大为肝痹，阴缩，咳引小腹。小甚为多饮；微小为消瘅。滑甚为㿉疝，微滑为遗溺。涩甚为溢饮；微涩为瘛挛筋痹。<sup>(4)</sup>

肝悲哀动中，则伤魂，魂伤则狂妄不精，不精则不正，当人阴缩而挛筋，两胁骨不举，毛悴色夭，死于秋。<sup>(8)</sup>

肝藏血，血舍魂，肝气虚则恐，实则怒。<sup>(8)</sup>

肝气通于目，肝和则目能辨五色矣。<sup>(17)</sup>

邪在肝，则两胁中痛，寒中，恶血在内，行善掣节时脚肿，取之行

间，以引胁下，补三里以温胃中，取血脉以散恶血，取耳间青脉，以去其挚。(20)

筋躄目浸，索筋于肝，不得索之金，金者，肺也。热病数惊，瘛疭而狂，取之脉，以第四针。(23)

岐伯曰：肝者，主为将，使之候外，欲知坚固，视目大小。黄帝曰：善。(29)

肝胀者，胁下满而痛引小腹。(35)

肝为之将。(36)

肝病者，眦青。(37)

肝为阴中之少阳。(41)

黄帝曰：五行以东方为甲乙木王春。春者，苍色，主肝。肝者，足厥阴也。(41)

病先发于肝，三日而之脾，五日而之胃，三日而之肾，三日不已，死。冬日入，夏蚤食。(42)

肝气盛，则梦怒。(43)

客于肝，则梦山林树木。(43)

帝曰：愿闻五变。岐伯曰：肝为牡脏，其色青，其时春，其音角，其味酸，其日甲乙。(44)

肝小则脏安，无胁下之病；肝大则逼胃迫咽，则苦膈中，且胁下痛。肝高，则上支贲切胁，悗为息贲；肝下则逼胃。胁下空，胁下空则易受邪。肝坚则脏安难伤；肝脆则善病消瘅，易伤。肝端正，则和利难伤；肝偏倾，则胁下痛也。(47)

青色小理者，肝小，粗理者，肝大。广胸反骹者，肝高；合胁兔骹者，肝下。胸胁好者，肝坚；胁骨弱者，肝脆。膺腹好相得者，肝端正；胁骨偏举者，肝偏倾也。(47)

肝合胆，胆者，筋之应。(47)

肝应爪。(47)

肝合筋。(49)

肝病者，宜食麻、犬肉、李、韭。(56)

五禁，肝病禁辛。(56)

肝色青。宜食甘，秔米饭、牛肉、枣葵皆甘。(56)

恣怒伤肝。(66)

肝有邪，其气流于两腋。(71)

肝主语。(78)

五味，酸入肝。(78)

五并，精气并肝则忧。(78)

五恶，肝恶风。(78)

肝主泣。(78)

肝藏魂。(78)

肝主筋。(78)


肾肝俱沉，何以别之？然：牢而长者，肝也。(四)

春脉弦者，肝，东方木也，万物始生，未有枝叶，故其脉之来，濡弱而长，故曰弦。(十五)

如有变奈何？然：春脉弦，反者为病。何谓反？然：其气来实强，是谓太过，病在外；气来虚微，是谓不及，病在内。气来厌厌聂聂，如循榆叶，曰平。益实而滑，如循长竿，曰病。急而劲益强，如新张弓弦曰死。春脉微弦，曰平，弦多胃气少，曰病，但弦无胃气，曰死，春以胃气为本。(十五)

其病为之奈何？然：假令得肝脉，其外证：善洁，面青，善怒；其内证：脐左有动气，按之牢若痛。其病四肢满闭，淋溲，便难，转筋。有是者肝也，无是者非也。(十六)

三十三难曰：肝青象木，肺白象金，肝得水而沉，木得水而浮，肺得水而浮，金得水而沉，其义何也？然：夫肝者，非为纯木也。乙角也，庚之柔，大言阴与阳，小言夫与妇，释其微阳，而吸其微阴之气，其意乐金，又行阴道多，故令肝得水而沉也。(三十三)

71

三十四难曰：五脏各有声、色、臭、味，皆可晓知以不？然：十变言：肝色青，其臭臊，其味酸，其声呼，其液泣。（三十四）

肝藏魂。（三十四）

肝气通于目，目和则知黑白矣。（三十七）

四十难曰：经言，肝主色。（四十）

四十一难曰：肝独有两叶，以何应也？然：肝者，东方木也，木者，春也。万物始生，其尚幼小，意无所亲，去太阴尚近，离太阳不远，犹有两心，故有两叶，亦应木叶也。（四十一）

肝重四斤四两，左三叶，右四叶，凡七叶，主藏魂。（四十二）

恚怒气逆，上而不下，则伤肝。（四十九）

五十六难曰：五脏之积，各有名乎？以何月、何日得之？然：肝之积，名曰肥气，在左胁下，如覆杯，有头足。久不愈，令人发咳逆，瘖疟，连岁不已。以季夏戊己日得之。何以言之？肺病传于肝，肝当传脾，脾以季夏适王，王者不受邪，肝复欲还肺，肺不肯受，故留结为积。故知肥气以季夏戊己日得之。（五十六）

假令肝病，色青者肝也，臊臭者肝也，喜酸者肝也。喜呼者肝也，喜泣者肝也。其病众多，不可尽言也。四时有数，而并系于春夏秋冬者也。针之要妙，在于秋毫者也。（七十四）

# 脾

脾生肉。（5）

脾主口。其在天为湿，在地为土，在体为肉，在脏为脾，在色为黄，在音为宫，在声为歌，在变动为哕，在窍为口，在味为甘，在志为思。（5）

脾至悬绝，四日死。（7）

脾之合肉也，其荣唇也，其主肝也。（10）

脾欲甘。（10）

生于脾，如以缟裹栝楼实。(10)

黄脉之至也，大而虚，有积气在腹中，有厥气，名曰厥疝，女子同法，得之疾使四支汗出当风。(10)

三月、四月天气正方，地气定发，人气在脾。(16)

中脾者五日死。(16)

脾脉搏坚而长，其色黄，当病少气。其软而散，色不泽者，当病足骺肿，若水状也。(17)

弱多胃少，曰脾病。但代无胃，曰死。(18)

弱甚曰今病，脏真濡于脾，脾藏肌肉之气也。(18)

脾见甲乙死。(18)

平脾脉来，和柔相离，如鸡践地，曰脾平。长夏以胃气为本，病脾脉来，实而盈数，如鸡举足，曰脾病。死脾脉来，锐坚如鸟之喙，如鸟之距，如屋之漏，如水之流，曰脾死。(18)

帝曰：四时之序，逆从之变异也，然脾脉独何主？岐伯曰：脾脉者，土也，孤脏，以灌四旁者也。帝曰：然则脾善恶，可得见之乎？岐伯曰：善者不可得见，恶者可见。帝曰：恶者何如可见？岐伯曰：其来如水之流者，此谓太过，病在外；如鸟之喙者，此谓不及，病在中。帝曰：夫子言脾为孤脏，中央土以灌四旁，其太过与不及，其病皆何如？岐伯曰：太过，则令人四支不举；其不及，则令人九窍不通，名曰重强。(19)

脾受气于肺，传之于肾，气舍于心，至肝而死。(19)

弗治，肝传之脾，病名曰脾风，发瘅，腹中热，烦心，出黄，当此之时，可按、可药、可浴。(19)

真脾脉至。弱而乍数乍疏，色黄青不泽，毛折乃死。(19)

诸真脏脉见者皆死，不治也。(19)

摇体劳苦，汗出于脾。(21)

脾气散精，上归于肺，通调水道，下输膀胱，水精四布，五经并行，合于四时，五脏阴阳，揆度以为常也。(21)

脾主长夏，足太阴阳明主治。其日戊己。脾苦湿，急食苦以燥之。[22]

病在脾，愈在秋。秋不愈，甚于春。春不死，持于夏，起于长夏，禁温食饱食、湿地濡衣。脾病者，愈在庚辛。庚辛不愈，加于甲乙。甲乙不死，持于丙丁，起于戊己。脾病者，日昳慧，日出甚，下晡静。脾欲缓，急食甘以缓之，用苦泻之，甘补之。[22]

脾病者，身重善饥，肉痿，足不收行，善瘛，脚下痛。虚则腹满，肠鸣飧泄，食不化，取其经，太阴、阳明、少阴血者。[22]

脾色黄，宜食咸，大豆、豕肉、栗藿皆咸。[22]

脾为舌。[23]

并于脾则畏。[23]

脾恶湿。[23]

脾为涎。[23]

脾藏意。[23]

脾主肉。[23]

脾脉代。[23]

帝曰：脾病而四肢不用，何也？岐伯曰：四肢皆禀气于胃，而不得至经，必因于脾，乃得禀也。今脾病不能为胃行其津液，四肢不得禀水谷气，气日以衰，脉道不利，筋骨肌肉，皆无气以生，故不用焉。帝曰：脾不主时，何也？岐伯曰：脾者，土也。治中央，常以四时长四脏，各十八日寄治，不得独主于时也。脾藏者，常著胃土之精也。土者，生万物而法天地，故上下至头足，不得主时也。[29]

脾热病者，先头重，颊痛，烦心，颜青，欲呕，身热。热争则腰痛，不可用俯仰，腹满泄，两颔痛；甲乙甚，戊己大汗，气逆，则甲乙死，刺足太阴阳明。[32]

脾热病者，鼻先赤。[32]

脾疟者，令人寒，腹中痛，热则肠中鸣，鸣已汗出，刺足太阴。[36]

肾移热于脾。传为虚，肠澼死。[37]

脾咳之状，咳则右胁下痛，阴阳引肩背，甚则不可以动，动则咳剧。(38)

以季夏戊己伤于邪者，为脾风。(42)

脾风之状，多汗恶风，身体怠堕，四肢不欲动，色薄微黄，不嗜食，诊在鼻上，其色黄。(42)

肌痹不已，复感于邪，内舍于脾。(43)

脾痹者，四肢解堕，发咳呕汁，上为大寒。(43)

淫气肌绝，痹聚在脾。(43)

脾主身之肌肉。(44)

脾气热，则胃干而渴，肌肉不仁，发为肉痿。(44)

有渐于湿，以水为事，若有所留，居处相湿，肌肉濡渍，痹而不仁，发为肉痿。故下经曰：肉痿者，得之湿地也。(44)

脾热者，色黄而肉蠕动。(44)

脾脉外鼓沉为肠澼，久自已。(48)

刺皮无伤肉，肉伤则内动脾，脾动则七十二日四季之月，病腹胀烦，不嗜食。(50)

脾为之使。(52)

刺中脾，十日死，其动为吞。(52)

脾藏肉。(62)

中脾十日死，其动为吞。(64)

脾病身痛体重，一日而胀，二日少腹腰脊痛，胫酸，三日背胠筋痛，小便闭，十日不已死。冬入定，夏晏食。(65)

甘生脾。(67)

脾生肉。(67)

风气大来，木之胜也，土湿受邪，脾病生焉。(74)

诸湿肿满，皆属为脾。(74)

夫脾虚浮似肺。(76)

雷公曰：于此有人，四肢解堕，喘咳血泄，而愚诊之，以为伤肺，切脉浮大而紧，愚不敢治。粗工下砭石，病愈，多出血，血止身轻，此何物也？帝曰：子所能治，知亦众多，与此病失矣。譬以鸿飞，亦冲于天。夫圣人之治病，循法守度，援物比类，化之冥冥，循上及下，何必守经。今夫脉浮大虚者，是脾气之外绝，去胃外归阳明也。夫二火不胜三水，是以脉乱而无常也。四支解堕，此脾精之不行也。喘咳者，是水气并阳明也。血泄者，脉急血无所行也。若夫以为伤肺者，由失以狂也。不引比类，是知不明也。夫伤肺者，脾气不守，胃气不清，经气不为使，真脏坏决，经脉旁绝，五脏漏泄，不衄则呕，此二者不相类也。譬如天之无形，地之无理，白与黑相去远矣。是失吾过矣，以子知之，故不告子，明引比类从容，是以名曰诊轻，是谓至道也。(76)

脾气虚，则梦饮食不足，得其时，则梦筑垣盖屋。此皆五脏气虚，阳气有余，阴气不足，合之五诊，调之阴阳，以在经脉。(80)

阴中之至阴，脾也，其原出于太白，太白二。(1)

脾出于隐白，隐白者，足大趾之端内侧也，为井木。溜于大都，大都，本节之后，下陷者之中也，为荥。注于太白，太白，腕骨之下也，为腧。行于商丘，商丘，内踝之下，陷者之中也，为经。入于阴之陵泉，阴之陵泉，辅骨之下，陷者之中也，伸而得之，为合。足太阴也。(2)

有所击仆，若醉入房，汗出当风，则伤脾。(4)

脾脉急甚为瘛疭，微急为膈中，食饮入而还出，后沃沫。缓甚为痿厥，微缓为风痿，四肢不用，心慧然若无病。大甚为击仆，微大为疝气，腹里大，脓血在肠胃之外，小甚为寒热，微小为消瘅，滑甚为㿗癃，微滑为虫毒蛕蝎，腹热，涩甚为肠溃，微涩为内溃，多下脓血。(4)

脾忧愁而不解，则伤意，意伤则悗乱，四肢不举，毛悴色夭，死于春。(8)

脾气虚则四肢不用，五脏不安，实则腹胀，经溲不利。(8)

脾气通于口，脾和则口能知五谷矣。(17)

五十九，目眦青，索肉于脾，不得索之木。木者，肝也。热病面青脑痛，手足躁，取之筋间，以第四针于四逆。(23)

76

岐伯曰：脾者，主为卫，使之迎粮，视唇舌好恶，以知吉凶。<sup>(29)</sup>

脾胀者，善哕，四肢烦悗，体重，不能胜衣，卧不安。<sup>(35)</sup>

脾为之卫。<sup>(36)</sup>

脾病者，唇黄。<sup>(37)</sup>

脾为阴中之至阴。<sup>(41)</sup>

病先发于脾，一日而之胃，二日而之肾，三日而之膂、膀胱，十日不已，死。冬人定，夏晏食。<sup>(42)</sup>

脾气盛，则梦歌乐，身体重不举。<sup>(43)</sup>

客于脾，则梦见邱陵大泽、坏屋风雨。<sup>(43)</sup>

脾为牝脏，其色黄，其时长夏，其日戊己，其音宫，其味甘。<sup>(44)</sup>

脾小则脏安，难伤于邪也。脾大则苦凑眇而痛，不能疾行。脾高，则眇引季胁而痛。脾下则下加于大肠，下加于大肠则脏苦受邪。脾坚则脏安难伤，脾脆，则善病消瘅易伤。脾端正则和利难伤，脾偏倾则善满，善胀也。<sup>(47)</sup>

黄色小理者，脾小。粗理者，脾大。揭唇者，脾高。唇下纵者，脾下。唇坚者，脾坚。唇大而不坚者，脾脆。唇上下好者，脾端正。唇偏举者，脾偏倾也。<sup>(47)</sup>

脾应肉，肉䐃坚大者。<sup>(47)</sup>

脾合肉。<sup>(49)</sup>

脾病者，宜食秔米饭、牛肉、枣葵。<sup>(56)</sup>

脾病禁酸。<sup>(56)</sup>

脾色黄，宜食咸，大豆、豕肉、栗藿皆咸。<sup>(56)</sup>

醉以入房，汗出当风，伤脾。<sup>(66)</sup>

脾有邪，其气留于两髀。<sup>(71)</sup>

脾主吞。<sup>(78)</sup>

甘入脾。<sup>(78)</sup>

并脾则畏，是谓五精之气，并于脏也。<sup>(78)</sup>

脾恶湿，此五脏气所恶也。<sup>(78)</sup>

脾主诞。此五液所出也。(78)

脾藏意。(78)

脾主肌。(78)

脾者中州，故其脉在中，是阴阳之脉也。(四)

脾者，中州也，其平和不可得见，衰乃见耳，来如雀之啄，如水之下漏，是脾之衰见也。(十五)

假令得脾脉，其外证：面黄，善噫、善思、善味；其内证：当脐上有动气，按之牢若痛。其病：腹胀满，食不消，体重节痛，怠惰嗜卧，四肢不收，有是者脾也，无是者非也。(十六)

脾色黄，其臭香，其味甘，其声歌，其液诞。(三十四)

脾藏意与智。(三十四)

脾气通于口，口和则知谷味矣。(三十七)

脾主味。(四十)

脾重二斤三两，扁广三寸，长五寸，有散膏半斤，主裹血。温五脏，主藏意。(四十二)

饮食劳倦则伤脾。(四十九)

脾之积，名曰痞气。在胃脘，覆大如盘。久不愈，令人四肢不及，发黄疸，饮食不为肌肤。以冬壬癸日得之。何以言之？肝病传脾，脾当传肾，肾以冬适王，王者不受邪，脾复欲还肝，肝不肯受，故留结为积。故知痞气以冬壬癸日得之。(五十六)

脾泄者，腹胀满，泄注，食即呕、吐逆。(五十七)

## 脾胃

脾胃者，仓廪之官，五味出焉。(8)

脾胃、大肠、小肠、三焦、膀胱者，仓廪之本，营之居也，名曰器。能化糟粕，转味而入出者也。其华在唇四白，其充在肌，其味甘，其色黄，此至阴之类，通于土气。[9]

衣被不敛，言语善恶，不避亲疏者，此神明之乱也，仓廪不藏者，是门户不要也。[17]

人以候脾胃之气。[20]

黄帝问曰：太阴阳明为表里，脾胃脉也，生病而异者，何也？岐伯对曰：阴阳异位，更虚更实，更逆更从，或从内，或从外，所从不同，故病异名也。[29]

帝曰：脾与胃以膜相连耳，而能为之行其津液，何也？岐伯曰：足太阴者，三阴也，其脉贯胃，属脾络溢，故太阴为之行气于三阴。阳明者表也，五脏六腑之海也，亦为之行气于三阳，脏腑各因其经而受气于阳明，故为胃行其津液。四肢不得禀水谷气，日以益衰，阴道不利，筋骨肌肉，无气以生，故不用焉。[29]

邪在脾胃，则病肌肉痛，阳气有余，阴气不足，则热中善饥，阳气不足，阴气有余，则寒中肠鸣腹痛，阴阳俱有余，若俱不足，则有寒有热，皆调于三里。[20]

## 肺

肺生皮毛。[5]

肺主鼻，其在天为燥，在地为金，在体为皮毛，在脏为肺，在色为白，在音为商，在声为哭，在变动为咳，在窍为鼻，在味为辛，在志为忧。[5]

肺至悬绝，十二日死。[7]

肺之肾，谓之重阴。[7]

肺者，相傅之官，治节出焉。[8]

肺者，气之本、魄之处也，其华在毛，其充在皮，为阳中之太阴，通于秋气。[9]

肺之合皮也，其荣毛也，其主心也。(10)

肺欲辛。(10)

生于肺，如以缟裹红。(10)

白脉之至也，喘而浮，上虚下实，惊，有积气在胸中，喘而虚，名曰肺痹。寒热，得之醉而使内也。(10)

七月、八月阴气始杀，人气在肺。(15)

中肺者，五日死。(16)

肺气盛，则梦哭。(17)

肺脉搏坚而长，当病唾血。其软而散者，当病灌汗，至今不复散发也。(17)

毛多胃少曰肺病，但毛无胃曰死。(18)

弦甚曰今病，脏真高于肺，以行荣卫阴阳也。(18)

肺见丙丁死。(18)

平肺脉来，厌厌聂聂，如落榆荚，曰肺平。秋以胃气为本。病肺脉来，不上不下，如循鸡羽，曰肺病。死肺脉来，如物之浮，如风吹毛，曰肺死。(18)

肺受气于肾，传之于肝，气舍于脾，至心而死。(19)

弗治，病入舍于肺，名曰肺痹，发咳上气。(19)

真肺脉至，大而虚，如以毛羽中人肤，色白赤不泽，毛折乃死。(19)

天以候肺。(20)

有所惊恐，喘出于肺。(21)

脉气流经，经气归于肺，肺朝百脉，输精于皮毛。毛脉合精，行气于腑，腑精神明，留于四藏，气归于权衡。(21)

肺主秋，手太阴阳明主治。其日庚辛。肺苦气上逆，急食苦以泄之。(22)

病在肺，愈在冬。冬不愈，甚于夏。夏不死，持于长夏，起于秋，禁寒饮食、寒衣。肺病者，愈在壬癸。壬癸不愈，加于丙丁。丙丁不死，持于戊己，起于庚辛。肺病者，下哺慧，日中甚，夜半静。肺欲收，急食酸以收之，用酸补之，辛泻之。[22]

肺病者，喘咳逆气，肩背痛，汗出尻阴股膝，髀腨胻足皆痛。虚则少气不能报息，耳聋嗌干，取其经，太阴足太阳之外，厥阴内血者。[22]

肺色白，宜食苦，麦、羊肉、杏、薤皆苦。[22]

肺为咳。[23]

并于肺则悲。[23]

肺恶寒。[23]

肺为涕。[23]

肺藏魄。[23]

肺主皮。[23]

肺脉毛。[23]

肺热病者，先淅然厥起毫毛，恶风寒，舌上黄，身热，热争则喘咳，痛走胸膺背，不得大息，头痛不堪，汗出而寒，丙丁甚，庚辛大汗，气逆则丙丁死，刺手太阴、阳明，其血如大豆，立已。[32]

肺热病者，右颊先赤。[32]

有起居如故而息有音者。[34]

夫起居如故而息有音者，此肺之络脉逆也，络脉不得随经上下，故留经而不行，络脉之病人也微，故起居如故而息有音也。[34]

肺疟者，令人心寒，寒甚热，热间善惊，如有所见者，刺手太阴阳明。[36]

心移寒于肺，肺消，肺消者饮一溲二，死不治。[37]

心移热于肺，传为鬲消。[37]

黄帝问曰：肺之令人咳，何也？岐伯对曰：五脏六腑皆令人咳，非独肺也。帝曰：愿闻其状？岐伯曰：皮毛者，肺之合也。皮毛先受邪气，邪气以从其合也。其寒饮食入胃，从肺脉上至于肺，则肺寒，肺寒则外内合，邪因而客之，则为肺咳。[38]

帝曰：何以异之？岐伯曰：肺咳之状，咳而喘息有音，甚则唾血。[38]

以秋庚辛中于邪者，为肺风。<sup>(42)</sup>

帝曰：五脏风之形状不同者何？愿闻其诊及其病能。岐伯曰：肺风之状，多汗恶风，色皏然白，时咳短气，昼日则差，暮则甚，诊在眉上，其色白。<sup>(42)</sup>

皮痹不已，复感于邪，内舍于肺。<sup>(43)</sup>

凡痹之客五脏者，肺痹者，烦满喘而呕。<sup>(43)</sup>

淫气喘息，痹聚在肺。<sup>(43)</sup>

岐伯对曰：肺主身之皮毛。<sup>(44)</sup>

故肺热叶焦，则皮毛虚弱，急薄著，则生痿躄也。<sup>(44)</sup>

帝曰：何以得之？岐伯曰：肺者脏之长也，为心之盖也。有所失亡，所求不得，则发肺鸣，鸣则肺热叶焦，故曰：五脏因肺热叶焦，发为痿躄，此之谓也。<sup>(44)</sup>

帝曰：何以别之？岐伯曰：肺热者，色白而毛败。<sup>(44)</sup>

帝曰：人之不得偃卧者，何也？岐伯曰：肺者，脏之盖也，肺气盛则脉大，脉大则不得偃卧，论在奇恒阴阳中。<sup>(46)</sup>

肺之雍喘而两胠满。<sup>(48)</sup>

肺脉沉搏为肺疝。<sup>(48)</sup>

是故刺毫毛腠理无伤皮，皮伤则内动肺，肺动则秋病温疟，泝泝然寒栗。<sup>(50)</sup>

肺藏于右。<sup>(52)</sup>

刺中肺，三日死，其动为咳。<sup>(52)</sup>

肺藏气。<sup>(52)</sup>

中肺三日死，其动为咳<sup>(64)</sup>

肺病喘咳，三日而胁支满痛，一日身重体痛，五日而胀，十日不已，死。冬日入，夏日出。<sup>(65)</sup>

肺生皮毛。<sup>(67)</sup>

热气大来，火之胜也，金燥受邪，肺病生焉。<sup>(74)</sup>

诸气膹郁，皆属于肺。<sup>(74)</sup>

二阴二阳，病在肺，少阴脉沉，胜肺伤脾，外伤四肢。<sup>(79)</sup>

是以肺气虚，则使人梦见白物，见人斩血藉藉。得其时，则梦见兵战。<sup>(80)</sup>

阳中之少阴，肺也，其原出于大渊，大渊二。<sup>(1)</sup>

岐伯曰：请言其次也。肺出于少商。少商者，手大指端内侧也，为井木，溜于鱼际。鱼际者，手鱼也，为荥，注于太渊。太渊，鱼后一寸陷者中也，为腧。行于经渠，经渠，寸口中也，动而不居为经。入于尺泽，尺泽，肘中之动脉也，为合，手太阴经也。<sup>(2)</sup>

形寒寒饮则伤肺。<sup>(4)</sup>

肺脉急甚为癫疾；微急为肺寒热，怠惰，咳唾血，引腰背胸，若鼻息肉不通。缓甚为多汗；微缓为痿瘘偏风，头以下汗出不可止。大甚为胫肿；微大为胸痹引胸背，起恶日光，小甚为泄；微小为消瘅。滑甚为息贲上气；微滑为上下出血。涩甚为呕血；微涩为鼠瘘，在颈支腋之间，下不胜其上，其应善瘈矣。<sup>(4)</sup>

肺喜乐无极，则伤魄，伤魄则狂，狂者意不存人，皮革焦，毛悴色夭，死于夏。<sup>(8)</sup>

肺藏气，气舍魄，肺气虚则鼻塞不利少气，实则喘喝，胸盈仰息。<sup>(8)</sup>

故肺气通于鼻，肺和则鼻能知臭香矣。<sup>(17)</sup>

邪在肺，则病皮肤痛，寒热，上气喘，汗出，咳动肩背。取之膺中外腧，背三节五脏之旁，以手疾按之，快然乃刺之，取之缺盆中以越之。<sup>(20)</sup>

五十九，苛轸鼻，索皮于肺，不得索之火。火者，心也。热病先身涩倚而热，烦悗，干唇口溢，取之皮，以第一针。<sup>(23)</sup>

岐伯曰：五脏六腑者，肺为之盖，巨肩陷咽，候见其外。黄帝曰：善。<sup>(29)</sup>

乱于肺，则俯仰喘喝，接手以呼。<sup>(34)</sup>

气在于肺者，取之手太阴荥，足少阴输。<sup>(34)</sup>

肺胀者，虚满而喘咳。(35)

肺为之相。(36)

黄帝曰：以官何候？岐伯曰：以候五脏。故肺病者，喘息鼻张。(37)

岐伯曰：气之大别，清者上注于肺。(40)

肺之浊气，下注于经，内积于海。(40)

肺为阳中之少阴。(41)

病先发于肺，三日而之肝，一日而之脾，五日而之胃，十日不已，死。冬日入，夏日出。(42)

肺气盛，则梦恐惧、哭泣、飞扬。(43)

客于肺，则梦飞扬，见金铁之奇物。(43)

肺为牝脏，其色白，其音商，其时秋，其日庚辛，其味辛。(44)

肺小，则少饮，不病喘喝；肺大则多饮，善病胸痹、喉痹、逆气。肺高则上气，肩息咳；肺下则居贲迫肺，善胁下痛。肺坚则不病咳上气；肺脆则苦病消瘅易伤。肺端正则和利难伤；肺偏倾则胸偏痛也。(47)

白色小理者，肺小；粗理者。肺大。巨肩反膺陷喉者，肺高；合腋张胁者，肺下。好肩背厚者，肺坚；肩背薄者，肺脆。背膺厚者，肺端正；胁偏疏者，肺偏倾也。(47)

黄帝曰：愿闻六腑之应？岐伯答曰：肺合大肠。(47)

黄帝曰：应之奈何？岐伯曰：肺应皮。(47)

肺合皮。(49)

肺病者，宜食黄黍、鸡肉、桃、葱。(56)

肺病禁苦。(56)

肺色白，宜食苦，麦、羊肉、杏、薤皆苦。(56)

重寒伤肺。(66)

黄帝曰：候之奈何？岐伯曰：肺心有邪，其气留于两肘。(71)

一者，天也，天者，阳也，五脏之应天者肺，肺者，五脏六腑之盖也。皮者，肺之合也，人之阳也，故为之治针，必以大其头而锐其末，令无得深入而阳气出。(78)

肺主咳。(78)

辛入肺。(78)

并肺则悲。(78)

肺恶寒。(78)

肺主涕。(78)

肺藏魄。(78)

肺主皮。(78)


浮而短涩者，肺也。（四）

秋脉毛者，肺，西方金也，万物之所终，草木华叶，皆秋而落，其枝独在，若毫毛也。故其脉之来，轻虚以浮，故曰毛。（十五）

秋脉微毛，反者为病，何谓反？然：其气来实强，是谓太过，病在外；气来虚微，是谓不及，病在内。其脉来蔼蔼如车盖，按之益大，曰平；不上不下，如循鸡羽，曰病；按之萧索，如风吹毛，曰死。秋脉微毛，曰平，毛多胃气少，曰病，但毛无胃气，曰死，秋以胃气为本。（十五）

假令得肺脉，其外证：面白，善嚏，悲愁不乐，欲哭；其内证：脐右有动气，按之牢若痛；其病：喘咳，洒淅，寒热。有是者肺也，无是者非也。（十六）

肺者，非为纯金也，辛商也，丙之柔，大言阴与阳，小言夫与妇，释其微阴，婚而就火，其意乐火，又行阳道多，故令肺得水而浮也。（三十三）

肺热而复沉，肝热而复浮者，何也？故知辛当归庚，乙当归甲也。（三十三）

肺色白，其臭腥，其味辛，其声哭，其液涕。（三十四）

肺藏魄。（三十四）

故肺气通于鼻，鼻和则知香臭矣。（三十七）

肺主声。（四十）

肺者，西方金也。（四十）

肺重三斤三两，六叶两耳，凡八叶，主藏魄。（四十二）

形寒饮冷，则伤肺。（四十九）

肺之积，名曰息贲。在右胁下，覆大如杯。久不愈，令人洒淅寒热，喘咳，发肺痈。以春甲乙日得之。何以言之？心病传肺，肺当传肝，肝以春适王，王者不受邪，肺复欲还心，心不肯受，故留结为积，故知息贲以春甲乙日得之。（五十六）

# 肾

肾者主水，受五脏六腑之精而藏之，故五脏盛，乃能泻。（1）

因而强力，肾气乃伤，高骨乃坏。（3）

肾生骨髓。（5）

肾主耳。其在天为寒，在地为水，在体为骨，在脏为肾，在色为黑，在音为羽，在声为呻，在变动为栗，在窍为耳，在味为咸，在志为恐。（5）

肾至悬绝，七日死。（7）

肾之脾，谓之辟阴，死不治。（7）

肾者，作强之官，伎巧出焉。（8）

肾者，主蛰，封藏之本，精之处也，其华在发，其充在骨，为阴中之少阴，通于冬气。（9）

肾之合骨也，其荣发也，其主脾也。（10）

肾欲咸，此五味之所合也，五脏之气。（10）

生于肾，如以缟裹紫。此五脏所生之外荣也。（10）

黑脉之至也，上坚而大，有积气在小腹，与阴，名曰肾痹。得之沐浴，清水而卧。（10）

十一月、十二月，冰复，地气合，人气在肾。（16）

中肾者七日死。[16]

腰者肾之府，轻摇不能，肾将惫矣。[17]

肾脉搏坚而长，其色黄而赤者，当病折腰。其软而散者，当病少血，至今不复也。[17]

石多胃少曰肾病，但石无胃曰死。[18]

钩甚曰今病，藏真下于肾，肾藏骨髓之气也。[18]

肾见戊己死。是谓真脏，见皆死。[18]

平肾脉来，喘喘累累如钩，按之而坚，曰肾平。冬以胃气为本。病肾脉来，如引葛，按之益坚，曰肾病。死肾脉来，发如夺索，辟辟如弹石，曰肾死。[18]

肾受气于肝，传之于心，气舍于肺，至脾而死。此皆逆死也，一日一夜，五分之，此所以占死生之早暮也。[19]

弗治，脾传之肾，病名曰疝瘕，少腹冤热而痛，出白，一名曰蛊，当此之时，可按，可药。[19]

真肾脉至，搏而绝，如指弹石，辟辟然，色黑黄不泽，毛折乃死。[19]

地以候肾。[20]

是以夜行则喘出于肾，淫气病肺。[21]

度水跌仆，喘出于肾与骨。当是之时，勇者气行则已，怯者则着而为病也。[21]

持重远行，汗出于肾。[21]

阳并于上，四脉争张，气归于肾。宜治其经络，泻阳补阴。[21]

二阴搏至，肾沉不浮也。[21]

肾主冬，足少阴太阳主治，其日壬癸。肾苦燥，急食辛以润之，开腠理，致津液通气也。[22]

病在肾，愈在春。春不愈，甚于长夏。长夏不死，持于秋，起于冬，禁犯焠埃热，食温，炙衣。肾病者，愈在甲乙，甲乙不愈，甚于戊己，戊己不死，持于庚辛。肾病者，夜半慧，四季甚，下晡静。肾欲坚，急食苦

以坚之，用苦补之，咸泻之。<sup>(22)</sup>

肾病者，腹大胫肿，喘咳，身重，寝汗出，憎风，虚则胸中痛，大腹小腹痛，清厥，意不乐，取其经，少阴太阳血者。<sup>(22)</sup>

肾色黑，宜食辛，黄黍、鸡肉、桃、葱皆辛。<sup>(22)</sup>

肾为欠，为嚏。<sup>(23)</sup>

并于肾则恐，是谓五并，虚而相并者也。<sup>(23)</sup>

肾恶燥，是谓五恶。<sup>(23)</sup>

肾为唾，是谓五液。<sup>(23)</sup>

肾藏志。是谓五脏所藏。<sup>(23)</sup>

肾主骨，是谓五主。<sup>(23)</sup>

肾脉石，是谓五脏之脉。<sup>(23)</sup>

肾热病者，先腰痛胻痠，苦渴数饮，身热。热争则项痛而强，胻寒且痠，足下热，不欲言。其逆则项痛，员员淡淡然。戊己甚，壬癸大汗。气逆则戊己死。刺足少阴太阳，诸汗者，至其所胜，日汗出也。<sup>(32)</sup>

肾热病者，颐先赤。<sup>(32)</sup>

有得卧行而喘者，有不得卧不得行而喘者，有不得卧，卧而喘者，皆何脏使然，愿闻其故。<sup>(34)</sup>

夫不得卧，卧则喘者，是水气之客也。夫水者，循津液而流也。肾者水脏，主津液，主卧与喘也。帝曰：善。<sup>(34)</sup>

肾疟者，令人洒洒然，腰脊痛，宛转大便难，目眴眴然，手足寒，刺足太阳少阴。<sup>(36)</sup>

肺移寒于肾，为涌水，涌水者，按腹下坚，水气客大肠，疾行则鸣濯濯，如囊裹浆水之病也。<sup>(37)</sup>

肺移热于肾，传为柔痓。<sup>(37)</sup>

肾咳之状，咳则腰背相引而痛，甚则咳涎。<sup>(38)</sup>

以冬壬癸中于邪者为肾风。<sup>(42)</sup>

肾风之状，多汗恶风，面庞然浮肿，脊痛不能正立，其色炲，隐曲不利，诊在颏上，其色黑。<sup>(42)</sup>

故骨痹不已，复感于邪，内舍于肾。<sup>(43)</sup>

肾痹者，善胀，尻以代踵，脊以代头。<sup>(43)</sup>

淫气遗溺，痹聚在肾。<sup>(43)</sup>

肾主身之骨髓。<sup>(44)</sup>

肾气热，则腰脊不举，骨枯而髓减，发为骨痿。<sup>(44)</sup>

有所远行劳倦，逢大热而渴，渴则阳气内伐，内伐则热舍于肾，肾者水脏也。今水不胜火，则骨枯而髓虚，故足不任身，发为骨痿。故下经曰：骨痿者，生于大热也。<sup>(44)</sup>

肾热者，色黑而齿槁。<sup>(44)</sup>

帝曰：有病庞然如有水状，切其脉大紧，身无痛者，形不瘦，不能食，食少，名为何病？岐伯曰：病生在肾，名为肾风。肾风而不能食，善惊，惊已，心气痿者死。帝曰：善。<sup>(47)</sup>

肾雍，脚下至少腹满，胫有大小，髀胻大跛，易偏枯。<sup>(48)</sup>

肾脉小搏沉，为肠澼下血，血温身热者死。<sup>(48)</sup>

脉至如省客，省客者，脉寒而鼓，是肾气予不足也，悬去枣华而死。<sup>(48)</sup>

脉至如偃刀，偃刀者，浮之小急，按之坚大急，五脏菀熟，寒热独并于肾也，如此其人不得坐，立春而死。<sup>(48)</sup>

内夺而厥，则为瘖俳，此肾虚也。<sup>(49)</sup>

刺筋无伤骨，骨伤则内动肾，肾动则冬病胀，腰痛。<sup>(50)</sup>

肾治于里。<sup>(52)</sup>

七节之旁，中有小心。从之有福，逆之有咎。<sup>(52)</sup>

刺中肾，六日死，其动为嚏。<sup>(52)</sup>

帝曰：肾何以能聚水而生病？岐伯曰：肾者，胃之关也。关门不利，故聚水而从其类也，上下溢于皮肤，故为胕肿。胕肿者，聚水而生病也。<sup>(61)</sup>

帝曰：水俞五十七处者，是何主也？岐伯曰：肾俞五十七穴，积阴之所聚也，水所从出入也。尻上五行，行五者，此肾俞。<sup>(61)</sup>

肾藏志，而此成形。[62]

中肾六日死，其动为嚏欠。[64]

肾病少腹腰脊痛，胻痠，三日背胠筋痛，小便闭，三日腹胀，三日两胁支痛，三日不已，死。冬大晨，夏晏晡。[65]

皮毛生肾。[67]

肾生骨髓。[67]

湿气大来，土之胜也，寒水受邪，肾病生焉。[74]

诸寒收引，皆属于肾。[74]

肾小浮似脾。[76]

若夫三脏土木水参居，此童子之所知，问之何也？雷公曰：于此有人，头痛、筋挛、骨重，怯然少气，哕、噫、腹满、时惊不嗜卧，此何脏之发也？脉浮而弦，切之石坚，不知其解，复问所以三脏者，以知其比类也。帝曰：夫从容之谓也。夫年长则求之于腑，年少则求之于经，年壮则求之于脏。今子所言，皆失八风菀热，五脏消烁，传邪相受。夫浮而弦者，是肾不足也。沉而石者，是肾气内著也。怯然少气者，是水道不行，形气消索也。咳嗽烦冤者，是肾气之逆也。一人之气，病在一脏也。若言三脏俱行，不在法也。[76]

二阴二阳皆交至，病在肾，骂詈妄行，巅疾为狂。[79]

二阴一阳，病出于肾，阴气客游于心脘，下空窍堤，闭塞不通，四肢别离。[79]

肾气虚，则使人梦见舟船溺人，得其时，则梦伏水中，若有畏恐。[80]

阴中之太阴，肾也，其原出于太溪，太溪二。[1]

肾出于涌泉，涌泉者，足心也，为井木，溜于然谷。然谷，然骨之下者也，为荥，注于太溪。太溪，内踝之后，跟骨之上，陷中者也，为腧，行于复溜。复留，上内踝二寸，动而不休，为经，入于阴谷。阴谷，辅骨之后，大筋之下，小筋之上也，按之应手，屈膝而得之，为合，足少阴经也。[2]

90

少阳属肾，肾上连肺，故将两脏。[2]

有所用力举重，若入房过度，汗出浴水，则伤肾。[4]

肾脉急甚为骨癫疾。微急为沉厥奔豚，足不收，不得前后。缓甚为折脊，微缓为洞，洞者，食不化，下嗌还出。大甚为阴痿，微大为石水，起脐已下以至小腹，腄腄然，上至胃脘，死不治。小甚为洞泄；微小为消瘅。滑甚为癃㿉；微滑为骨痿，坐不能起，起则目无所见。涩甚为大痈；微涩为不月沉痔。[4]

肾盛怒而不止，则伤志，志伤则喜忘其前言，腰脊不可以俯仰屈伸，毛悴色夭，死于季夏。[8]

肾藏精，精舍志，肾气虚则厥，实则胀。[8]

肾气通于耳，肾和则耳能闻五音矣。[17]

邪在肾，则病骨痛，阴痹。阴痹者，按之不得，腹胀，腰痛，大便难，肩背颈项痛，时眩。取之涌泉、昆仑。视有血者，尽取之。[20]

五十九，刺骨病不食，啮齿耳青，索骨于肾，不得索之土，土者，脾也。[23]

黄帝曰：善。岐伯曰：肾者，主为外，使之远听，视耳好恶，以知其性。[29]

肾胀者，腹满引背，央央然腰髀痛。[35]

肾为之主外。[36]

肾病者，颧与颜黑。[37]

肾为阴中之太阴。[41]

病先发于肾，三日而之膂膀胱，三日而上之心，三日而之小肠，三日不已，死。冬大晨，夏早晡。[42]

肾气盛，则梦腰脊两解不属，凡此十二盛者，至而泻之，立已。[43]

客于肾，则梦临渊，没居水中。[43]

肾为牝脏，其色黑，其时冬，其日壬癸，其音羽，其味咸。是为五变。[44]

肾小则脏安难伤；肾大则善病腰痛，不可以俯仰，易伤以邪。肾高，则苦背膂痛，不可以俯仰；肾下则腰尻痛，不可以俯仰，为狐疝。肾坚，则不病腰背痛；肾脆，则苦病消瘅，易伤。肾端正，则和利难伤；肾偏倾，则苦腰尻痛也。凡此二十五变者，人之所苦常病。(47)

黑色小理者，肾小；粗理者，肾大。高耳者，肾高；耳后陷者，肾下。耳坚者，肾坚；耳薄而不坚者，肾脆。耳好前居牙车者，肾端正；耳偏高者，肾偏倾也。凡此诸变者，持则安，减则病也。(47)

肾应骨，密理厚皮者，三焦膀胱厚；粗理薄皮者，三焦膀胱薄。疏腠理者，三焦膀胱缓；皮急而无毫毛者，三焦膀胱急。毫毛美而粗者，三焦膀胱直；稀毫毛者，三焦膀胱结也。(47)

肾合骨也。(49)

肾病者，宜食大豆、黄卷、猪肉、栗藿。(56)

肾病禁甘。(56)

肾色黑，宜食辛，黄黍、鸡肉、桃、葱旨辛。(56)

用力过度，若入房，汗出浴，则伤肾，此内外三部之所生病者也。(66)

肾有邪，其气留于两腘。凡此八虚者，皆机关之室，真气之所过，血络之所游。邪气恶血，固不得住留。住留则伤筋络骨节，机关不得屈伸，故病挛也。(71)

肾主欠。(78)

咸入肾。(78)

并肾则恐。(78)

肾恶燥。(78)

肾主唾。(78)

肾藏精志也。(78)

肾主骨。(78)

按之濡，举指来实者，肾也。(四)

十一难曰：经言，脉不满五十动而一止，一脏无气者，何脏也？然：

人吸者随阴入，呼者因阳出。今吸不能至肾，至肝而还，故知一脏无气者，肾气先尽也。（十一）

冬脉石者，肾，北方水也，万物之所藏也，盛冬之时，水凝如石，故其脉之来，沉濡而滑，故曰石。此四时之脉也。（十五）

冬脉石，反者为病，何谓反？然：其气来实强，是谓太过，病在外；气来虚微，是谓不及，病在内。脉来上大下兑，濡滑如雀之喙，曰平；啄啄连属，其中微曲，曰病；来如解索，去如弹石，曰死。冬脉微石，曰平，石多胃气少，曰病，但石无胃气，曰死，冬以胃气为本。（十五）

假令得肾脉，其外证：面黑，喜恐，欠；其内证：脐下有动气，按之牢若痛；其病：逆气，少腹急痛，泄如下重，足胫寒而逆。有是者肾也，无是者非也。（十六）

肾色黑，其臭腐，其味咸，其声呻，其液唾，是五脏声色臭味也。（三十四）

肾藏精与志也。（三十四）

三十六难曰：脏各有一耳，肾独有两者，何也？然：肾两者，非皆肾也。其左者为肾，右者为命门。命门者，诸神、精之所舍，原气之所系也，故男子以藏精，女子以系胞。故知肾有一也。（三十六）

肾气通于耳，耳和则知五音矣。（三十七）

肾主液。（四十）

肾者，北方水也。水生于申，申者，西方金，金者肺，肺主声，故令耳闻声。（四十）

肾有两枚，重一斤二两，主藏志。（四十一）

久坐湿地，强力入水，则伤肾，是正经之自病也。（四十九）

肾之积，名曰贲豚，发于少腹，上至心下，若豚状，或上或下无时。久不已，令人喘逆，骨痿，少气。以夏丙丁日得之。何以言之？脾病传肾，肾当传心，心以夏适王，王者不受邪，肾复欲还脾，脾不肯受，故留结为积。故知贲豚以夏丙丁日得之。此五积之要法也。（五十六）

## 肝肾

肝与肾脉并至，其色苍赤，当病毁伤不见血，已见血湿若中水也。[17]

肾肝并沈，为石水，并浮为风水，并虚为死，并小弦欲惊，肾脉大急沉，肝脉大急沉，皆为疝。[48]

## 膈

中膈者，皆为伤中，其病虽愈，不过一岁，必死。[16]

## 膈上

三十二难曰：五脏俱等，而心肺独在膈上者，何也？然：心者血，肺者气，血为荣，气为卫，相随上下，谓之荣卫，通行经络，营周于外，故令心肺在膈上也。[三十二]

## 胸中

背者胸中之府，背曲肩髓，腑将坏矣。[17]

地以候胸中之气。[20]

## 六腑

六腑者，传化物而不藏，故实而不能满也。所以然者，水谷入口，则胃实而肠虚；食下，则肠实而胃虚。故曰：实而不满，满而不实也。[11]

入六腑则身热不时卧，上为喘乎。（29）

黄帝曰：治内腑奈何？岐伯曰：取之于合。（4）

六腑为阳。（9）

外有六腑，以应六律，六律建阴阳诸经，而合之十二月、十二辰、十二节、十二经水、十二时、十二经脉者，此五脏六腑之所以应天道。（11）

六腑者，受谷而行之，受气而扬之。（12）

六腑不和，则留为痈，故邪在腑，则阳脉不和，阳脉不和，则气留之，气留之则阳气盛矣。（17）

黄帝曰：善。愿闻六腑之候。岐伯曰：六腑者，胃为之海，广骸、大颈、张胸，五谷乃容。（29）

黄帝问于伯高曰：余愿闻六腑传谷者，肠胃之大小长短，受谷之多少，奈何？伯高曰：请尽言之，谷所从出入浅深远近长短之度。（31）

六腑胀。（35）

气淫于腑，则有余于外，不足于内。（43）

六腑者，所以化水谷而行津液者也。此人之所以具受于天也，无愚智贤不肖，无以相倚也。然有其独尽天寿，而无邪僻之病，百年不衰，虽犯风雨卒寒大暑，犹有弗能害也。（47）

六腑亦有小大长短厚薄结直缓急。凡此二十五者各不同，或善或恶，或吉或凶，请言其方。（47）

黄帝曰：愿闻六腑之应。（47）

一腑犹无两名，故知非也。（三十五）

六腑不和，则留结为痈。（三十七）

邪在六腑，则阳脉不和，阳脉不和，则气留之，气留之，则阳脉盛矣。（三十七）

三十八难曰：脏唯有五，腑独有六者，何也？然：所以腑有六者，谓三焦也。有原气之别焉，主持诸气，有名而无形，其经属手少阳，此外府也，故言府有六焉。（三十八）

三十九难曰：经言，腑有五，脏有六者，何也？然：六腑者，正有五腑也。（三十九）

腑有五者，何也？然：五脏各一腑，三焦亦是一腑，然不属于五脏，故言腑有五焉。（三十九）

四十五难曰：经言八会者，何也？然：腑会太仓。（四十五）

# 大肠

大肠者，传道之官，变化出焉。(8)

小肠移热于大肠，为虙瘕，为沉。(37)

肺咳不已，则大肠受之，大肠咳状，咳而遗矢。(38)

脉至如丸滑，不直手，不直手者，按之不可得也，是大肠气予不足也，枣叶生而死。(48)

大肠上合手阳明，出于商阳。商阳，大指次指之端也，为井金；溜于本节之前二间，为荥；注于本节之后三间，为腧；过于合谷，合谷在大指歧骨之间，为原；行于阳谿，阳谿，在两筋间陷者中也，为经；入于曲池，在肘外辅骨陷者中也，屈臂而得之，为合。手阳明也。(2)

肺合大肠，大肠者，传道之府。(2)

大肠合入于巨虚上廉。(4)

巨虚者，举足取之。(4)

大肠病者，腹中切痛而鸣濯濯，冬日重感于寒邪，即泄当脐而痛，不能久立，与胃同候，取巨虚上廉。(4)

大肠胀者，肠鸣而痛濯濯，冬日重感于寒，则飧泄不化。(35)

客于大肠则梦田野。(43)

岐伯答曰：肺合大肠，大肠者，皮其应。(47)

大肠者，传泻行道之府也。（三十五）

大肠者，肺之腑。（三十五）

大肠谓白肠。（三十五）

大肠重二斤十二两，长二丈一尺，广四寸，径一寸，当脐右回十六曲，盛谷一斗，水七升半。（四十二）

大肠泄者，食已窘迫，大便色白，肠鸣切痛。（五十七）

## 小肠

小肠者，受盛之官，化物出焉。[8]

膀胱移热于小肠，膈肠不便，上为口糜。[37]

心咳不已，则小肠受之，小肠咳状，咳而失气，气与咳俱失。[38]

脉至如华者，令人善恐，不欲坐卧，行立常听，是小肠气予足也，季秋而死。[48]

手太阳小肠者，上合手太阳，出于少泽。少泽，小指之端也，为井金，溜于前谷。前谷在手外廉本节前，陷者中也，为荥，注于后溪。后溪者，在手外侧本节之后也，为腧，过于腕骨。腕骨，在手外侧腕骨之前，为原，行于阳谷。阳谷，在锐骨之下，陷者中也，为经，入于小海。小海，在肘内大骨之外，去端半寸，陷者中也，伸臂而得之，为合。手太阳经也。[2]

心合小肠，小肠者，受盛之腑。[2]

小肠合入于巨虚下廉。[4]

小肠病者，小腹痛，腰脊控睾而痛，时窘之后，当耳前热，若寒甚，若独肩上热甚，及手小指次指之间热，若脉陷者，此其候也。[4]

唇厚，人中长，以候小肠。[29]

小肠后附脊，左环、回周叠积，其注于回肠者，外附于脐，上回运环十六曲，大二寸半，径八分分之少半，长三丈三尺。[31]

小肠大二寸半，径八分分之少半，长三丈二尺，受谷二斗四升，水六升三合合之大半。[32]

小肠胀者，少腹膜胀，引腰而痛。[35]

客于小肠，则梦聚邑冲衢。[43]

心合小肠，小肠者，脉其应。[47]

经言：小肠者，受盛之腑也。（三十五）

小肠者，心之腑。（三十五）

小肠谓赤肠。（三十五）

小肠大二寸半，径八分分之少半，长三丈二尺。受谷二斗四升，水六升三合，合之大半。（四十二）

小肠重二斤十四两，长三丈二尺，广二寸半，径八分，分之少半，左回迭秋十六曲，盛谷二斗四升，水六升三合，合之大半。（四十二）

小肠泄者，溲而便脓血，少腹痛。（五十七）

## 大小肠

大肠小肠为泄，下焦溢为水。[23]

肠痹者，数饮而出不得，中气喘争，时发飧泄。[43]

肠中有虫瘕及蛟蛕，皆不可取以小针。心肠痛，侬，作痛肿聚，往来上下行，痛有休止，腹热喜渴，涎出者，是蛟蛕也，以手聚按而坚持之，无令得移，以大针刺之，久持之，虫不动，乃出针也。[24]

肠中热，则出黄如糜，脐以下皮寒。[29]

肠中寒，则肠鸣飧泄。[29]

大肠小肠为泄。[78]

头痛耳鸣，九窍不利，肠胃之所生也。[28]

肠胃所入至所出，长六丈四寸四分，回曲环反，三十二曲也。[31]

肠胃之长，凡五丈八尺四寸，受水谷九斗二升一合合之大半，此肠胃所受水谷之数也。平人则不然，胃满肠虚，肠满则胃虚，更虚更满，故气得上下，五脏安定，血脉和利，精神乃居。[32]

故肠胃之中，当留谷二斗，水一斗五升。故平人日再后，后二升半，一日中五升，七日五七三斗五升，而留水谷尽矣，故平人不食饮，七日而死者，水谷精气、津液皆尽故也。[32]

乱于肠胃，则为霍乱。[34]

气在于肠胃者，取之足太阴阳明，不下者，取之三里。[34]

故肠胃凡长五丈八尺四寸，合受水谷八斗七升六合八分合之一。此肠胃长短，受水谷之数也。（四十二）

回肠当脐左环，回周叶积而下，回运环反十六曲，大四寸，径一寸寸之少半，长二丈一尺。[31]

回肠大四寸，径一寸寸之少半，长二丈一尺，受谷一斗，水七升半。[32]

回肠大四寸，径一寸半，长二丈一尺，受谷一斗，水七升半。（四十二）

## 广肠

广肠传脊，以受回肠，左环叶脊上下辟，大八寸，径二寸寸之大半，长二尺八寸。(31)

广肠大八寸，径二寸寸之大半，长二尺八寸，受谷九升三合八分合之一。(32)

广肠大八寸，径二寸半，长二尺八寸，受谷九升三合八分合之一。(四十二)

## 胃

肠胃为海。(5)

帝问曰：气口何以独为五脏主？岐伯曰：胃者水谷之海，六腑之大源也。五味入口，藏于胃以养五脏气。气口亦太阴也，是以五脏六腑之气味，皆出于胃，变见于气口。(11)

胃脉搏坚而长，其色赤，当病折髀，其软而散者，当病食痹。(17)

帝曰：诊得胃脉，病形何如？岐伯曰：胃脉实则胀，虚则泄。(17)

平人之常气禀于胃，胃者，平人之常气也。人无胃气曰逆，逆者死。(18)

春胃微弦曰平。(18)

夏胃微钩曰平。(18)

长夏胃微软弱曰平。(18)

秋胃微毛曰平。(18)

冬胃微石曰平。(18)

胃之大络，名曰虚里，贯膈络肺，出于左乳下，其动应衣，脉宗气也，盛喘数绝者，则病在中，结而横有积矣，绝不至曰死，乳之下其动应

衣，宗气泄也。(18)

人以水谷为本，故人绝水谷则死，脉无胃气亦死，所谓无胃气者，但得真脏脉，不得胃气也。(18)

黄帝曰：见真脏曰死，何也？岐伯曰：五脏者，皆禀气于胃，胃者，五脏之本也。脏气者，不能自致于手太阴，必因于胃气，乃至于手太阴也。(19)

故邪气胜者，精气衰也，故病甚者，胃气不能与之俱至于手太阴，故真脏之气独见，独见者病胜脏也，故曰死。(19)

故饮食饱甚，汗出于胃。(21)

食气入胃，散精于肝，淫气于筋。食气入胃，浊气归心，淫精于脉。(21)

饮入于胃，游溢精气，上输于脾。(21)

胃为气逆，为哕，为恐。(23)

胃疟者，令人且病也，善饥而不能食，食而支满腹大，刺足阳明太阴，横脉出血。疟发身方热，刺跗上动脉，开其空，出其血，立寒。疟方欲寒，刺手阳明太阴，足阳明太阴。(36)

大肠移热于胃，善食而瘦人，谓之食亦。(37)

帝曰：六腑之咳，奈何？安所受病？岐伯曰：五脏之久咳，乃移于六腑。脾咳不已，则胃受之。胃咳之状，咳而呕，呕甚则长虫出。(38)

风气与阳明入胃，循脉而上至目内眦，其人肥，则风气不得外泄，则为热中而目黄；人瘦则外泄而寒，则为寒中而泣出。(42)

胃风之状，颈多汗，恶风，食饮不下，膈塞不通，腹善满，失衣则䐜胀，食寒则泄，诊形瘦而腹大。(42)

脉至如丸泥，是胃精予不足也，榆荚落而死。(48)

胃为之市。(52)

谷入少而气多者，邪在胃及与肺也。(53)

胃病胀满，五日少腹腰脊痛，骱痠。三日背䯐筋痛，小便闭。五日身体重。六日不已，死。冬夜半后，夏日昳。(65)

胃出于厉兑，厉兑者，足大指内次指之端也，为井金。溜于内庭，内庭，次指外间也，为荥。注于陷谷，陷谷者，上中指内间，上行二寸陷者中也，为腧，过于冲阳。冲阳，足跗上五寸陷者中也，为原，摇足而得之。行于解溪，解溪，上冲阳一寸半陷者中也，为经。入于下陵，下陵，膝下三寸，胻骨外三里也，为合。复下三里三寸，为巨虚上廉，复下上廉三寸，为巨虚下廉也。大肠属上，小肠属下，足阳明胃脉也。大肠、小肠，皆属于胃，是足阳明也。<sup>(2)</sup>

脾合胃，胃者五谷之腑。<sup>(2)</sup>

黄帝曰：合各有名乎？岐伯答曰：胃合于三里。<sup>(4)</sup>

黄帝曰：取之奈何？岐伯答曰：取之三里者，低跗取之。<sup>(4)</sup>

胃病者，腹䐜胀，胃脘当心而痛，上肢两胁膈咽不通，食饮不下，取之三里也。<sup>(4)</sup>

谷入于胃，气传之肺，流溢于中，布散于外。<sup>(16)</sup>

黄帝问于岐伯曰：人焉受气？阴阳焉会？何气为营？何气为卫？营安从生？卫于焉会？老壮不同气，阴阳异位，愿闻其会。岐伯答曰：人受气于谷，谷入于胃，以传与肺，五脏六腑，皆以受气，其清者为营，浊者为卫，营在脉中，卫在脉外，营周不休，五十度而复大会，阴阳相贯，如环无端。<sup>(18)</sup>

故水谷者，常并居于胃中，成糟粕而俱下于大肠，而成下焦。渗而俱下，济泌别汁，循下焦而渗入膀胱焉。黄帝曰：人饮酒，酒亦入胃，谷未熟而小便独先下，何也？岐伯答曰：酒者，熟谷之液也。其气悍以清，故后谷而入，先谷而液出焉。黄帝曰：善。<sup>(18)</sup>

饮食不下，膈塞不通，邪在胃脘，在上脘，则刺抑而下之，在下脘，则散而去之。<sup>(19)</sup>

胃中热则消谷，令人悬心善饥，脐以上皮热。<sup>(29)</sup>

胃中寒，则腹胀。<sup>(29)</sup>

胃中寒，肠中热，则胀而且泄。胃中热，肠中寒，则疾饥，小腹痛胀。黄帝曰：胃欲寒饮，肠欲热饮，两者相逆，便之奈何？且夫王公大人，血食之君，骄恣从欲轻人，而无能禁之，禁之则逆其志，顺之则加其

102

病，便之奈何？治之何先？岐伯曰：人之情，莫不恶死而乐生，告之以其败，语之以其善，导之以其所便，开之以其所苦，虽有无道之人，恶有不听者乎？黄帝曰：治之奈何？岐伯曰：春夏先治其标，后治其本；秋冬先治其本，后治其标。黄帝曰：便其相逆者，奈何？岐伯曰：便此者，食饮衣服，亦欲适寒温，寒无悽怆，暑无出汗。食饮者，热无灼灼，寒无沧沧。寒温中适，故气将持，乃不致邪僻也。(29)

胃纡曲屈，伸之，长二尺六寸，大一尺五寸，径五寸，大容二斗五升。(31)

黄帝曰：愿闻人之不食，七日而死，何也？伯高曰：臣请言其故。胃大一尺五寸，径五寸，长二尺六寸，横屈受水谷三斗五升，其中之谷，常留二斗，水一斗五升而满。(32)

黄帝曰：定之奈何？岐伯曰：胃者水谷之海，其输上在气街，下至三里。(33)

水谷之海有余，则腹满；水谷之海不足，则饥不受谷食。(33)

胃者，太仓也。(35)

胃之五窍，闾里门户者。(35)

胃胀者，腹满，胃脘痛，鼻闻焦臭，妨于食，大便难。(35)

浊者下走于胃。胃之清气，上出于口。(40)

病先发于胃，五日而之肾，三日而之膂膀胱，五日而上之心，二日不已，死。冬夜半，夏日昳。(42)

客于胃，则梦饮食。(43)

经满而血者，病在胃，及以饮食不节得病者，取之于合，故命曰味主合，是谓五变也。(44)

脾合胃，胃者，肉其应。(47)

黄帝曰：愿闻谷气有五味，其入五脏，分别奈何？伯高曰：胃者，五脏六腑之海也，水谷皆入于胃，五脏六腑，皆禀气于胃。五味各走其所喜。(56)

谷气津液已行，营卫大通，乃化糟粕，以次传下。(56)

黄帝曰：愿卒闻之。岐伯曰：人之所受气者，谷也。谷之所注者，胃也。胃者，水谷气血之海也。海之所行云气者，天下也。胃之所出气血者，经隧也。经隧者，五脏六腑之大络也，迎而夺之而已矣。<sup>(60)</sup>

黄帝问于伯高曰：夫邪气之客人也，或令人目不瞑，不卧出者，何气使然？伯高曰：五谷入于胃也，其糟粕津液宗气，分为三隧。<sup>(71)</sup>

胃为气逆哕。<sup>(78)</sup>

淡入胃。是谓五味。<sup>(78)</sup>


胃者，水谷之海，主禀四时，皆以胃气为本，是谓四时之变病，死生之要会也。<sup>(十五)</sup>

胃者，水谷之腑也。<sup>(三十五)</sup>

胃者，脾之腑。<sup>(三十五)</sup>

胃者，谓黄肠。<sup>(三十五)</sup>

四十二难曰：人肠胃长短，受水谷多少，各几何？然：胃大一尺五寸，径五寸，长二尺六寸，横屈受水谷三斗五升，其中常留谷二斗，水一斗五升。<sup>(四十二)</sup>

胃重二斤二两，纡曲屈伸，长二尺六寸，大一尺五寸，径五寸，盛谷二斗，水一斗五升。<sup>(四十二)</sup>

胃泄者，饮食不化，色黄。<sup>(五十七)</sup>


## 膀胱

膀胱者，州都之官，津液藏焉，气化则能出矣。<sup>(8)</sup>

水泉不止者，是膀胱不藏也。<sup>(17)</sup>

膀胱不利为癃，不约为遗溺。<sup>(23)</sup>

胞移热于膀胱，则癃溺血。<sup>(37)</sup>

肾咳不已，则膀胱受之，膀胱咳状，咳而遗溺。<sup>(38)</sup>

胞痹者，少腹膀胱按之内痛，若沃以汤，涩于小便，上为清涕。<sup>(43)</sup>

膀胱病小便闭，五日少腹胀，腰脊痛，骱痠。一日腹胀，一日身体痛，二日不已，死。冬鸡鸣，夏下哺。[65]

膀胱出于至阴。至阴者，足小趾之端也，为井金，溜于通谷。通谷，本节之前外侧也，为荥，注于束骨。束骨，本节之后陷者中也，为腧，过于京骨。京骨，足外侧大骨之下，为原，行于昆仑。昆仑，在外踝之后，跟骨之上，为经，入于委中。委中，腘中央，为合，委而取之。足太阳也。[2]

肾合膀胱，膀胱者，津液之腑也。[2]

膀胱合入于委中央。[4]

委中者，屈而取之。[4]

膀胱病者，小腹偏肿而痛，以手按之，即欲小便而不得，肩上热，若脉陷，及足小指外廉及胫踝后皆热，若脉陷，取委中央。[4]

膀胱胀者，小腹满而气癃。[35]

病先发于膀胱，五日而之肾，一日而之小肠，一日而之心，二日不已，死。冬鸡鸣，夏下哺。[42]

客于膀胱，则梦游行。[43]

肾合三焦膀胱，三焦膀胱者，腠理毫毛其应。[47]

膀胱不约为遗溺。[78]

膀胱者，津液之腑也。（三十五）

膀胱者，肾之腑。（三十五）

膀胱者，谓黑肠。下焦所治也。（三十五）

胆

胆者，中正之官，决断出焉。[8]

凡十一脏，取决于胆也。[9]

胆为怒，是谓五病。<sup>(23)</sup>

胃移热于胆，亦曰食亦。<sup>(37)</sup>

肝咳不已，则胆受之，胆咳之状，咳呕胆汁。<sup>(38)</sup>

脉至如横格，是胆气予不足也，禾熟而死。<sup>(48)</sup>

刺中胆，一日半死，其动为呕。<sup>(52)</sup>

胆出于窍阴，窍阴者，足小指次指之端也，为井金，溜于侠溪。侠溪，足小指次指之间也，为荣，注于临泣。临泣，上行一寸半陷者中也，为腧，过于丘墟。丘墟，外踝之前下陷者中也，为原，行于阳辅。阳辅，外踝之上，辅骨之前，及绝骨之端也，为经，入于阳之陵泉。阳之陵泉，在膝外陷者中也，为合，伸而得之，足少阳也。<sup>(2)</sup>

肝合胆，胆者中精之腑。<sup>(2)</sup>

胆合入阳陵泉。<sup>(4)</sup>

阳陵泉者，正竖膝予之齐下，至委阳之阳取之，取诸外经者，腧申而从之。<sup>(4)</sup>

胆病者，善太息，口苦，呕宿汁，心下澹澹，恐人将捕之，嗌中介介然，数唾，在足少阳之本末，亦视其脉之陷下者，灸之。其寒热者，取阳陵泉。<sup>(4)</sup>

胆胀者，胁下痛胀，口中苦，善太息。<sup>(35)</sup>

客于胆，则梦斗讼自刳。<sup>(43)</sup>

肝合胆，胆者，筋其应。<sup>(47)</sup>

六腑气，胆为怒。<sup>(78)</sup>

胆者，清净之腑也。（三十五）

胆者，肝之腑。（三十五）

胆者，谓青肠。（三十五）

胆在肝之短叶间，重三两三铢，盛精汁三合。（四十二）

## 命门

命门者，谓精神之所舍也，男子以藏精，女子以系胞，其气与肾通，故言脏有六也。（三十九）

## 膻中

膻中者，臣使之宜，喜乐出焉。[8]

膻中者，为气之海，其输上在于柱骨之上下，前在于人迎。[33]
黄帝曰：四海之逆顺，奈何？岐伯曰：气海有余者，气满胸中，悗息而赤，气海不足，则气少不足以言。[33]
膻中者，心主之宫城也。[35]

## 脑

胆移热于脑，则辛颏鼻渊。鼻渊者，浊涕下不止也，传为衄衊。瞑目，故得之气厥也。[37]

脑为髓之海，其输上在于其盖，下在风府。[33]
髓海有余，则轻劲多力，自过其度；髓海不足，则脑转耳鸣，胫酸眩冒，目无所见，懈怠安卧。[33]

## 膏肓

膏之原，出于鸠尾，鸠尾一，肓之原，出于脖胦，脖胦一，凡此十二原者，主治五脏六腑之有疾者也。[1]

## 包精

脉至如弦缕，是胞精予不足也，病善言，下霜而死，不言可治。脉至如交漆，交漆者，左右傍至也，微见三十日死。[48]

## 奇恒之府

岐伯对曰：脑、髓、骨、脉、胆、女子胞，此六者，地气之所生也，皆藏于阴而象于地，故藏而不写，名曰奇恒之府。[11]

## 传化之府

夫胃、大肠、小肠、三焦、膀胱，此五者，天气之所生也，其气象天，故泻而不藏，此受五脏浊气，名曰传化之府，此不能久留，输泻者也。魄门亦为五脏使，水谷不得久藏。[11]

## 三焦

三焦者，决渎之官，水道出焉。[8]

久咳不已，则三焦受之，三焦咳状，咳嗽腹满，不欲食饮，此皆聚于胃，关于肺，使人多涕唾而面浮肿气逆也。帝曰：治之奈何？岐伯曰：治脏者治其俞，治腑者治其合，浮肿者治其经。帝曰：善。[38]

三焦者，上合手少阳，出于关冲。关冲者，手小指次指之端也，为井金，溜于液门。液门，小指次指之间也，为荣，注于中渚。中渚，本节之后，陷者中也，为腧，过于阳池。阳池，在腕上，陷者之中也，为原，行于支沟。支沟，上腕三寸，两骨之间陷者中也，为经，入于天井。天井，在肘外大骨之上，陷者中也，为合，屈肘乃得之。三焦下腧，在于足大指之前，少阳之后，出于腘中外廉，名曰委阳，是太阳络也，手少阳经也。三焦者，足少阳太阴之所将，太阳之别也，上踝五寸，别入贯腨肠，出于委阳，并太阳之正，入络膀胱，约下焦，实则闭癃，虚则遗溺。遗溺则补之，闭癃则泻之。(2)

三焦者中渎之腑也，水道出焉，属膀胱，是孤之腑也，是六腑之所与合者。(2)

三焦合入于委阳。(4)

委阳者，屈伸而索之。(4)

三焦病者，腹气满，小腹尤坚，不得小便，窘急，溢则水留，即为胀，候在足太阳之外大络，大络在太阳少阳之间，亦见于脉，取委阳。(4)

小腹痛肿，不得小便，邪在三焦，约取之太阳大络，视其络脉与厥阴小络结而血者，肿上及胃脘，取三里，睹其色，察其目，以知其散复者，视其目色，以知病之存亡。(19)

三焦胀者，气满于皮肤中，轻轻然而不坚。(35)

三十一难曰：三焦者，何禀？何主？何始？何终？其治常在何许？可晓以不？然：三焦者，水谷之道路，气之所终始也。(三十一)

## 上焦

诸痿喘呕，皆属于上。(74)

黄帝曰：愿闻三焦之所出。岐伯答曰：上焦出于胃上口，并咽以上，贯膈而布胸中，走腋，循太阴之分而行，还至阳明，上至舌下，足阳明常与营俱行于阳二十五度，行于阴亦二十五度，一周也，故五十度而复大会于手太阴矣。(18)

余闻上焦如雾。(18)

上焦泄气，出其精微，慓悍滑疾。(32)

上焦者，在心下，下膈，在胃上口，主内而不出，其治在膻中，玉堂下一寸六分，直两乳间陷者，是。(三十一)

## 中焦

黄帝曰：愿闻中焦之所出。岐伯答曰：中焦亦并胃中，出上焦之后，此所受气者，泌糟粕，蒸津液，化其精微，上注于肺脉，乃化而为血，以奉生身，莫贵于此，故独得行于经隧，命曰营气。(18)

中焦如沤。(18)

中焦者，在胃中脘，不上不下，主腐熟水谷，其治在脐旁。(三十一)

## 下焦

诸厥固泄，皆属于下。(74)

黄帝曰：愿闻下焦之所出。岐伯答曰：下焦者，别回肠，注于膀胱，而渗入焉。(18)

下焦如渎，此之谓也。(18)

下焦下溉诸肠。(32)

阴阳气道不通，四海闭塞，三焦不泻，津液不化，水谷并行肠胃之中，别于回肠，留于下焦，不能渗膀胱，则下焦胀。(36)

下焦溢为水。(78)

下焦者，在脐下，当膀胱上口，主分别清浊，主出而不内，以传导也，其治在脐下一寸。故名曰三焦，其腧在气街，一本曰冲。(三十一)

　　欲知背俞，先度其两乳间，中折之，更以他草度去半已，即以两隅相挂也，乃举以度其背，令其一隅居上，齐脊大椎，两隅在下，当其下隅者，肺之俞也。复下一度，心之俞也。复下一度左角，肝之俞也。右角脾之俞也。复下一度，肾之俞也。是为五脏之俞，灸刺之度也。(24)

　　脉至如悬雍，悬雍者，浮揣，切之益大，是十二俞之予不足也，水凝而死。(48)

　　黄帝问曰：余闻气穴三百六十五，以应一岁，未知其所？愿卒闻之。岐伯稽首再拜对曰：窘乎哉问也！其非圣帝，孰能穷其道焉，因请溢意尽言其处，帝捧手逡巡而却曰：夫子之开余道也，目未见其处，耳未闻其数，而目以明，耳以聪矣。岐伯曰：此所谓圣人易语，良马易御也。帝曰：余非圣人之易语也，世言真数开人意，今余所访问者真数，发蒙解惑，未足以论也。然余愿闻夫子溢志尽言其处，令解其意，请藏之金匮，不敢复出。岐伯再拜而起曰：臣请言之，背与心相控而痛，所治天突与十椎及上纪，上纪者胃脘也，下纪者关元也。背胸邪系阴阳左右如此，其病前后痛涩，胸胁痛而不得息，不得卧，上气，短气，偏痛，脉满起，斜出尻脉，络胸胁，支心贯膈，上肩加天突，斜下肩，交十椎下。脏俞五十穴，腑俞七十二穴，热俞五十九穴，水俞五十七穴，头上五行，行五，五五二十五穴，中胎两旁各五，凡十穴，大椎上两旁各一，凡二穴，目瞳子浮白二穴，两髀厌分中二穴，犊鼻二穴，耳中多所闻二穴，眉本二穴，完骨二穴，项中央一穴，枕骨二穴，上关二穴，大迎二穴，下关二穴，天柱二穴，巨虚上下廉四穴，曲牙二穴，天突一穴，天府二穴，天牖二穴，扶突二穴，天窗二穴，肩解二穴，关元一穴，委阳二穴，肩贞二穴，瘖门一穴，脐一穴，胸俞十二穴，背俞二穴，膺俞十二穴，分肉二穴，踝上横二穴，阴阳跷四穴，水俞在诸分，热俞在气穴，寒热俞在两骸厌中二穴，大禁二十五，在天府下五寸，凡三百六十五穴，针之所由行也。(58)

　　帝曰：善。愿闻溪谷之会也。岐伯曰：肉之大会为谷，肉之小会为溪，肉分之间，溪谷之会。以行荣卫，以会大气。邪溢气壅，脉热肉败，荣卫不行，必将为脓，内销骨髓，外破大䐃。留于节凑，必将为败。积寒留舍，荣卫不居，卷肉缩筋，肋肘不得伸。内为骨痹，外为不仁，命曰不足，大寒留于溪谷也。溪谷三百六十五穴会。亦应一岁。其小痹淫溢，循脉往来，微针所及，与法相同。帝乃辟左右而起，再拜曰：今日发蒙解惑，藏之金匮，不敢复出。乃藏之金兰之室，署曰气穴所在。[58]

辅骨上横骨下为楗，挟髋为机，膝解为骸关，挟膝之骨为连骸，骸下为辅，辅上为腘，腘上为关，头横骨为枕，水俞五十七穴者，尻上五行，行五，伏菟上两行，行五，左右各一行，行五，踝上各一行，行六穴。髓空在脑后三分，在颅际锐骨之下，一在龂基下，一在项后中复骨下，一在脊骨上空，在风府上。脊骨下空，在尻骨下空。数髓空，在面挟鼻，或骨空在口下，当两肩。两髆骨空，在髆中之阳。臂骨空，在臂阳，去踝四寸，两骨空之间。股骨上空，在股阳出上膝四寸。骱骨空，在辅骨之上端。股际骨空，在毛中动下。尻骨空在髀骨之后，相去四寸。扁骨有渗理凑无髓孔易髓无空。[60]

黄帝曰：诸原安和，以致六输。岐伯曰：原独不应五时，以经合之，以应其数，故六六三十六输。[44]

# 经

其入客于经也，则感虚，乃陷下。[56]

黄帝在明堂，雷公请曰：臣授业传之行教，以经论从容，形法阴阳，刺灸汤药，所滋行治，有贤不肖，未必能十全，若先言悲哀喜怒，燥湿寒暑，阴阳妇女，请问其所以然者，卑贱富贵，人之形体，所从辟下，通使临事以适道术，谨闻命矣，请问有尤愚仆漏之问，不在经者，欲闻其状。帝曰：大矣。[81]

请言终始，终始者，经脉为纪。持其脉口人迎，以知阴阳有余不足，

平与不平，天道毕矣。<sup>(9)</sup>

雷公曰：愿卒闻经脉之始也。黄帝曰：经脉者，所以能决死生，处百病，调虚实，不可不通。<sup>(10)</sup>

雷公曰：何以知经脉之与络脉异也？黄帝曰：经脉者，常不可见也，其虚实也，以气口知之。<sup>(10)</sup>

经脉者，受血而营之，合而以治，奈何？<sup>(12)</sup>

黄帝问于伯高曰：脉度言经脉之长短，何以立之？伯高曰：先度其骨节之大小、广狭、长短、而脉度定矣。<sup>(14)</sup>

此气之大经隧也，经脉为里，支而横者为络，络之别者为孙，盛而血者，疾诛之。盛者泻之，虚者饮药以补之。<sup>(17)</sup>

## 络脉

其入于络也，则络脉盛色变。<sup>(56)</sup>

络盛则入客于经。<sup>(56)</sup>

黄帝问曰：夫络脉之见也，其五色各异，青、黄、赤、白、黑不同，其故何也？岐伯对曰：经有常色，而络无常变也。帝曰：经之常色何如？岐伯曰：心赤、肺白、肝青、脾黄、肾黑，皆亦应其经脉之色也。<sup>(57)</sup>

帝曰：络之阴阳亦应其经乎？岐伯曰：阴络之色应其经，阳络之色变无常，随四时而行也。寒多则凝泣，凝泣则青黑；热多则淖泽，淖泽则黄赤。此皆常色，谓之无病。五色具见者，谓之寒热。帝曰：善。<sup>(57)</sup>

帝曰：余已知气穴之处游，针之居，愿闻孙络溪谷，亦有所应乎？岐伯曰：孙络三百六十五穴会，亦以应一岁，以溢奇邪，以通荣卫。荣卫稽留，卫散荣溢，气竭血着。外为发热，内为少气。疾泻无怠，以通荣卫，见而泻之，无问所会。<sup>(58)</sup>

岐伯曰：孙络之脉别经者，其血盛而当泻者，亦三百六十五脉，并注于络，传注十二络脉，非独十四络脉也，内解泻于中者十脉。<sup>(58)</sup>

今邪客于皮毛，入舍于孙络，留而不去，闭塞不通，不得入于经，流

溢于大络，而生奇病也。<sup>(63)</sup>

诸脉之浮而常见者，皆络脉也。<sup>(10)</sup>

脉之见者，皆络脉也。<sup>(10)</sup>

雷公曰：细子无以明其然也。黄帝曰：诸络脉皆不能经大节之间，必行绝道而出入，复合于皮中，其会皆见于外。故诸刺络脉者，必刺其结上甚血者。虽无结，急取之，以泻其邪而出其血。留之发为痹也。凡诊络脉，脉色青，则寒，且痛；赤则有热。胃中寒，手鱼之络多青矣；胃中有热，鱼际络赤。其暴黑者，留久痹也。其有赤、有黑、有青者，寒热气也。其青短者，少气也。凡刺寒热者，皆多血络，必间日而一取之，血尽而止，乃调其虚实。其小而短者，少气，甚者，泻之则闷，闷甚则仆，不得言，闷则急坐之也。<sup>(10)</sup>

凡此十五络者，实则必见，虚则必下。视之不见，求之上下。人经不同，络脉异所别也。<sup>(10)</sup>

黄帝曰：愿闻其奇邪而不在经者，何也？岐伯曰：血络是也。<sup>(39)</sup>

二十六难曰：经有十二，络有十五，余三络者，是何等络也？然：有阳络，有阴络，有脾之大络。阳络者，阳跷之络也。阴络者，阴跷之络也。故络有十五焉。<sup>(二十六)</sup>

# 十二经

帝曰：愿闻十二经脉之终奈何？<sup>(16)</sup>

形数惊恐，经络不通，病生于不仁，治之以按摩醪药。<sup>(24)</sup>

三阴三阳、五脏六腑皆受病，荣卫不行，五脏不通，则死矣。<sup>(31)</sup>

此六脉者，乍阴乍阳，交属相并，缪通五脏，合于阴阳。先至为主，后至为客。雷公曰：臣悉尽意，受传经脉，颂得从容之道以合从容，不知阴阳，不知雌雄。<sup>(79)</sup>

经脉十二者，伏行分肉之间，深而不见；其常见者，足太阴过于外踝之上，无所隐故也。（10）

六经络，手阳明少阳之大络，起于五指间，上合肘中。饮酒者，卫气先行皮肤，先充络脉，络脉先盛。故卫气已平，营气乃满，而经脉大盛。脉之卒然动者，皆邪气居之，留于本末，不动则热，不坚则陷且空，不与众同，是以知其何脉之动也。（10）

夫十二经脉者，人之所以生，病之所以成，人之所以治，病之所以起，学之所始，工之所止也，粗之所易，上之所难也。请问其离合出入奈何？岐伯稽首再拜曰：明乎哉问也！此粗之所过，上之所息也，请卒言之。（11）

黄帝问于岐伯曰：经脉十二者，外合于十二经水，而内属于五脏六腑。夫十二经水者，其有大小、深浅、广狭、远近各不同，五脏六腑之高下、小大受谷之多少亦不等，相应奈何？夫经水者，受水而行之。（12）

夫十二经脉者，内属于腑脏，外络于肢节，夫子乃合之于四海乎？（33）

黄帝曰：经脉十二者，别为五行，分为四时，何失而乱？何得而治？岐伯曰：五行有序，四时有分，相顺则治，相逆则乱。黄帝曰：何谓相顺？岐伯曰：经脉十二者，以应十二月。十二月者，分为四时。四时者，春夏秋冬，其气各异，营卫相随，阴阳已知，清浊不相干，如是则顺之而治。黄帝曰：何谓逆而乱，岐伯曰：清气在阴，浊气在阳，营气顺脉，卫气逆行，清浊相干，乱于胸中，是谓大悗。（34）

黄帝曰：脉行之逆顺，奈何？岐伯曰：手之三阴，从脏走手；手之三阳，从手走头；足之三阳，从头走足；足之三阴，从足走腹。（38）

故足之十二经脉，以应十二月，月生于水，故在下者为阴。（41）

六经调者，谓之不病，虽病，谓之自已也。一经上实下虚而不通者，此必有横络盛加于大经，令之不通，视而泻之，此所谓介结也。（75）

十八难曰：脉有三部、部有四经。手有太阴、阳明，足有太阳、少阴，为上下部，何谓也？然：手太阴、阳明，金也，足少阴、太阳，水也，金生水，水流下行而不能上，故在下部也。足厥阴、少阳，木也，生手太阳、少阴火，火炎上行而不能下，故为上部。手心主少阳火，生足太阴、阳明土，土主中宫，故在中部也。此皆五行子母，更相生养者也。（十八）

凡脉长一十六丈二尺，此所谓十二经脉长短之数也。（二十三）

经脉十二，络脉十五，何始何穷也？然：经脉者，行血气，通阴阳，以荣于身者也。其始从中焦，注手太阴、阳明，阳明注足阳明、太阴，太阴注手少阴、太阳，太阳注足太阳、少阴，少阴注手心主、少阳，少阳注足少阳、厥阴，厥阴复还注手太阴。别络十五，皆因其原，如环无端，转相灌溉，朝于寸口、人迎，以处百病，而决死生也。（二十三）

# 太阳

岐伯曰：太阳之脉，其终也，戴眼反折瘛疭，其色白，绝汗乃出，出则死矣。（16）

瞳子高者，太阳不足，戴眼者，太阳已绝，此决死生之要，不可不察也。手指及手外踝上，五指留针。（20）

太阳脏独至，厥喘虚气逆，是阴不足，阳有余也，表里当俱泻，取之下俞。（21）

帝曰：太阳脏何象？岐伯曰：象三阳而浮也。（21）

夫人之常数，太阳常多血少气。（24）

岐伯对曰：巨阳者，诸阳之属也。其脉连于风府，故为诸阳主气也。人之伤于寒也，则为病热，热虽甚不死，其两感于寒而病者，必不免于死。帝曰：愿闻其状。岐伯曰：伤寒一日，巨阳受之，故头项痛，腰脊强。（31）

其不两感于寒者，七日巨阳病衰，头痛少愈。（31）

太阳之脉，色荣颧骨，热病也。曰今且得汗，待时而已，与厥阴脉争见者，死期不过三日。其热病内连肾，少阳之脉色也。（32）

116

帝曰：愿卒闻之。岐伯曰：巨阳主气，故先受邪，少阴与其为表里也，得热则上从之，从之则厥也。帝曰：治之奈何？岐伯曰：表里刺之，饮之服汤。(33)

风气与太阳俱入，行诸脉俞，散于分肉之间，与卫气相干，其道不利，故使肌肉愤䐜而有疡，卫气有所凝而不行，故其肉有不仁也。(42)

帝曰：善。愿闻六经脉之厥状病能也？岐伯曰：巨阳之厥，则肿首头重，足不能行，发为眴仆。(45)

太阳厥逆，僵仆呕血，善衄，治主病者。(45)

脉至如涌泉，浮鼓肌中，太阳气予不足也，少气，味韭英而死。(48)

太阳所谓肿，腰脽痛者，正月太阳寅，寅，太阳也，正月阳气出，在上而阴气盛，阳未得自次也，故肿，腰脽痛也。(49)

太阳之阳，名曰关枢，上下同法，视其部中。有浮络者，皆太阳之络也，络盛则入客于经。(56)

太阳有余，病骨痹，身重。不足病肾痹，滑则病肾风疝，涩则病积，善时巅疾。(64)

辰戌之岁，上见太阳。(66)

太阳之上，寒气主之。(66)

辰戌之上，太阳主之。(67)

太阳之右，厥阴治之。(68)

太阳之上，寒气治之，中见少阴。(68)

太阳司天，寒气下临，心气上从，而火且明。丹起，金乃眚，寒清时举，胜则水冰，火气高明，心热烦，嗌干，善渴，鼽嚏，喜悲数欠，热气妄行，寒乃复，霜不时降，善忘，甚则心痛。土乃润，水丰衍，寒客至，沉阴化，湿气变物，水饮内稸，中满不食，皮痛肉苛，筋脉不利，甚则胕肿，身后痈。(70)

太阳司天，鳞虫静，倮虫育；在泉，鳞虫耗，倮虫不育。(70)

太阳在泉，热毒不生，其味苦，其治淡咸，其谷黅秬。(70)

帝曰：太阳之政奈何？岐伯曰：辰戌之纪也。太阳、太角、太阴、壬辰、壬戌、其运风，其化鸣紊启拆，其变振拉摧拔，其病眩掉目瞑。太角、少徵、太宫、少商、太羽。太阳、太徵、太阴、戊辰、戊戌同正徵，其运热，其化喧暑郁燠，其变炎烈沸腾，其病热郁。太徵、少宫、太商、少羽、少角。太阳、太宫、太阴、甲辰岁会、甲戌岁会，其运阴埃，其化柔润重泽，其变震惊飘骤，其病湿下重。太宫、少商、太羽、太角，少徵。太阳、太商、太阴、庚辰、庚戌，其运凉，其化雾露萧飔，其变肃杀凋零，其病燥，背瞀胸满。太商、少羽、少角、太徵、少宫。太阳、太羽、太阴、丙辰天符、丙戌天符，其运寒，其化凝惨栗冽，其变冰雪霜雹，其病大寒，留于溪谷。太羽、太角、少徵、太宫、少商。凡此太阳司天之政，气化运行先天，天气肃，地气静。寒临太虚，阳气不令，水土合德，上应辰星镇星。其谷玄黅，其政肃，其令徐。寒政大举，泽无阳焰，则火发待时。少阳中治，时雨乃涯。止极雨散，还于太阴，云朝北极，湿化乃布，泽流万物。寒敷于上，雷动于下，寒湿之气，持于气交，民病寒湿，发肌肉萎，足萎不收，濡泻血溢。初之气，地气迁，气乃大温，草乃早荣，民乃厉，温病乃作，身热，头痛，呕吐，肌腠疮疡。二之气，大凉反至，民乃惨，草乃遇寒，火气遂抑，民病气郁中满，寒乃始。三之气，天政布，寒气行，雨乃降，民病寒，反热中，痈疽注下，心热瞀闷，不治者死。四之气，风湿交争，风化为雨，乃长，乃化，乃成，民病大热少气，肌肉萎，足萎，注下赤白。五之气，阳复化，草乃长，乃化，乃成，民乃舒。终之气，地气正，湿令行。阴凝太虚，埃昏郊野，民乃惨悽，寒风以至，反者孕乃死。故岁宜苦，以燥之温之，必折其郁气，先资其化源，抑其运气，扶其不胜，无使暴过而生其疾。食岁谷以全其真，避虚邪以安其正，适气同异，多少制之。同寒湿者燥热化，异寒湿者燥湿化，故同者多之，异者少之，用寒远寒，用凉远凉，用温远温，用热远热，食宜同法，有假者反常，反是者病，所谓时也。 [71]

太阳所至为寒雾。时化之常也。 [71]

太阳所至为寒府，为归藏，司化之常也。 [71]

太阳所至为藏，为周密，气化之常也。 [71]

太阳所至为寒生，中为温，德化之常也。 [71]

太阳所至为鳞化，德化之常也。(71)

太阳所至为藏化，布政之常也。(71)

太阳所至为寒雪冰雹，白埃，气变之常也。(71)

太阳所至为刚固，为坚芒，为立，令行之常也。(71)

太阳所至为屈伸不利，病之常也。(71)

太阳所至为腰痛，病之常也。(71)

太阳所至为寝汗痉，病之常也。(71)

太阳所至为流泄，禁止，病之常也。(71)

太阳寒化，施于少阴。(71)

太阳司天，其化以寒，以所临脏位，命其病者也。(74)

太阳司天为寒化，在泉为咸化，司气为玄化，间气为脏化。(74)

岁太阳在泉，寒淫所胜，则凝肃惨栗，民病少腹控睾引腰脊，上冲心痛，血见嗌痛，颔肿。(74)

太阳司天，寒淫所胜，则寒气反至，水且冰，血变于中，发为痈疡。民病厥心痛，呕血，血泄，鼽衄，善悲，时眩仆运，火炎烈，雨暴乃雹。胸腹满，手热肘挛，掖肿，心淡淡大动，胸胁胃脘不安，面赤目黄，善噫嗌干，甚则色炲，渴而欲饮，病本于心。神门绝，死不治。(74)

太阳之胜，凝栗且至，非时水冰，羽乃后化。痔疟发寒厥，入胃则内生心痛，阴中乃疡，隐曲不利，互引阴股，筋肉拘苛，血脉凝泣，络满色变，或为血泄，皮肤否肿，腹满食减，热反上行，头项囟顶脑户中痛，目如脱。寒入下焦，传为濡泻。(74)

太阳之胜，治以甘热，佐以辛酸，以咸泻之。(74)

太阳之复，厥气上行，水凝雨冰，羽虫乃死。心胃生寒，胸膈不利，心痛否满，头痛善悲，时眩仆食减，腰脽反痛，屈伸不便，地裂冰坚，阳光不治，少腹控睾，引腰脊，上冲心，唾出清水，及为哕噫，甚则入心，善忘善悲。神门绝，死不治。(74)

太阳之复，治以咸热，佐以甘辛，以苦坚之。(74)

太阳司天，客胜则胸中不利，出清涕，感寒则咳，主胜则喉嗌中

鸣。<sup>(74)</sup>

太阳在泉，寒复内余，则腰尻痛，屈伸不利，股胫足膝中痛。<sup>(74)</sup>

太阳之客，以苦补之，以咸泻之，以苦坚之，以辛润之，开发其理，致津液通气也。<sup>(74)</sup>

太阳之至，大而长。<sup>(74)</sup>

太阳之主，先咸后苦。<sup>(74)</sup>

雷公曰：受业未能明。帝曰：所谓三阳者，太阳为经，三阳脉至手太阴，弦浮而不沉，决以度，察以心，合之阴阳之论。<sup>(79)</sup>

三阳一阴，太阳脉胜，一阴不能止，内乱五脏，外为惊骇。<sup>(79)</sup>

太阳根于至阴，结于命门，命门者，目也。<sup>(5)</sup>

太阳为开。<sup>(5)</sup>

故开折则内节渎而暴病起矣，故暴病者，取之太阳，视有余不足，渎者，皮肉宛膲而弱也。<sup>(5)</sup>

太阳之脉，其终也，戴眼，反折，瘛疭，其色白，绝皮乃绝汗，绝汗则终矣。<sup>(9)</sup>

美眉者，太阳多血。<sup>(65)</sup>

夫人之常数，太阳常多血少气。<sup>(65)</sup>

太阳之人，居处于于，好言大事，无能而虚说，忘发于四野，举措不顾是非，为事如常自用，事虽败，而常无悔，此太阳之人也。<sup>(72)</sup>

太阳之人，多阳而少阴，必谨调之，无脱其阴，而泻其阳。阳重脱者易狂，阴阳皆脱者，暴死，不知人也。<sup>(72)</sup>

太阳之人，其状轩轩储储，反身折腘，此太阳之人也。<sup>(72)</sup>

太阳多血少气。<sup>(78)</sup>

刺太阳出血恶气。<sup>(78)</sup>

太阳少阴为表里，是谓足之阴阳也。<sup>(78)</sup>

太阳少阴为表里，是谓手之阴阳也。<sup>(78)</sup>

少阳终者，耳聋，百节皆纵，目睘绝系。绝系，一日半死，其死也，色先青白，乃死矣。[16]

少阳藏独至，是厥气也，跻前卒大，取之下俞。少阳独至者，一阳之过也。一阳独啸，少阳厥也。[21]

帝曰：少阳脏何象？岐伯曰：象一阳也，一阳脏者，滑而不实也。[21]

少阳常少血多气。[24]

三日少阳受之，少阳主胆，其脉循胁，络于耳，故胸胁痛而耳聋。[31]

九日少阳病衰，耳聋微闻。[31]

少阳之脉色，荣颊前，热病也。荣未交，曰今且得汗，待时而已，与少阴脉争见者，死期不过三日。[32]

少阳之厥，则暴聋，颊肿而热，胁痛，胻不可以运。[45]

少阳厥逆，机关不利，机关不利者，腰不可以行，项不可以顾，发肠痈不可治，惊者死。[45]

少阳所谓心胁痛者，言少阳盛也。盛者心之所表也。九月阳气尽而阴气盛，故心胁痛也。所谓不可反侧者，阴气藏物也，物藏则不动，故不可反侧也。所谓甚则跃者。九月万物尽衰，草木华落而堕，则气去阳而之阴，气盛而阳之下长，故谓跃。[49]

少阳之阳，名曰枢持。上下同法，视其部中。有浮络者，皆少阳之络也。络盛则入客于经，故在阳者主内，在阴者主出，以渗于内，诸经皆然。[56]

少阳有余病筋痹，胁满，不足病肝痹，滑则病肝风疝，涩则病积，时筋急目痛。[64]

寅申之岁，上见少阳。[66]

少阳之上，相火主之。<sup>(66)</sup>

少阳之上，相火主之。<sup>(66)</sup>

寅申之上，少阳主之。<sup>(67)</sup>

故少阳之右，阳明治之。<sup>(68)</sup>

少阳之上，火气治之，中见厥阴。<sup>(68)</sup>

帝曰：善。其岁有不病，而脏气不应不用者，何也？岐伯曰：天气制之，气有所从也。帝曰：愿卒闻之。岐伯曰：少阳司天，火气下临，肺气上从，白起金用，草木眚，火见燔焫，革金且耗，大暑以行，咳嚏，衄衊，鼻窒曰疡，寒热胕肿。风行于地，尘沙飞扬，心痛，胃脘痛，厥逆膈不通，其主暴速。<sup>(70)</sup>

少阳司天，羽虫静，毛虫育，倮虫不成；在泉，羽虫育，介虫耗，毛虫不育。<sup>(70)</sup>

故少阳在泉，寒毒不生，其味辛，其治苦酸，其谷苍丹。<sup>(70)</sup>

帝曰：善。少阳之政奈何？岐伯曰：寅申之纪也。少阳、太角、厥阴、壬寅、壬申，其运风鼓，其化鸣紊启坼，其变振拉摧拔，其病掉眩、支胁、惊骇。太角、少徵、太宫、少商、太羽。少阳、太徵、厥阴、戊寅天符、戊申天符。其运暑，其化喧嚣郁燠，其变炎烈沸腾。其病上热郁、血溢、血泄、心痛。太徵、少宫、太商、少羽、少角。少阳、太宫、厥阴、甲寅、甲申，其运阴雨，其化柔润重泽，其变震惊飘骤。其病体重、腑肿、痞饮。太宫、少商、太羽、太角、少徵。少阳、太商、厥阴、庚寅、庚申同正商，其运凉，其化雾露清切，其变肃杀凋零，其病肩背胸中。太商、少羽、少角、太徵、少宫。少阳、太羽、厥阴、丙寅、丙申，其运寒肃，其化凝惨栗冽，其变冰雪霜雹，其病寒浮肿。太羽、太角、少徵、太宫、少商。凡此少阳司天之政，气化运行先天。天气正，地气扰，风乃暴举，木偃沙飞，炎火乃流，阴行阳化，雨乃时应，火木同德，上应荧惑岁星。其谷丹苍，其政严，其令扰。故风热参布，云物沸腾。太阴横流，寒乃时至，凉雨并起。民病寒热，外发疮疡，内为泄满，故圣人遇之，和而不争。往复之作，民病寒热、疟泄、聋瞑、呕吐、上怫、肿色变。初之气，地气迁，风胜乃摇，寒乃去，候乃大温，草木早荣。寒来不杀温，病乃起，其病气怫于上，血溢目赤，咳逆头痛、血崩、胁满、肤腠中疮。二之气，火反郁，白埃四起，云趋雨府，风不胜湿，雨乃零，民乃康。其病热郁于上，咳逆呕吐，疮发于中，胸嗌不利，头痛身热，昏愦脓疮。三之气，天政布，炎暑至，少阳临上，雨乃涯。民病热中，聋瞑、血溢、脓疮、咳、呕、衄、衊、渴、嚏欠、喉痹、目赤、善暴死。四之气，凉乃至，炎暑间化，白露降。民气和平，其病满身重。五之气，阳乃去，寒乃来，雨乃降，气门乃闭，刚木早凋。民避寒邪，君子周密。终之气，地气正，风乃至，万物反生，霜雾以行，其病关闭不禁，心痛，阳气不藏而咳。抑其运气，赞所不胜。必折其郁气，先取化源，暴过不生，苛疾不起，故岁宜咸辛宜酸，渗之，泄之，渍之，发之，观气寒温以调其过。同风热者多寒化，异风热者少寒化。用热远热，用温远温，用寒远寒，用凉远凉，食宜同法，此其道也。有假者反之，是反者病之阶也。<sup>(71)</sup>

少阳所至为炎暑。<sup>(71)</sup>

少阳所至为热府，为行出。<sup>(71)</sup>

少阳所至，为长为蕃鲜。<sup>(71)</sup>

少阳所至为火生，终为蒸溽。<sup>(71)</sup>

少阳所至为羽化。<sup>(71)</sup>

少阳所至为茂化。<sup>(71)</sup>

少阳所至为飘风燔燎霜凝。<sup>(71)</sup>

少阳所至为光显，为彤云，为曛。<sup>(71)</sup>

少阳所至为嚏呕，为疮疡。<sup>(71)</sup>

少阳所至为惊躁，瞀昧暴病。<sup>(71)</sup>

少阳所至为喉痹，耳鸣呕涌。<sup>(71)</sup>

少阳所至为暴注，瞤瘈，暴死。<sup>(71)</sup>

少阳司天，其化以火。<sup>(74)</sup>

少阳司天为火化，在泉为苦化，司气为丹化，间气为明化。<sup>(74)</sup>

岁少阳在泉，火淫所胜，则焰明郊野，寒热更至。民病注泄赤白，少腹痛，溺赤，甚则血便，少阴同候。<sup>(74)</sup>

少阳司天，火淫所胜，则温气流行，金政不平。民病头痛，发热恶寒而疟，热上皮肤痛，色变黄赤，传而为水，身面胕肿，腹满仰息，泄注赤白，疮疡，咳唾血，烦心，胸中热，甚则鼽衄，病本于肺。天府绝，死不治。(74)

少阳之胜，热客于胃，烦心心痛，目赤欲呕，呕酸善饥，耳痛溺赤，善惊谵妄。暴热消烁，草萎水涸，介虫乃屈。少腹痛，下沃赤白。(74)

少阳之胜，治以辛寒，佐以甘咸，以甘泻之。(74)

少阳之复，大热将至，枯燥燔热，介虫乃耗。惊瘛咳衄，心热烦燥，便数憎风，厥气上行，面如浮埃，目乃瞤瘛。火气内发，上为口糜、呕逆、血溢、血泄，发而为疟，恶寒鼓栗，寒极反热，溢络焦槁，渴引水浆，色变黄赤，少气脉萎，化而为水，传为胕肿，甚则入肺，咳而血泄。尺泽绝，死不治。(74)

少阳之复，治以咸冷，佐以苦辛，以咸软之，以酸收之，辛苦发之，发不远热，无犯温凉。少阴同法。(74)

少阳司天，客胜则丹胗外发，及为丹熛、疮疡、呕逆、喉痹、头痛、嗌肿、耳聋、血溢、内为瘛疭，主胜则胸满咳、仰息，甚而有血，手热。(74)

少阳在泉，客胜则腰腹痛而反恶寒，甚则下白溺白。主胜则热反上行，而客于心，心痛发热，格中而呕，少阴同候。(74)

少阳之客，以咸补之，以甘泻之，以咸软之。(74)

少阳之至，大而浮。(74)

大要曰：少阳之主，先甘后咸。(74)

一阳者，少阳也，至手太阴上连人迎，弦急悬不绝，此少阳之病也。(79)

少阳根于窍阴，结于窗笼，窗笼者，耳中也。(5)

少阳为枢。(5)

无所止息者，真气稽留，邪气居之也，枢折，即骨繇，而不安于地，故骨繇者，取之少阳，视有余不足。骨繇者，节缓而不收也，所谓骨繇者，摇故也，当窍其本也。(5)

少阳终者，耳聋、百节皆纵，目系绝，一日半则死矣。其死也，色青白，乃死。(9)

通髯极须者，少阳多血。(65)

少阳常多气少血。(65)

少阳之人，谩谛好自责，有小小官，则高自宜，好为外交，而不内附，此少阳之人也。(72)

少阳之人，多阳少阴，经小而脉大，血在中而气在外，实阴而虚阳。独泻其络脉，则强气脱而疾，中气不足，病不起也。(72)

少阳之人，其状立则好仰，行则好摇，其两臂两肘，则常出于背，此少阳之人也。(72)

少阳多气少血。(78)

刺少阳出气恶血。(78)

少阳，厥阴为表里。(78)

少阳心主，为表里。(78)

## 阳明

阳明终者，口目动作，善惊、妄言色黄，其上下经盛，不仁则终矣。(16)

阳明脏独至，是阳气重并也，当泻阳补阴，取之下俞。(21)

帝曰：阳明脏何象。岐伯曰：象大浮也。(21)

阳明常多气多血。(24)

二日阳明受之，阳明主肉，其脉挟鼻，络于目，故身热，目疼而鼻干，不得卧也。(31)

八日阳明病衰，身热少愈。(31)

帝曰：五脏已伤，六腑不通，荣卫不行，如是之后，三日乃死，何也？岐伯曰：阳明者，十二经脉之长也，其血气盛，故不知人，三日其气

乃尽，故死矣。(31)

帝曰：人有逆气不得卧而息有音者，有不得卧而息无音者。(34)

岐伯曰：不得卧而息有音者，是阳明之逆也，足三阳者下行，今逆而上行，故息有音也。阳明者，胃脉也，胃者，六腑之海，其气亦下行。阳明逆，不得从其道，故不得卧也。下经曰：胃不和，则卧不安，此之谓也。(34)

阳明之厥，则癫疾欲走呼，腹满不得卧，面赤而热，妄见而妄言。(45)

阳明厥逆，喘咳身热，善惊、衄、呕血。(45)

阳明所谓洒洒振寒者，阳明者午也，五月盛阳之阴也，阳盛而阴气加之，故洒洒振寒也。所谓胫肿而股不收者，是五月盛阳之阴也，阳者衰于五月，而一阴气上，与阳始争，故胫肿而股不收也。所谓上喘而为水者，阴气下而复上，上则邪客于脏腑间，故为水也。所谓胸痛少气者，水气在脏腑也，水者阴气也，阴气在中，故胸痛少气也。所谓甚则厥，恶人与火，闻木音则惕然而惊者，阳气与阴气相薄，水火相恶，故惕然而惊也。所谓欲独闭户牖而处者，阴阳相薄也，阳尽而阴盛，故欲独闭户牖而居。所谓病至则欲乘高而歌，弃衣而走者，阴阳复争而外并于阳，故使之弃衣而走也。所谓客孙脉，则头痛鼻衄腹肿者，阳明并于上，上者则其孙络太阴也，故头痛鼻衄腹肿也。(49)

阳明之阳，名曰害蜚，上下同法，视其部中有浮络者，皆阳明之络也。(56)

卯酉之上，阳明主之。(67)

阳明有余，病脉痹身时热，不足病心痹，滑则病心风疝，涩则病积，时善惊。(64)

卯酉之岁，上见阳明。(66)

阳明之上，燥气主之。(66)

阳明之右，太阳治之。(68)

阳明之上，燥气治之，中见太阴。(68)

126

阳明司天，燥气下临，肝气上从，苍起木用而立，土乃眚，凄沧数至，木伐草萎，胁痛目赤，掉振鼓栗，筋痿不能久立。暴热至，土乃暑，阳气郁发，小便变，寒热如疟，甚则心痛。火行于槁，流水不冰，蛰虫乃见。(70)

阳明司天，介虫静，羽虫育，介虫不成。在泉，介虫育，毛虫耗，羽虫不成。(70)

阳明在泉，湿毒不生，其味酸，其气湿，其治辛苦甘，其谷丹素。(70)

帝曰：善。阳明之政，奈何？岐伯曰：卯酉之纪也。阳明、少角、少阴，清热胜复同，同正商，丁卯岁会、丁酉，其运风，清热。少角、太徵、少宫、太商、少羽，阳明、少徵、少阴，寒雨胜复同，同正商，癸卯、癸酉，其运热寒雨。少徵、太宫、少商、太羽、太角。阳明、少宫，少阴风凉胜复同，己卯、己酉，其运雨风凉。少宫、太商、少羽、少角、太徵。阳明、少商、少阴，热寒胜复同，同正商，乙卯天符、乙酉岁会太一天符，其运凉，热寒。少商、太羽、太角、少徵、太宫。阳明、少羽、少阴，雨风胜复同，辛卯少宫同。辛酉、辛卯，其运寒，雨风。少羽、少角、太徵、太宫、太商。凡此阳明司天之政，气化运行后天。天气急，地气明，阳专其令，炎暑大行，物燥以坚，淳风乃治。风燥横运，流于气交，多阳少阴，云趋雨府，湿化乃敷，燥极而泽。其谷白丹，间谷命太者。其耗白甲品羽。金火合德，上应太白荧惑。其政切，其令暴，蛰虫乃见，流水不冰。民病咳、嗌塞，寒热发暴，振栗癃闷，清先而劲，毛虫乃死，热后而暴，介虫乃殃。其发躁，胜复之作，扰而大乱，清热之气，持于气交。初之气，地气迁，阴始凝，气始肃，水乃冰，寒雨化。其病中热胀、面目浮肿、善眠、鼽衄、嚏欠、呕、小便黄赤、甚则淋。二之气，阳乃布、民乃舒、物乃生。荣厉大至，民善暴死。三之气，天政布，凉乃行，燥热交合，燥极而泽，民病寒热。四之气，寒雨降，病暴仆、振栗谵妄，少气嗌干，引饮，及为心痛，痈肿疮疡，疟寒之疾，骨痿血便。五之气，春令反行，草乃生荣，民气和。终之气，阳气布，候反温，蛰虫来见，流水不冰。民乃康平，其病温。故食岁谷以安其气，食间谷以去其邪，岁宜以咸，以苦，以辛、汗之、清之、散之。安其运气，无使受邪，折其郁气，资其化源。以寒热轻重，少多其制，同热者多天化，同清者多地化，用凉远凉，用热远热，用寒远寒，用温远温，食宜同法。有假者反之，此其道也，反是者，乱天地之经，扰阴阳之纪也。(71)

阳明所至为清劲。(71)

阳明所至为司杀府，为庚苍。(71)

阳明所至，为收为雾露。(71)

阳明所至，为燥生，终为凉。(71)

阳明所至为介化。(71)

阳明所至为坚化。(71)

阳明所至为散落温。(71)

阳明所至为烟埃，为霜，为劲切，为凄鸣。(71)

阳明所至为浮虚。(71)

阳明所至为鼽尻阴股膝髀腨骭足病。(71)

阳明所至皴揭。(71)

阳明所至为鼽嚏。(71)

阳明燥化，施于厥阴。(71)

阳明司天，其化以燥。(74)

阳明司天为燥化，在泉为辛化，司气为素化，间气为清化。(74)

岁阳明在泉，燥淫所胜，则霿雾清瞑。民病喜呕，呕有苦，善太息，心胁痛，不能反侧，甚则嗌干，面尘，身无膏泽，足外反热。(74)

阳明司天，燥淫所胜，则木乃晚荣，草乃晚生，筋骨内变。民病左胠胁痛，寒清于中，感而疟，大凉革候，咳、腹中鸣，注泄鹜溏，名木敛生，菀于下，草焦上首，心胁暴痛，不可反侧，嗌干，面尘，腰痛，丈夫㿗疝，妇人少腹痛，目昧眦，疡疮痤痈，蛰虫来见，病本于肝。太冲绝，死不治。(74)

阳明之胜，清发于中，左胠胁痛，溏泄，内为嗌塞，外发㿗疝。大凉肃杀，华英改容，毛虫乃殃。胸中不便，嗌塞而咳。(74)

阳明之胜，治以酸温，佐以辛甘，以苦泄之。<sup>(74)</sup>

阳明之复，清气大举，森木苍干，毛虫乃厉。病生胠胁，气归于左，善太息，甚则心痛，否满腹胀而泄，呕苦咳哕烦心，病在膈中，头痛，甚则入肝，惊骇筋挛。太冲绝，死不治。<sup>(74)</sup>

阳明之复，治以辛温，佐以苦甘，以苦泄之，以苦下之，以酸补之。<sup>(74)</sup>

阳明司天，清复内余，则咳、衄、嗌寒、心鬲中热，咳不止，而白血出者死。<sup>(74)</sup>

阳明在泉，客胜则清气动下，少腹坚满，而数便泻。主胜则腰重腹痛，少腹生寒，下为鹜溏，则寒厥于肠，上冲胸中，甚则喘，不能久立。<sup>(74)</sup>

阳明之客，以酸补之，以辛泻之，以苦泄之。<sup>(74)</sup>

帝曰：阳明何谓也？岐伯曰：两阳合明也。<sup>(74)</sup>

阳明之至，短而涩。<sup>(74)</sup>

阳明之主，先辛后酸。<sup>(74)</sup>

所谓二阳者，阳明也，至手太阴，弦而沉急不鼓，炅至以病皆死。<sup>(79)</sup>

二阳一阴，阳明主病，不胜一阴，软而动，九窍皆沉。<sup>(79)</sup>

阳明根于厉兑，结于颡大，颡大者，钳耳也。<sup>(5)</sup>

阳明为阖。<sup>(5)</sup>

阖折则气无所止息，而痿疾起矣，故痿疾者，取之阳明，视有余不足。<sup>(5)</sup>

所以日二取之者，阳明主胃，大富于谷气，故可日二取之也。<sup>(9)</sup>

阳明终者，口目动作，喜惊、妄言、色黄。其上下之经，盛而不行，则终矣。<sup>(9)</sup>

美须者，阳明多血，此其时然也。<sup>(65)</sup>

阳明常多血，多气。<sup>(65)</sup>

阳明多血，多气。<sup>(78)</sup>

故曰：刺阳明出血气。<sup>(78)</sup>

足阳明、太阴为表里。<sup>(78)</sup>

手阳明、太阴为表里。<sup>(78)</sup>

## 少阴

少阴终者，面黑齿长而垢，腹胀闭，上下不通而终矣。<sup>(16)</sup>

少阴常少血多气。<sup>(24)</sup>

五日少阴受之。少阴脉贯肾，络于肺，系舌本，故口燥舌干而渴。<sup>(31)</sup>

十一日少阴病衰，渴止不满，舌干已而嚏。<sup>(31)</sup>

少阴之厥，则口干溺赤，腹满心痛。<sup>(45)</sup>

少阴厥逆，虚满呕变，下泄清，治主病者。<sup>(45)</sup>

少阴不至者，厥也。<sup>(49)</sup>

少阴所谓腰痛者，少阴者，肾也。十月万物阳气皆伤，故腰痛也。所谓呕咳上气喘者，阴气在下，阳气在上，诸阳气浮，无所依从，故呕咳上气喘也。所谓色色，不能久立久坐，起则目䀮䀮无所见者，万物阴阳不定，未有主也。秋气始至，微霜始下，而方杀万物，阴阳内夺，故目䀮䀮无所见也。所谓少气喜怒者，阳气不治。阳气不治则阳气不得出，肝气当治而未得，故善怒。善怒者，名曰煎厥。所谓恐，如人将捕之。秋气万物未有毕去，阴气少，阳气入，阴阳相薄，故恐也。所谓恶闻食臭者，胃无气，故恶闻食臭也。所谓面黑如地色者，秋气内夺，故变于色也。所谓咳则有血者，阳脉伤也，阳气未盛于上而腹满，满则咳，故血见于鼻也。<sup>(49)</sup>

少阴之阴，名曰枢儒。上下同法，视其部中。有浮络者，皆少阴之络也。络盛则入客于经，其入经也，从阳部注于经，其出者，从阴内注于骨。<sup>(56)</sup>

130

黄帝问曰：少阴何以主肾？肾何以主水？岐伯对曰：肾者，至阴也。至阴者，盛水也。肺者，太阴也。少阴者，冬脉也。故其本在肾，其末在肺，皆积水也。(61)

少阴有余，病皮痹隐轸，不足病肺痹，滑则病肺风疝，涩则病积溲血。(64)

帝曰；其于三阴三阳合之，奈何？鬼臾区曰；子午之岁，上见少阴。(66)

少阴所谓标也。(66)

少阴之上，热气主之。(66)

子午之上，少阴主之。(67)

少阴之右，太阴治之。(68)

少阴之上，热气治之，中见太阳。(68)

少阴司天，热气下临，肺气上从，白起金用，草木眚。喘呕、寒热、嚏鼽、衄、鼻窒，大暑流行，甚则疮疡燔灼，金烁石流。地乃燥清，凄沧数至，胁痛，善太息，肃杀行，草木变。(70)

少阴司天，羽虫静，介虫育，毛虫不成；在泉，羽虫育，介虫耗，不育。(70)

少阴在泉，寒毒不生，其味辛，其治辛苦甘，其谷白丹。(70)

帝曰：善。少阴之政，奈何？岐伯曰：子午之纪也。少阴、大角、阳明、壬子、壬午。其运风鼓，其化鸣紊启拆，其变振拉摧拔，其病支满。太角、少徵、太宫、少商、太羽。少阴、太徵、阳阴、戊子、天符、戊午太一天符，其运炎暑，其化暄曜郁燠，其变炎烈沸腾，其病上热血溢。太徵、少宫、太商、少羽、少角。少阴、太宫、阳明、甲子、甲午，其运阴雨，其化柔润时雨，其变震惊飘骤，其病中满身重。太宫、少商、太羽、太角、少徵。少阴、太商、阳明、庚子、庚午，同正商，其运凉劲，其化雾露萧飋，其变肃凋零，其病下清。太商、少羽、少角、太徵、少宫。少阴、太羽、阳明、丙子岁会、丙午。其运寒，其化凝惨栗冽，其变冰雪霜雹，其病寒下。太羽、太角、少徵、太宫、少商。凡此少阴司天之政，气化运行先天，地气肃，天气明，寒交暑，热加燥，云驰雨府，湿化乃行，

131

时雨乃降。金火合德，上应荧惑、太白。其政明，其令切，其谷丹白。水火寒热持于气交，而为病始也，热病生于上，清病生于下，寒热凌犯而争于中，民病咳喘，血溢，血泄，鼽嚏，目赤，眦疡，寒厥入胃，心痛、腰痛、腹大、嗌干、肿上。初之气、地气迁，燥将去，寒乃始，蛰复藏，水乃冰，霜复降，风乃至，阳气郁。民反周密，关节禁固，腰脽痛，炎暑将起，中外疮疡。二之气，阳气布，风乃行，春气以正，万物应荣，寒气时至，民乃和。其病淋，目瞑目赤，气郁于上而热。三之气，天政布，大火行，庶类蕃鲜，寒气时至。民病气厥心痛，寒热更作，咳喘目赤。四之气，溽暑至，大雨时行，寒热互至。民病寒热，嗌干，黄瘅，鼽衄，饮发。五之气，畏火临，暑反至，阳乃化，万物乃生，乃长荣，民乃康，其病温。终之气，燥令行，余火内格，肿于上，咳喘，甚则血溢。寒气数举，则霜雾翳。病生皮腠，内含于胁，下连少腹而作寒中，地将易也。必抑其运气，资其岁胜，折其郁发，先取化源，无使暴过而生其病也。食岁谷以全真气，食间谷以避虚邪，岁宜咸以软之，而调其上，甚则以苦发之，以酸收之，而安其下，甚则以苦泄之。适气同异而多少之，同天气者以寒清化，同地气者以温热化。用热远热，用凉远凉，用温远温，用寒远寒，食宜同法。有假则反，此其道也，反是者病作矣。(71)

少阴所至为暄。(71)

少阴所至为火腑，为舒荣。(71)

少阴所至，为荣为形见。(71)

少阴所至，为热生，中为寒。(71)

少阴所至为羽化。(71)

少阴所至为荣化。(71)

少阴所至为太暄寒。(71)

少阴所至为高明焰，为曛。(71)

少阴所至为疡胗身热。(71)

少阴所至为惊惑，恶寒，战栗，谵妄。(71)

少阴所至为悲妄衄蔑。(71)

少阴所至为语笑。(71)

少阴热化，施于阳明。(71)

少阴司天，其化以热。(74)

少阴司天为热化，在泉为苦化，不司气化，居气为灼化。(74)

岐伯曰：北政之岁，少阴在泉，则寸口不应。(74)

南政之岁，少阴司天，则寸口不应(74)

岁少阴在泉，热淫所热，则焰浮川泽，阴处反明。民病腹中常鸣，气上冲胸，喘不能久立，寒热皮肤痛，目瞑齿痛，颇肿，恶寒发热如疟，少腹中痛，腹大，蛰虫不藏。(74)

少阴司天，热淫所胜，怫热至，火行其政。民病胸中烦热，嗌干，右胠满，皮肤痛，寒热咳喘，大雨且至、唾血血泄，鼽衄，嚏呕，溺色变，甚则疮疡胕肿，肩背臂臑及缺盆中痛，心痛肺䐜，腹大满，膨膨而喘咳，病本于肺。尺泽绝，死不治。(74)

少阴之胜，心下热，善饥，脐下反动，气游三焦。炎暑至，木乃津，草乃萎。呕逆躁烦，腹满痛，溏泄，传为赤沃。(74)

少阴之胜，治以辛寒，佐以苦咸，以甘泻之。(74)

少阴之复，燠热内作，烦燥鼽嚏，少腹绞痛，火见燔焫，嗌燥，分注时止，气动于左，上行于右，咳皮肤痛，暴瘖心痛，郁冒不知人，乃洒淅恶寒振栗，谵妄，寒已而热，渴而欲饮，少气骨痿，隔肠不便，外为浮肿，哕噫，赤气后化，流水不冰，热气大行，介虫不复，病痱胗疮疡、痈疽痤痔，甚则入肺，咳而鼻渊。天府绝，死不治。(74)

少阴之复，治以咸寒，佐以苦辛，以甘泻之，以酸收之，辛苦发之，以咸软之。(74)

少阴司天，客胜则鼽嚏，颈项强，肩背瞀热，头痛少气，发热，耳聋，目瞑，甚则胕肿，血溢，疮疡，咳喘。主胜则心热烦躁，甚则胁痛支满。(74)

少阴在泉，客胜则腰痛，尻股膝髀腨足痛，瞀热以酸，胕肿不能久立，溲便变。主胜则厥气上行，心痛发热，鬲中，众痹皆作，发于胠胁，

133

魄汗不藏，四逆而起。(74)

少阴之客，以咸补之，以甘泻之，以酸收之。(74)

少阴之至，其脉钩。(74)

少阴之主，先甘后咸。(74)

二阴至肺，其气归膀胱，外连脾胃。(79)

少阴根于涌泉，结于廉泉。(5)

少阴为枢。(5)

枢折则脉有所结而不通，不通者，取之少阴，视有余不足，有结者，皆取之不足。(5)

少阴终者，面黑，齿长而垢，腹胀闭塞，上下不通而终矣。(9)

黄帝曰：少阴之脉独下行，何也？岐伯曰：不然，夫冲脉者，五脏六腑之海也，五脏六腑皆禀焉。其上者，出于颃颡，渗诸阳，灌诸精；其下者，注少阴之大络，出于气街，循阴股内廉，入腘中，伏行骭骨内，下至内踝之后属而别。其下者，并于少阴之经，渗三阴；其前者，伏行出跗属，下循跗，入大指间，渗诸络而温肌肉。故别络结则跗上不动，不动则厥，厥则寒矣。黄帝曰：何以明之？岐伯曰：以言导之，切而验之，其非必动，然后乃可明逆顺之行也。(38)

少阴常多血少气。(65)

少阴之人，小贪而贼心，见人有亡，常若有得，好伤好害，见人有荣，乃反愠怒，心疾而无恩，此少阴之人也。(72)

少阴之人，多阴少阳，小胃而大肠，六腑不调，其阳明脉小，而太阳脉大，必审调之，其血易脱，其气易败也。(72)

少阴之人，其状清然窃然，固以阴贼，立而躁崄，行而似伏，此少阴之人也。(72)

少阴多气少血。(78)

刺少阴出气恶血也。(78)

134

太阴终者，腹胀闭不得息，善噫，善呕，呕则逆，逆则面赤，不逆则上下不通，不通则面黑，皮毛焦而终矣。[16]

太阴藏搏者，用心省真，五脉气少，胃气不平，三阴也，宜治其下俞，补阳泻阴。[21]

太阴藏搏，言伏鼓也。[21]

太阴常多气少血，此天之常数。[24]

四日太阴受之，太阴脉布胃中，络于嗌，故腹满而嗌干。[31]

十日太阴病衰，腹减如故，则思饮食。[31]

太阴之厥，则腹满䐜胀，后不利，不欲食，食则呕，不得卧。[45]

太阴厥逆，胻急挛，心痛引腹，治主病者。[45]

太阴所谓病胀者，太阴子也。十一月万物气皆藏于中，故曰病胀。所谓上走心为噫者，阴盛而上走于阳明，阳明络属心，故曰上走心为噫也。所谓食则呕者，物盛满而上溢，故呕也。所谓得后与气则快然如衰者，十二月阴气下衰而阳气且出，故曰：得后与气则快然如衰也。[49]

太阴之阴，名曰关蛰。上下同法，视其部中，有浮络者，皆太阴之络也，络盛则入客于经。[56]

太阴有余，病肉痹，寒中。不足，病脾痹。滑则病脾风疝。涩则病积，心腹时满。[64]

丑未之岁，上见太阴。[66]

太阴之上，湿气主之。[66]

丑未之上，太阴主之。[67]

太阴之右，少阴治之。[68]

太阴之上，湿气治之，中见阳明。[68]

太阴司天，湿气下临，肾气上从，黑起水变，埃冒云雨，胸中不利，阴痿气大衰，而不起不用。当其时，反腰脽痛，动转不便也。厥逆地乃藏阴，大寒且至，蛰虫早附，心下痞痛。地裂冰坚，少腹痛，时害于食，乘金则止水增，味乃咸，行水减也。<sup>(70)</sup>

太阴司天，倮虫静，鳞虫育，羽虫不成；在泉，裸虫育，鳞虫不成。<sup>(70)</sup>

太阴在泉，燥毒不生，其味咸苦，其气热，其治甘咸，其谷黔秬。<sup>(70)</sup>

帝曰：善。太阴之政，奈何？岐伯曰：丑未之纪也。太阴、少角、太阳，清热胜复同。同正宫，丁丑、丁未，其运风、清热。少角、太徵、少宫、太商、少羽。太阴、少徵、太阳，寒雨胜复同。癸丑、癸未，其运热寒雨。少徵、太宫、少商、太羽、太角。太阴、少宫、太阳，风清胜复同，同正宫，己丑太一天符、己未太一天符，其运雨风清。少宫、太商、少羽、少角、太徵。太阴、少商、太阳，热寒胜复同，乙丑、乙未、其运凉热寒。少商、太羽、太角、少徵、太宫。太阴、少羽、太阳，雨风胜复同，同正宫。辛丑、辛未，其运寒雨风，少羽、少角、太徵、少宫、太商。凡此太阴司天之政，气化运化运行后天。阴专其政，阳气退避，大风时起，天气下降，地气上腾，原野昏霿、白埃四起，云奔南极，寒雨数至，物成于差夏。民病寒湿腹满，身䐜愤，胕肿，痞逆，寒厥拘急。湿寒合德，黄黑埃昏，流行气交，上应镇星辰星。其政肃，其令寂，其谷黔玄。故阴凝于上，寒积于下，寒水胜火则为冰雹。阳光不治，杀气乃行。故有余宜高，不及宜下，有余宜晚，不及宜早。土之利，气之化也。民气亦从之，间谷命其太也。初之气，地气迁，寒乃去，春气至，风乃来，生布万物以荣，民气条舒，风湿相薄，雨乃后。民病血溢，筋络拘强，关节不利，身重筋萎。二之气，大火正，物承化，民乃和。其病温厉大行，远近咸若，湿蒸相薄，雨乃时降。三之气，天政布，湿气降，地气腾，雨乃时降，寒乃随之，感于寒湿，则民病身重，胕肿，胸腹满。四之气，畏火临、溽蒸化，地气腾，天气否隔，寒风晓暮，蒸热相薄，草木凝烟，湿化不流，则白露阴布，以成秋令。民病腠理热，血暴溢，疟，心腹满热，胪胀，甚则胕肿。五之气，惨令已行，寒露下，霜乃早降，草木黄落，寒气及体，君子周密，民病皮腠。终之气，寒大举，湿大化，霜乃积，阴乃凝，水坚冰，阳光不治。感于寒，则病人关节禁固，腰脽痛，寒湿推，于气交而为疾也。必折其郁气，而取化源，益其岁气，无使邪胜。食岁谷以全其真，食间谷以保其精。故岁宜以苦燥之、温之。甚者发之泄之，不发不泄，则湿气外溢，肉溃皮折，而水血交流。必赞其阳火，令御甚寒，从气异同，少多其判也。同寒者以热化，同湿者以燥化。异者少之，同者多之。用凉远凉，用寒远寒，用温远温，用热远热，食宜同法。假者反之，此其道也。反是者病也。[71]

太阴所至为埃溽。[71]

太阴所至为雨府，为员盈。[71]

太阴所至，为化为云雨。[71]

太阴所至，为湿生，终为注雨。[71]

太阴所至为倮化。[71]

太阴所至为濡化。[71]

太阴所至为雷霆骤注烈风。[71]

太阴所至为沉阴，为白埃，为晦暝。[71]

太阴所至为积饮否隔。[71]

太阴所至为稸满。[71]

太阴所至为中满霍乱吐下。[71]

太阴所至为重胕肿。[71]

故太阴雨化，施于太阳。[71]

太阴司天，其化以湿。[74]

太阴司天为湿化，在泉为甘化，司气为黅化，间气为柔化。[74]

太阴在泉，则左不应。[74]

太阴司天，则左不应。[74]

岁太阴在泉，草乃早荣，湿淫所胜，则埃昏岩谷，黄反见黑，至阴之交。民病饮积心痛，耳聋，浑浑焞焞，嗌肿喉痹，阴病血见，少腹痛肿，不得小便，病冲头痛，目似脱，项似拔，腰似折，髀不可以回，腘如结，腨如别。[74]

137

太阴司天，湿淫所胜，则沉阴且布，雨变枯槁，胕肿骨痛，阴痹。阴痹者，按之不得，腰脊头项痛，时眩，大便难，阴气不用，饥不欲食，咳唾则有血，心如悬。病本于肾，太溪绝，死不治。(74)

太阴之胜，火气内郁，疮疡于中，流散于外，病在胠胁，甚则心痛，热格，头痛，喉痹，项强。独胜则湿气内郁，寒迫下焦，痛留顶，互引眉间，胃满。雨数至，燥化乃见。少腹满，腰脽重强，内不便，善注泄，足下温，头重，足胫胕肿，饮发于中，胕肿于上。(74)

太阴之胜，治以咸热，佐以辛甘，以苦泻之。(74)

太阴之复，湿度乃举，体重中满，食饮不化，阴气上厥，胸中不便，饮发于中，咳喘有声。大雨时行，鳞见于陆，头顶痛重，而掉瘛尤甚，呕而密默，唾吐清液，甚则入肾窍，泻无度。太溪绝，死不治。(74)

太阴之复，治以苦热，佐以酸辛，以苦泻之，燥之，泄之。(74)

太阴司天，客胜则首面胕肿，呼吸气喘。主胜则胸腹满，食已而瞀。(74)

太阴在泉，客胜则足痿下重，便溲不时。湿客下焦，发而濡泻及为肿，隐曲之疾。主胜则寒气逆满，食饮不下，甚则为疝。(74)

太阴之客，以甘补之，以苦泻之，以甘缓之。(74)

太阴之至，其脉沉。(74)

太阴之主，先苦后甘，佐以所利资以所生，是谓得气。(74)

三阴者，六经之所主也，交于太阴，伏鼓不浮，上空志心。(79)

太阴根于隐白，结于太仓。(5)

太阴为开。(5)

故开折则仓廪无所输膈洞，取之太阴，视有余不足，故开折者，气不足而生病也。(5)

太阴终者，腹胀闭，不得息，气噫，善呕，呕则逆，逆则面赤，不逆则上下不通，上下不通则面黑，皮毛焦而终矣。(9)

太阴常多血少气，此天之常数也。(65)

黄帝曰：其不等者，可得闻乎？少师曰：太阴之人，贪而不仁，下齐湛湛，好内而恶出，心和而不发，不务于时，动而后之，此太阴之人也。(72)

黄帝曰：治人之五态，奈何？少师曰：太阴之人，多阴而无阳，其阴血浊，其卫气涩，阴阳不和，缓筋而厚皮，不之疾泻，不能移之。(72)

黄帝曰：别五态之人奈何？少师曰：太阴之人，其状黮黮然黑色，念然下意，临临然长大，膕然未偻，此太阴之人也。(72)

太阴多血少气。(78)

刺太阴出血恶气。(78)

## 厥阴

厥阴终者，中热嗌干，善溺，心烦甚，则舌卷卵上缩而终矣。此十二经之所败也。(16)

一阴至，厥阴之治也，真虚㾓心，厥气留薄发为白汗，调食和药，治在下俞。(21)

厥阴常多血少气。(24)

六日，厥阴受之，厥阴脉循阴器而络于肝，故烦满而囊缩。(31)

十二日，厥阴病衰，囊纵，少腹微下，大气皆去，病日已矣。(31)

厥阴之厥，则少腹肿痛，腹胀，泾溲不利，好卧，屈膝阴缩肿，胻内热。(45)

厥阴厥逆，挛，腰痛虚满，前闭谵言，治主病者。(45)

厥阴所谓癞疝，妇人少腹肿者，厥阴者辰也。三月阳中之阴，邪在中，故曰癞疝，少腹肿也。所谓腰脊痛不可以俯仰者，三月一振，荣华万物，一俯而不仰也。所谓癞癃疝，肤胀者，曰阴亦盛而脉胀不通，故曰癞癃疝也。所谓甚则嗌干热中者，阴阳相薄而热，故嗌干也。(49)

心主之阴，名曰害肩，上下同法。视其部中，有浮络者，皆心主之络也。络盛则入客于经。(56)

139

厥阴有余病阴痹，不足病生热痹，滑则病狐疝风，涩则病少腹积气。<sup>(64)</sup>

己亥之岁，上见厥阴。<sup>(66)</sup>

厥阴所谓络也。<sup>(66)</sup>

厥阴之上，风气主之。<sup>(66)</sup>

己亥之上，厥阴主之。<sup>(67)</sup>

厥阴之右，少阴治之。<sup>(68)</sup>

厥阴之上，风气治之，中见少阳。<sup>(68)</sup>

厥阴司天，风气下临，脾气上从，而土且隆，黄起水乃眚，土用革，体重，肌肉萎，食减口爽，风行太虚，云物摇动，目转耳鸣。火纵其暴，地乃暑，大热消烁，赤沃下，蛰虫数见，流水不冰，其发机速。<sup>(70)</sup>

厥阴司天，毛虫静，羽虫育，介虫不成；在泉，毛虫育，倮虫耗，羽虫不育。<sup>(70)</sup>

厥阴在泉，清毒不生，其味甘，其治酸苦，其谷苍赤，其气专，其味正。<sup>(70)</sup>

帝曰：善。厥阴之政奈何？岐伯曰：己亥之纪也。厥阴、少角、少阳，清热胜复同，同正角，丁巳天符、丁亥天符，其运风，清热。少角、太徵、少宫、太商、少羽、厥阴、少徵、少阳，寒风胜复同，癸巳、癸亥，其运热寒雨。少徵、太宫、少商、太羽、太角、厥阴、少宫、少阳，风清胜复同，同正角，己巳、己亥，其运雨风清。少宫、太商、少羽、少角、太徵、厥阴、少商、少阳，热寒胜复同，同正角，乙巳、乙亥，其运凉热寒。少商、太羽、太角、少徵、太宫，厥阴、少羽、少阳，风雨胜复同，辛巳、辛亥，其运寒雨风。少羽、少角、太徵、少宫、太商。凡此厥阴司天之政，气化运行后天，诸同正岁，气化运行同天，天气扰，地气正，风生高远，炎热从之，云趋雨府，湿化乃行，风火同德，上应岁星荧惑。其政挠，其令速，其谷苍丹，间谷言太者，其耗文角品羽。风燥火热，胜复更作，蛰虫来见，流水不冰，热病行于下，风病行于上，风燥胜复，形于中。初之气，寒始肃，杀气方至，民病寒于右之下。二之气，寒不去，华雪水冰，杀气施化，霜乃降，名草上焦，寒雨数至，阳复化，民病热于中。三之气，天政布，风乃时举，民病泣出，耳鸣掉眩。四之气，溽暑湿热相薄，争于左之上。民病黄瘅而为胕肿。五之气，燥湿更胜，沉阴乃布，寒气及体，风雨乃行。终之气，畏火司令，阳乃大化，蛰虫出见，流水不冰，地气大发，草乃生，人乃舒。其病温厉，必折其郁气，资其化源，赞其运气，无使邪胜。岁宜以辛调上，以咸调下，畏火之气，无妄犯之。用温远温，用热远热，用凉远凉，用寒远寒，食宜同法。有假反常，此之道也。反是者病。<sup>(71)</sup>

厥阴所至为和平。<sup>(71)</sup>

厥阴所至为风府，为璺启。<sup>(71)</sup>

厥阴所至为生，为风摇。<sup>(71)</sup>

厥阴所至为风生，终为肃。<sup>(71)</sup>

厥阴所至为毛化。<sup>(71)</sup>

厥阴所至为生化。<sup>(71)</sup>

厥阴所至为飘怒太凉。<sup>(71)</sup>

厥阴所至为挠动，为迎随。<sup>(71)</sup>

厥阴所至为里急。<sup>(71)</sup>

厥阴所至为支痛。<sup>(71)</sup>

厥阴所至为缓戾。<sup>(71)</sup>

厥阴所至为胁痛、呕泄。<sup>(71)</sup>

厥阴风化，施于太阴，各命其所在以徵之也。<sup>(71)</sup>

帝曰：愿闻其道也。岐伯曰：厥阴司天，其化以风。<sup>(74)</sup>

帝曰：善。岁主奈何？岐伯曰：厥阴司天为风化，在泉为酸化，司气为苍化，间气为动化。<sup>(74)</sup>

帝曰：厥阴在泉，而酸化先，余知之矣。风化之行也，何如？岐伯曰：风行于地，所谓本也，余气同法。<sup>(74)</sup>

厥阴在泉，则右不应。<sup>(74)</sup>

厥阴司天，则右不应。<sup>(74)</sup>

帝曰：善。天地之气，内淫而病何如？岐伯曰：岁厥阴在泉，风淫所胜，则地气不明，平野昧，草乃早秀。民病洒洒振寒，善伸数欠，心痛支满，两胁里急，饮食不下，膈咽不通，食则呕，腹胀善噫，得后与气，则快然如衰，身体皆重。<sup>(74)</sup>

帝曰：善。天气之变何如？岐伯曰：厥阴司天，风淫所胜，则太虚埃昏，云物以扰，寒生春气，流水不冰。民病胃脘，当心而痛，上支两胁，膈咽不通，饮食不下，舌本强，食则呕，冷泄腹胀，溏泄，瘕水闭，蛰虫不去，病本于脾。冲阳绝，死不治。<sup>(74)</sup>

帝曰：六气相胜，奈何？岐伯曰：厥阴之胜，耳鸣头眩，愦愦欲吐，胃膈如寒，大风数举，倮虫不滋，胠胁气并，化而为热，小便黄赤，胃脘当心而痛，上支两胁，肠鸣飧泄，少腹痛，注下赤白，甚则呕吐，膈咽不通。<sup>(74)</sup>

帝曰：治之奈何？岐伯曰：厥阴之胜，治以甘清，佐以苦辛，以酸泻之。<sup>(74)</sup>

帝曰：六气之复何如？岐伯曰：悉乎哉问也！厥阴之复，少腹坚满，里急暴痛，偃木飞沙，倮虫不荣，厥心痛，汗发呕吐，饮食不入，入而复出，筋骨掉眩清厥，甚则入脾，食痹而吐。冲阳绝，死不治。<sup>(74)</sup>

帝曰：善。治之奈何？岐伯曰：厥阴之复，治以酸寒，佐以甘辛，以酸泻之，以甘缓之。<sup>(74)</sup>

帝曰：其生病何如？岐伯曰：厥阴司天，客胜则耳鸣掉眩，甚则咳；主胜则胸胁痛，舌难以言。<sup>(74)</sup>

厥阴在泉，客胜则大关节不利，内为痉强拘瘛，外为不便；主胜则筋骨繇并，腰腹时痛。<sup>(74)</sup>

厥阴之客，以辛补之，以酸泻之，以甘缓之。<sup>(74)</sup>

帝曰：厥阴何也？岐伯曰：两阴交尽也。<sup>(74)</sup>

帝曰：其脉至何如？岐伯曰：厥阴之至其脉弦。<sup>(74)</sup>

厥阴之主，先酸后辛。<sup>(74)</sup>

一阴独至，经绝气浮，不鼓，钩而滑。<sup>(79)</sup>

厥阴根于大敦，结于玉英，络于膻中。<sup>(5)</sup>

142

厥阴为阖。(5)

阖折，即气绝而喜悲，悲者取之厥阴，视有余不足。(5)

厥阴终者，中热，溢干，喜溺，心烦，甚则舌卷，卵上缩而终矣。(9)

厥阴常多气少血。(65)

厥阴多血少气。(78)

刺厥阴，出血恶气。(78)

## 是动病　所生病

二十二难曰：经言，脉有是动，有所生病，一脉辄变为二病者，何也？然，经言是动者，气也；所生病者，血也。邪在气，气为是动；邪在血，血为所生病。气主呴之，血主濡之。气留而不行者，为气先病也；血壅而不濡者，为血后病也。故先为是动，后所生病也。(二十二)

## 三阴

三阴气俱绝者，则目眩转、目瞑。目瞑者，为失志；失志者，则志先死。死，即目瞑也。(二十四)

## 六阳

六阳气俱绝者，则阴与阳相离。阴阳相离，则腠理泄，绝汗乃出，大如贯珠，转出不流，即气先死。旦占夕死，夕占旦死。(二十四)

## 足三阳

足三阳之脉，从足至头，长八尺，六八四丈八尺。(二十三)

## 足三阴

足三阴之脉，从足至胸，长六尺五寸，六六三丈六尺。五六三尺，合三丈九尺。(二十三)

## 足太阳

少阴之上，名曰太阳，太阳根起于至阴，结于命门，名曰阴中之阳。(6)

太阳为开。(6)

足太阳气绝者，其足不可屈伸，死必戴眼。(20)

足太阳与少阴为表里。(24)

足太阳之疟，令人腰痛头重，寒从背起，先寒后热，熇熇暍暍然，热止汗出，难已，刺郄中出血。(36)

足太阳脉，令人腰痛，引项脊尻背如重状，刺其郄中。太阳正经出血，春无见血。(41)

足太阳脉气所发者，七十八穴：两眉头各一，入发至项三寸半旁五，相去三寸，其浮气在皮中者，凡五行，行五，五五二十五，项中大筋两旁各一，风府两旁各一，侠背以下至尻尾二十一节，十五间各一，五脏之俞各五，六腑之俞各六，委中以下至足小指旁各六俞。(59)

邪客于足太阳之络，令人头项肩痛，刺足小指爪甲上，与肉交者各一痏，立已；不已，刺外踝下三痏，左取右，右取左，如食顷已。(63)

邪客于足太阳之络，令人拘挛，背急，引胁而痛，刺之从项始，数脊椎侠脊，疾按之，应手如痛，刺之旁三痏，立已。(63)

六次脉足太阳也，名曰天柱。(2)

足太阳挟项大筋之中发际。阴尺动脉在五里，五腧之禁也。(2)

足太阳根于至阴，溜于京骨，注于昆仑，入于天柱、飞扬也。(5)

人迎二盛，病在足太阳。(5)

膀胱足太阳之脉，起于目内眦，上额交巅。其支者，从巅至耳上角。其直者，从巅入络脑，还出别下项，循肩髆，内挟脊，抵腰中，入循膂，络肾，属膀胱。其支者，从腰中下挟脊，贯臀，入腘中。其支者，从髆内左右，别下贯胛，挟脊，内过髀枢，循髀外，从后廉，下合腘中，以下贯踹内，出外踝之后，循京骨，至小指外侧。是动则病，冲头痛，目似脱，项似拔，脊痛，腰似折，髀不可以曲，腘如结，踹如裂，是为踝厥。是主筋所生病者，痔、疟、狂癫疾，头囟项痛，目黄，泪出，鼽衄，项背腰尻脚皆痛，小指不用，为此诸病，盛则泻之，虚则补之，热则疾之，寒则留之。陷下则灸之，不盛不虚，以经取之。盛者，人迎大再倍于寸口；虚者，人迎反小于寸口也。(10)

足太阳之别，名曰飞扬，去踝七寸，别走少阴，实则鼽窒，头背痛，虚则鼽衄，取之所别也。(10)

足太阳之正，别入于腘中，其一道下尻五寸，别入于肛，属于膀胱，散之肾，循脊，当心入散。直者，从膂上出于项，复属于太阳，此为一经也。(11)

足太阳外合清水，内属膀胱，而通水道焉。(12)

足太阳深五分，留七呼。(12)

足太阳之筋，起于足小指，上结于踝，邪上结于膝，其下循足外侧，结于踵，上循跟，结于腘。其别者结于踹外，上腘中内廉，与腘中并上结于臀，上挟脊上项。其支者，别入结于舌本。其直者，结于枕骨上头，下颜，结于鼻。其支者，为目上纲，下结于顺。其支者，从腋后外廉，结于肩髃。其支者，从腋下，上出缺盆，上结于完骨。其支者，出缺盆，邪上出于顺。其病小指支跟肿痛，腘挛、脊反折，项筋急，肩不举，腋支缺盆中纽痛，不可左右摇，治在燔针劫刺，以知为数，以痛为输，名曰仲春痹也。(13)

足太阳有入顺遍齿者，名曰角孙，上齿龋取之，在鼻与顺前，方病之时，其脉盛，盛则泻之，虚则补之，一曰取之出鼻外。(21)

145

足太阳有通项入于脑者，正属目本，名曰眼系，头目苦痛，取之在项中两筋间，入脑乃别。(21)

厥挟脊而痛者，至顶，头沉沉然，目䀮䀮然，腰脊强，取足太阳腘中血络。(26)

人迎二倍，病在足太阳。(48)

岐伯曰：博哉！圣帝之论。臣请尽意悉言之。足太阳之本，在跟以上五寸中，标在两络命门。命门者，目也。(52)

足太阳之上，血气盛则美眉，眉有毫毛。血多气少则恶眉，面多少理。血少气多则面多肉，血气和则美色。足太阳之下，血气盛则跟肉满，踵坚。气少血多则瘦，跟空。血气皆少则喜转筋，踵下痛。(64)

黄帝曰：二十五人者，刺之有约乎？岐伯曰：美眉者，足太阳之脉，气血多。恶眉者，血气少。其肥而泽者，血气有余；肥而不泽者，气有余，血不足。瘦而无泽者，气血俱不足。审察其形气有余不足而调之，可以知逆顺矣。(64)

# 足阳明

太阴之前，名曰阳明。阳明根起于厉兑，名曰阴中之阳。(6)

阳明为阖。(6)

阳明与太阴为表里，是为足阴阳也。(24)

黄帝问曰：足阳明之脉病，恶人与火，闻木音，则惕然而惊，钟鼓不为动，闻木音而惊，何也？愿闻其故。岐伯对曰：阳明者胃脉也，胃者，土也，故闻木音而惊者，土恶木也。帝曰：善。其恶火何也？岐伯曰：阳明主肉，其脉血气盛，邪客之则热，热甚则恶火。帝曰：其恶人何也？岐伯曰：阳明厥，则喘而惋，惋则恶人。帝曰：或喘而死者，或喘而生者，何也？岐伯曰：厥逆连脏则死，连经则生。帝曰：善。病甚则弃衣而走，登高而歌，或至不食数日，逾垣上屋，所上之处，皆非其素所能也，病反能者，何也？岐伯曰：四支者，诸阳之本也，阳盛则四支实，实则能登高也。帝曰：其弃衣而走者，何也？岐伯曰：热盛于身，故弃衣欲走也。帝曰：其妄言骂詈，不避亲疏而歌者，何也？岐伯曰：阳盛则使人妄言骂詈，不避亲疏而不欲食，不欲食，故妄走也。（30）

足阳明之疟，令人先寒洒淅，洒淅寒甚，久乃热，热去汗出，喜见日月光火气，乃快然。刺足阳明跗上。（36）

阳明令人腰痛，不可以顾，顾如有见者，善悲，刺阳明于胻前三痏，上下和之，出血，秋无见血。（41）

足阳明脉气所发者，六十八穴：额颅发际旁各三，面鼽骨空各一，大迎之骨空各一，人迎各一，缺盆外骨空各一，膺中骨间各一，侠鸠尾之外，当乳下三寸，侠胃脘各五，侠脐广三寸各三，下脐二寸侠之各三，气街动脉各一，伏菟上各一，三里以下至足中指各八俞，分之所在穴空。（59）

邪客于足阳明之经，令人鼽衄，上齿寒。刺足中指次指爪甲上，与肉交者，各一痏，左刺右，右刺左。（63）

一次，任脉侧之动脉，足阳明也，名曰人迎。（2）

足阳明挟喉之动脉也，其腧在膺中。（2）

黄帝曰：愿闻六腑之病。岐伯答曰：面热者，足阳明病。（2）

两跗之上脉竖陷者，足阳明病，此胃脉也。（4）

足阳明根于厉兑，溜于冲阳，注于下陵，入于人迎，丰隆也。（5）

人迎三盛，病在足阳明。（5）

胃足阳明之脉，起于鼻之交頞中，旁纳太阳之脉，下循鼻外，上入齿中，还出挟口，环唇，下交承浆，却循颐后下廉，出大迎，循颊车，上耳前，过客主人，循发际，至额颅。其支者，从大迎前下人迎，循喉咙，入缺盆，下膈，属胃，络脾。其直者，从缺盆下乳内廉，下挟脐，入气街中。其支者，起于胃口，下循腹里，下至气街中，而合以下髀关，抵伏兔，下膝膑中，下循胫外廉，下足跗，入中指内间。其支者，下廉三寸而别，下入中指外间。其支者，别跗上，入大指间，出其端。是动则病洒洒振寒，善呻数欠，颜黑，病至则恶人与火，闻木音则惕然而惊，心欲动，独闭户塞牖而处，甚则欲上高而歌，弃衣而走，贲响腹胀，是为骭厥。是主血所生病者，狂疟温淫，汗出鼽衄，口喝唇胗，颈肿喉痹，大腹水肿，膝膑肿痛，循膺乳、气街、股、伏兔、骭外廉、足跗上皆痛，中指不用。气盛则身以前皆热，其有余于胃，则消谷善饥，溺色黄。气不足则色身以前皆寒栗，胃中寒则胀满。为此诸病，盛则泻之；虚则补之。热则疾之；寒则留之。陷下则灸之，不盛不虚，以经取之。盛者，人迎大三倍于寸口；虚者，人迎反小于寸口也。<sup>(10)</sup>

足阳明之别，名曰丰隆，去踝八寸，别走太阴，其别者，循胫骨外廉，上络头项，合诸经之气，下络喉嗌。其病气逆则喉痹瘁喑。实则狂颠，虚则足不收，胫枯，取之所别。<sup>(10)</sup>

足阳明之正，上至髀，入于腹里，属胃，散之脾，上通于心，上循咽，出于口，上頞颎，还系目系，合阳于阳明也。<sup>(11)</sup>

足阳明外合于海水，内属于胃。<sup>(12)</sup>

足阳明，五脏六腑之海也，其脉大，血多气盛，热壮刺之此者，不深弗散，不留不泻也。足阳明刺深六分，留十呼。<sup>(12)</sup>

足阳明之筋，起于中三指，结于跗上，邪外上，加于辅骨，上结于膝外廉，直上结于髀枢，上循胁，属脊。其直者，上循骭，结于膝。其支者，结于外辅骨，合少阳。其直者，上循伏兔，上结于髀，聚于阴器，上腹而布，至缺盆而结，上颈，上挟口，合于頄，下结于鼻，上合于太阳，太阳为目上网，阳明为目下网。其支者，从颊结于耳前。其病足中指支，胫转筋，脚跳坚，伏兔转筋，髀前踵，癀疝，腹筋急，引缺盆及颊，卒口僻，急者，目不合，热则筋纵，目不开。颊筋有寒，则急，引颊移口，有热则筋弛纵，缓不胜收，故僻。治之以马膏，膏其急者，以白酒和桂，以涂其缓者，以桑钩钩之，即以生桑炭，置之坎中，高下以坐等，以膏熨急颊，且饮美酒，啖美炙肉，不饮酒者，自强也，为之三拊而已。治在燔针劫刺，以知为数，以痛为输，名曰季春痹也。<sup>(13)</sup>

足之阳明，手之太阳，筋急则口目为僻，眦急不能卒视，治皆如右方也。<sup>(13)</sup>

足阳明有挟鼻入于面者，名曰悬颅，属口，对入系目本，视有过者取之，损有余，益不足，反者益。[21]

厥胸满面肿，唇漯漯，暴言难，甚则不能言，取足阳明。[26]

人迎三倍，病在足阳明。[48]

足阳明之本在厉兑，标在人迎、颊、挟颃颡也。[52]

黄帝曰：经脉十二，而手太阴、足少阴、阳明，独动不休，何也？岐伯曰：是明胃脉也。胃为五脏六腑之海，其清气上注于肺，肺气从太阴而行之，其行也，以息往来，故人一呼，脉再动，一吸，脉亦再动，呼吸不已，故动而不止。[62]

黄帝曰：足之阳明，何因而动？岐伯曰：胃气上注于肺，其悍气上冲头者，循咽，上走空窍，循眼系，入络脑，出颅，下客主人，循牙车，合阳明，并下人迎，此胃气别走于阳明者也。故阴阳上下，其动也若一。故阳病而阳脉小者为逆，阴病而阴脉大者为逆。故阴阳俱静俱动，若引绳相倾者，病。[62]

黄帝曰：夫子之言，脉之上下，血气之候，以知形气，奈何？岐伯曰：足阳明之上，血气盛则髯美长，血少气多则髯短，故气少血多则髯少，血气皆少则无髯。两吻多画，足阳明之下，血气盛则下毛美长至胸，血多气少则下毛美短至脐，行则善高举足，足指少肉，足善寒，血少气多则肉而善瘃，血气皆少则无毛，有则稀、枯悴，善痿厥，足痹。[64]

大热偏身，狂而妄见、妄闻、妄言，视足阳明及大络取之，虚则补之，血而实者泻之，因其偃卧，居其头前，以两手四指挟按颈动脉，久持之，卷而切推，下至缺盆中，而复止如前，热去乃止，此所谓推而散之者也。[75]

## 足少阳

厥阴之表，名曰少阳。少阳根起于窍阴，名曰阴中之少阳。[6]

少阳为枢。[6]

徇蒙招尤，目冥耳聋，下实上虚，过在足少阳、厥阴，甚则入

肝。<sup>(10)</sup>

少阳与厥阴为表里。<sup>(24)</sup>

足少阳之疟，令人身体解㑊，寒不甚，热不甚，恶见人，见人心惕惕然，热多汗出甚，刺足少阳。<sup>(36)</sup>

少阳令人腰痛，如以针刺其皮中，循循然不可以俯仰，不可以顾。刺少阳成骨之端出血，成骨在膝外廉之骨独起者，夏无出血。<sup>(41)</sup>

足少阳脉气所发者，六十二穴：两角上各二，直目上发际内各五，耳前角上各一，耳前角下各一，锐发下各一，客主人各一，耳后陷中各一，下关各一，耳下牙车之后各一，缺盆各一，掖下三寸，胁下至胠，八间各一，髀枢中旁各一，膝以下至足小指次指各六俞。<sup>(59)</sup>

邪客于足少阳之络，令人胁痛，不得息，咳而汗出。刺足小指次指爪甲上，与肉交者，各一痏，不得息立已，汗出立止，咳者温衣饮食，一日已。左刺右，右刺左，病立已，不已复，刺如法。<sup>(63)</sup>

邪客于足少阳之络，令人留于枢中痛，髀不可举，刺枢中，以毫针，寒则久留。针以月死生为数，立已。<sup>(63)</sup>

四次脉足少阳也，名曰天荣。<sup>(2)</sup>

足少阳在耳下，曲颊之后。<sup>(2)</sup>

足少阳跟于窍阴，溜于丘墟，注于阳辅，入于天容光明也。<sup>(5)</sup>

人迎一盛，病在足少阳。<sup>(5)</sup>

胆足少阳之脉，起于目锐眦，上抵头角，下耳后，循颈，行手少阳之前，至肩上却交出手少阳之后，入缺盆。其支者，从耳后入耳中，出走耳前，至目锐眦后。其支者，别锐眦，下大迎，合于手少阳，抵于䪼下，加颊车，下颈，合缺盆，以下胸中，贯膈，络肝，属胆，循胁里，出气街，绕毛际，横入髀厌中。其直者，从缺盆下腋，循胸，过季胁，下合髀厌中以下，循髀阳，出膝外廉，下外辅骨之前，直下抵绝骨之端，下出外踝之前，循足跗上，入小指次指之间。其支者，别跗上，入大指之间，循大指歧骨内，出其端，还贯爪甲，出三毛。是动则病口苦，善太息，心胁痛，不能转侧，甚则面微有尘，体无膏泽，足外反热，是为阳厥。是主骨所生病者，头痛，颔痛，目锐眦痛，缺盆中肿痛，腋下肿，马刀侠瘿，汗出振寒，疟，胸、胁肋、髀、膝外至胫绝骨外踝前及诸节皆痛，小指次指不用。为此诸病，盛则泻之；虚则补之。热则疾之；寒则留之。陷下则灸之，不盛不虚，以经取之。盛者，人迎大一倍于寸口；虚者，人迎反小于寸口也。(10)

足少阳之别，名曰光明，去踝五寸，别走厥阴，下络足跗，实则厥，虚则痿躄，坐不能起，取之所别也。(10)

足少阳之正，绕髀，入毛际，合于厥阴。别者入季胁之间，循胸里，属胆，散之，上肝，贯心，以上挟咽，出颐颔中，散于面，系目系，合少阳于外眦也。(11)

足少阳外合于渭水，内属于胆。(12)

足少阳深四分，留五呼。(12)

足少阳之筋，起于小指次指，上结外踝，上循胫外廉，结于膝外廉。其支者，别起于外辅骨，上走髀，前者，结于伏兔之上，后者，结于尻。其直者，上乘䏚季胁，上走腋前廉，系于膺乳，结于缺盆。直者，上出腋，贯缺盆，出太阳之前，循耳后，上额角，交巅上，下走颔，上结于頄。支者，结于目眦为外维，其病小指次指支转筋，引膝外转筋，膝不可屈伸，腘筋急，前引髀，后引尻，即上乘䏚季胁痛，上引缺盆，膺乳颈维筋急，从左之右，右目不开，上过右角，并跷脉而行，左络于右，故伤左角，右足不用，命曰维筋相交，治在燔针劫刺，以知为数，以痛为输，名曰孟春痹也。(13)

人迎大一倍于寸口，病在足少阳。(48)

足少阳之本，在窍阴之间，标在窗笼之前。窗笼者，耳也。(52)

足少阳之上，气血盛则通髯美长，血多气少则通髯美短，血少气多则少髯，血气皆少则无须，感于寒湿则善痹、骨痛，爪枯也。足少阳之下，血气盛则胫毛美长，外踝肥，血多气少则胫毛美短，外踝皮坚而厚；血少气多则胻毛少，外踝皮薄而软，血气皆少则无毛，外踝瘦无肉。(64)

## 足少阴

岐伯曰：圣人南面而立，前曰广明，后曰太冲，太冲之地，名曰少阴。(6)

太阴之后，名曰少阴，少阴根起于涌泉，名曰阴中之少阴。(6)

少阴为枢。(6)

是以头痛巅疾，下虚上实，过在足少阴、巨阳，甚则入肾。(10)

足少阴之疟，令人呕吐甚，多寒热，热多寒少，欲闭户牖而处，其病难已。(36)

足少阴令人腰痛，痛引脊内廉，刺少阴于内踝上二痏，春无见血，出血太多，不可复也。(41)

帝曰：愿闻缪刺奈何？取之何如？岐伯曰：邪客于足少阴之络，令人卒心痛，暴胀，胸胁支满，无积者，刺然骨之前出血，如食顷而已。不已，左取右，右取左。病新发者，取五日已。(63)

邪客于足少阴之络，令人嗌痛，不可内食，无故善怒，气上走贲上。刺足下中央之脉，各三痏，凡六刺立已。左刺右，右刺左。嗌中肿，不能内唾，时不能出唾者，刺然骨之前，出血立已。左刺右，右刺左。(63)

脉口二盛，病在足少阴。(9)

肾足少阴之脉，起于小指之下，邪走足心，出于然谷之下，循内踝之后，别入跟中，以上踹内，出腘内廉，上股内后廉，贯脊，属肾，络膀胱。其直者，从肾上贯肝膈，入肺中，循喉咙，挟舌本。其支者，从肺出络心，注胸中。是动则病，饥不欲食，面如漆柴，咳唾则有血，喝喝而喘，坐而欲起，目𥆨𥆨如无所见，心如悬，若饥状。气不足则善恐，心惕惕如人将捕之，是为骨厥。是主肾所生病者，口热，舌干，咽肿，上气，嗌干及痛，烦心，心痛，黄疸，肠澼，脊股内后廉痛，痿厥，嗜卧，足下热而痛。为此诸病，盛则泻之，虚则补之。热则疾之，寒则留之，陷下则灸之，不盛不虚，以经取之。灸则强食生肉，缓带披发，大杖重履而步。

盛者，寸口大再倍于人迎；虚者，寸口反小于人迎也。<sup>(10)</sup>

足少阴气绝，则骨枯。少阴者，冬脉也，伏行而濡骨髓者也。故骨不濡，则肉不能著也。骨肉不相亲，即肉软却。肉软却，故齿长而垢，发无泽。发无泽者，骨先死。戊笃己死，土胜水也。<sup>(10)</sup>

足少阴之别，名曰大钟，当踝后绕跟，别走太阳，其别者，并经上走于心包下，外贯腰脊。其病气逆则烦闷。实则闭癃，虚则腰痛，取之所别也。<sup>(10)</sup>

足少阴之正，至腘中，别走太阳，而合上至肾，当十四𩩲，出属带脉。直者，系舌本，复出于项，合于太阳，此为一合。成以诸阴之别，皆为正也。<sup>(11)</sup>

足少阴外合于汝水，内属于肾。<sup>(12)</sup>

足少阴深二分，留三呼。<sup>(12)</sup>

足少阴之筋，起于小指之下，并太阴之筋，邪走内踝之下，结于踵，与太阳之筋合而上结于内辅之下，并太阴之筋而上，循阴股，结于阴器，循脊内，挟膂，上至项，结于枕骨，与足太阳之筋合。其病足下转筋，及所过而结者，皆痛及转筋，病在此者，主痫瘛及痉。在外者不能俯。在内者，不能仰。故阳病者，腰反折不能俯。阴病者，不能仰。治在燔针劫刺，以知为数，以痛为输。在内者，熨引饮药，此筋折纽，纽发数甚者，死不治，名曰仲秋痹也。<sup>(13)</sup>

厥气走喉而不能言，手足清，大便不利，取足少阴。<sup>(26)</sup>

嗌干，口中热如胶，取足少阴。<sup>(26)</sup>

中热而喘，取足少阴腘中血络。<sup>(26)</sup>

腹满，大便不利，腹大，亦上走胸嗌，喘息喝喝然，取足少阴。<sup>(26)</sup>

心痛引腰脊，欲呕，取足少阴。<sup>(26)</sup>

心痛引背，不得息，刺足少阴。不已，取手少阳。<sup>(26)</sup>

足少阴之本，在内踝下上三寸中，标在背输与舌下两脉也。<sup>(52)</sup>

黄帝曰：足少阴何因而动？岐伯曰：冲脉者，十二经之海也，与少阴之大络，起于肾下，出于气街，循阴股内廉，邪入腘中，循胫骨内廉，并

少阴之经，下入内踝之后，入足下。其别者，邪入踝，出属跗上，入大指之间，注诸络，以温足胫，此脉之常动者也。(62)

足少阴藏肾，色黑，味咸，时冬，上宫与大宫同，谷稷，畜牛，果枣。(65)

二十四难曰：手足三阴三阳气已绝，何以为候？可知其吉凶不？然：足少阴气绝，即骨枯。少阴者，冬脉也，伏行而温于骨髓。故骨髓不温，即肉不著骨；骨肉不相亲，即肉濡而却；肉濡而却，故齿长而枯，发无润泽；无润泽者，骨先死。戊日笃，己日死。(二十四)

# 足太阴

中身而上，名曰广明，广明之下，名曰太阴。(6)
然则中为阴，其冲在下，名曰太阴，太阴根起于隐白，名曰阴中之阴。(6)
太阴为开。(6)
腹满䐜胀，支鬲胠胁，下厥上冒，过在足太阴阳明。(10)
足太阴之疟，令人不乐，好太息，不嗜食，多寒热汗出，病至则善呕，呕已乃衰，即取之。(36)
邪客于足太阴之络，令人腰痛，引少腹控䏚，不可以仰息，刺腰尻之解，两胂之上，是腰俞，以月死生为痏数，发针立已，左刺右，右刺左。(63)

脉口三盛，病在足太阴。(9)
从腰以下者，足太阴阳明皆主之。(9)
脾足太阴之脉，起于大指之端，循指内侧白肉际，过核骨后，上内踝前廉，上踹内，循胫骨后，交出厥阴之前，上膝股内前廉，入腹，属脾，络胃，上鬲，挟咽，连舌本，散舌下。其支者，复从胃，别上鬲，注心中。是动则病舌本强，食则呕，胃脘痛，腹胀，善噫，得后与气，则快然如衰，身体皆重。是主脾所生病者，舌本痛，体不能动摇，食不下，烦心，心下急痛，溏瘕泄，水闭，黄疸，不能卧，强立，股膝内肿厥，足大指不用。为此诸病，盛则泻之，虚则补之。热则疾之，寒则留之。陷下则灸之，不盛不虚，以经取之。盛者，寸口大三倍于人迎；虚者，寸口反小于人迎也。<sup>(10)</sup>

足太阴气绝者，则脉不荣肌肉，唇舌者，肌肉之本也。脉不荣则肌肉软，肌肉软则舌萎人中满，人中满则唇反，唇反者，肉先死。甲笃乙死，木胜土也。<sup>(10)</sup>

足太阴之别，名曰公孙，去本节后一寸，别走阳明。其别者，入络肠胃。厥气上逆，则霍乱。实则肠中切痛，虚则鼓胀。取之所别也。<sup>(10)</sup>

足太阴之正，上至髀，合于阳明，与别俱行，上结于咽，贯舌中，此为三合也。<sup>(11)</sup>

足太阴外合于湖水，内属于脾。<sup>(12)</sup>

足太阴深三分，留四呼。<sup>(12)</sup>

足太阴之筋，起于大指之端内侧，上结于内踝。其直者，络于膝内辅骨，上循阴股，结于髀，聚于阴器，上腹，结于脐，循腹里，结于肋，散于胸中。其内者，著于脊。其病足大指支内踝痛，转筋痛，膝内辅骨痛，阴股引髀而痛，阴器纽痛，下引脐两胁痛，引膺中脊内痛。治在燔针劫刺，以知为数，以痛为输，命曰孟秋痹也。<sup>(13)</sup>

厥而腹向向然，多寒气，腹中谷谷，便溲难，取足太阴。<sup>(26)</sup>

腹满食不化，腹向向然，不能大便，取足太阴。<sup>(26)</sup>

心痛腹胀啬啬然，大便不利，取足太阴。<sup>(26)</sup>

足太阴独受其浊。<sup>(40)</sup>

足太阴之本，在中封前上四寸之中，标在背腧与舌本也。<sup>(52)</sup>

足太阴藏脾，色黄，味甘，时季夏，上商与右商同，谷黍，畜鸡，果桃。<sup>(65)</sup>

足太阴气绝，则脉不荣其口唇。口唇者，肌肉之本也。脉不荣，则肌肉不滑泽，肌肉不滑泽，则肉满；肉满则唇反；唇反，则肉先死。甲日

笃，乙日死。（二十四）

# 足厥阴

少阴之前，名曰厥阴，厥阴根起于大敦，阴之绝阳，名曰阴之绝阴。（6）

厥阴为阖。（6）

足厥阴之疟，令人腰痛，少腹满，小便不利，如癃状，非癃也，数便，意恐惧，气不足，腹中悒悒，刺足厥阴。（36）

厥阴之脉，令人腰痛，腰中如张弓弩弦，刺厥阴之脉，在腨踵鱼腹之外，循之累累然，乃刺之，其病令人善言，默默言不慧，刺之三痏。（41）

邪客于足厥阴之络，令人卒疝暴痛，刺足大指爪甲上，与肉交者，各一痏，男子立已，女子有顷已，左取右，右取左。（63）

脉口一盛，病在足厥阴，厥阴一盛而躁，在手心主。（9）

肝足厥阴之脉，起于大指丛毛之际，上循足跗上廉，去内踝一寸，上踝八寸，交出太阴之后，上腘内廉，循股阴，入毛中，过阴器，抵小腹，挟胃，属肝，络胆，上贯膈，布胁肋，循喉咙之后，上入颃颡，连目系，上出额，与督脉会于巅。其支者，从目系下颊里，环唇内。其支复从肝，别贯膈，上注肺。是动则病，腰痛不可以俯仰，丈夫㿉疝，妇人少腹肿，甚则嗌干，面尘，脱色。是主肝所生病者，胸满，呕逆，飧泄，狐疝，遗溺，闭癃。为此诸病，盛则泻之，虚则补之。热则疾之，寒则留之。陷下则灸之，不盛不虚，以经取之。盛者，寸口大一倍于人迎；虚者，寸口反小于人迎也。（10）

足厥阴气绝，则筋绝。厥阴者，肝脉也。肝者，筋之合也，筋者，聚于阴气，而脉络于舌本也。故脉弗荣则筋急，筋急则引舌与卵，故唇青、舌卷、卵缩，则筋先死。庚笃辛死，金胜木也。（10）

足厥阴之别，名曰蠡沟，去内踝五寸，别走少阳，其别者循胫上睾，

结于茎，其病气逆则睾肿卒疝，实则挺长，虚则暴痒，取之所别也。(10)

足厥阴之正，别跗上，上至毛际，合于少阳，与别俱行，此为二合也。(11)

足厥阴外合于渑水，内属于肝。(12)

足厥阴深一分，留二呼。(12)

足厥阴之筋，起于大指之上，上结于内踝之前，上循胫，上结内辅之下，上循阴股，结于阴器，络诸筋。其病足大指，支内踝之前痛，内辅痛，阴股痛转筋，阴器不用，伤于内则不起，伤于寒则阴缩入，伤于热则纵挺不收，治在行水清阴气。其病转筋者，治在燔针劫刺，以知为数，以痛为输，名曰季秋痹也。(13)

小腹满大，上走胃，至心，淅淅身时寒热，小便不利，取足厥阴。(26)

足厥阴之本，在行间上五寸所，标在背腧也。(52)

足厥阴藏肝，色青，胃酸，时春。(65)

足厥阴气绝，则筋缩，引卵与舌卷。厥阴者，肝脉也。肝者，筋之合也。筋者，聚于阴器而络于舌本。故脉不荣，即筋缩急，筋缩急即引卵与舌卷，故舌卷卵缩，此筋先死。庚日笃，辛日死。(二十四)

## 手三阳

二十三难曰：手足三阴三阳，脉之度数，可晓以不？然，手三阳之脉，从手至头，长五尺，五六合三丈。(二十三)

六十难曰：头心之病，有厥痛，有真痛，何谓也？然：手三阳之脉，受风寒，伏留而不去者，则名厥头痛，入连在脑者，名真头痛。(六十)

## 手三阴

手三阴之脉，从手至胸中，长三尺五寸，三六一丈八尺，五六三尺，

合二丈一尺。（二十三）

## 手阳明

咳嗽上气，厥在胸中，过在手阳明太阴。[70]

阳明与太阴为表里，是为手之阴阳也。[24]

手阳明少阳厥逆，发喉痹，嗌肿，痓，治主病者。[45]

手阳明脉气所发者，二十二穴，鼻空外廉、项上各二，大迎骨空各一，柱骨之会各一，髃骨之会各一，肘以下至手大指、次指本各六俞。[59]

邪客于手阳明之络，令人气满胸中，喘息，而支胠，胸中热。刺手大指次指爪甲上，去端如韭叶，各一痏，左取右，右取左，如食顷已。[63]

邪客于手阳明之络，令人耳聋，时不闻音，刺手大指次指爪甲上，去端如韭菜，各一痏，立闻。不已，刺中指爪甲上与肉交者，立闻。其不时闻者，不可刺也。耳中生风者，亦刺之如此数，左刺右，右刺左。[63]

二次脉手阳明也，名曰扶突。[2]

手阳明，次在其腧外，不至曲颊一寸。[2]

鱼络血者，手阳明病。[4]

手阳明根于商阳，溜于合谷，注于阳溪，入于扶突、偏历也。此所谓十二经者。[5]

盛络皆当取之。[5]

三盛而躁，病在手阳明。[9]

大肠手阳明之脉，起于大指次指之端，循指上廉，出合谷两骨之间，上入两筋之中，循臂上廉，入肘外廉，上臑外前廉，上肩，出髃骨之前廉，上出于柱骨之会上，下入缺盆，络肺，下膈，属大肠。其支者，从缺盆上颈，贯颊，入下齿中，还出挟口，交人中，左之右，右之左，上挟鼻孔。是动则病齿痛，颈肿。是主津液所生病者，目黄，口干，鼽衄，喉痹，肩前臑痛，大指次指痛不用，气有余则当脉所过者热肿。虚则寒栗不复为此诸病。盛则泻之，虚则补之。热则疾之，寒则留之，陷下则灸之，不盛不虚，以经取之。盛者，人迎大三倍于寸口；虚者，人迎反小于寸口也。(10)

手阳明之别，名曰偏历，去腕三寸，别走太阴。其别者，上循臂，乘肩髃，上曲颊偏齿。其别者，入耳合于宗脉。实则龋聋，虚则齿寒痹膈，取之所别也。(10)

手阳明之正，从手循膺乳，别于肩髃，入柱骨，下走大肠，属于肺，上循喉咙，出缺盆，合于阳明也。(11)

手阳明外合于江水，内属于大肠。(12)

手阳明之筋，起于大指次指之端，结于腕，上循臂，上结于肘外，上臑，结于髃。其支者，绕肩胛，挟脊。直者，从肩髃上颈。其支者，上颊，结于頄。直者，上出手太阳之前，上左角，络头，下右颔。其病当所过者，支痛及转筋。肩不举，颈不可左右视。治在燔针劫刺，以知为数，以痛为输。名曰孟夏痹也。(13)

三倍而躁，病在手阳明也。(48)

手阳明之本，在肘骨中，上至别阳，标在颜下合钳上也。(52)

手阳明之上，血气盛则髭美，血少气多则髭恶。血气皆少则无髭。手阳明之下，血气盛则腋下毛美，手鱼肉以温，血气皆少，则手瘦以寒。(64)

## 手太阳

心烦头痛，病在膈中，过在手巨阳少阴。(10)

手太阳与少阴为表里。(24)

腹暴满，按之不下，取手太阳经络者，胃也募也。少阴俞，去脊椎三寸旁，五用员利针。(28)

手太阳厥逆，耳聋泣出，项不可以顾，腰不可以俯仰，治主病

者。<sup>(45)</sup>

手太阳脉气所发者，三十六穴：目内眦各一，目外各一，颧骨下各一，耳郭上各一，耳中各一，巨骨穴各一，曲掖上骨穴各一，柱骨上陷者各一，上天窗四寸各一，肩解各一，肩解下三寸各一，肘以下至手小指本各六俞。<sup>(59)</sup>

三次脉手太阳也，名曰天窗。<sup>(2)</sup>

手太阳当曲颊。<sup>(2)</sup>

手太阳病也，取之巨虚下廉。<sup>(4)</sup>

手太阳根于少泽，溜于阳谷，注于少海，入于天窗支正也。<sup>(5)</sup>

二盛而躁，病在手太阳。<sup>(9)</sup>

小肠手太阳之脉，起于小指之端，循手外侧，上腕，出踝中，直上循臂骨下廉，出肘，内侧两筋之间，上循臑外后廉，出肩解，绕肩胛，交肩上，入缺盆，络心，循咽，下膈，抵胃，属小肠。其支者，从缺盆循颈上颊，至目锐眦，却入耳中。其支者，别颊上䪼，抵鼻，至目内眦，斜络于颧。是动则病，嗌痛，颔肿，不可以顾，肩似拔，臑似折。是主液所生病者，耳聋，目黄，颊肿，颈颔，肩臑肘臂外后廉痛。为此诸痛，盛则泻之，虚则补之，热则疾之。寒则留之，陷下则灸之，不盛不虚，以经取之。盛者，人迎大再倍于寸口；虚者，人迎反小于寸口也。<sup>(10)</sup>

手太阳之别，名曰支正。上腕五寸，内注少阴。其别者，上走肘，络肩髃。实则节弛肘废；虚则生疣，小者如指痂疥，取之所别也。<sup>(10)</sup>

手太阳之正，指地别于肩解，入腋，走心，系小肠也。<sup>(11)</sup>

手太阳外合于淮水，内属于小肠，而水道出焉。<sup>(12)</sup>

手太阳之筋，起于小指之上，结于腕，上循臂内廉，结于肘内锐骨之后，弹之应小指之上，入结于腋下。其支者，后走腋后廉，上绕肩胛，循颈，出走太阳之前，结于耳后完骨。其支者，入耳中。直者，出耳上，下结于颔，上属目外眦。其病小指支肘内锐骨后廉，循臂阴，入腋下，腋下痛，腋后廉痛，绕肩胛引颈而痛，应耳中鸣，痛引颔，目瞑良久，乃得视。颈筋急，则为筋瘘，颈肿，寒热在颈者，治在燔针劫刺之，以知为数，以痛为输。其为肿者，复而锐之。本支者，上曲牙，循耳前，属目外眦，上颌，结于角，其痛当所过者支转筋。治在燔针劫刺，以知为数，以痛为输，名曰仲夏痹也。<sup>(13)</sup>

黄帝曰：诸阳皆浊，何阳浊甚乎？岐伯曰：手太阳独受阳之浊。<sup>(40)</sup>

二倍而躁，病在手太阳。<sup>(48)</sup>

手太阳之本，在外踝之后，标在命门之上一寸也。<sup>(52)</sup>

手太阳之上，血气盛则多须，面多肉以平，血气皆少则面瘦恶色。手太阳之下，血气盛则掌肉充满，血气皆少则掌瘦以寒。<sup>(64)</sup>

## 手少阳

少阳与心主为表里。<sup>(24)</sup>

手少阳脉气所发者，三十二穴：觔骨下各一，眉后各一，角上各一，下完骨后各一，项中足太阳之前各一，侠扶突各一，肩贞各一，肩贞下三寸分间各一，肘以下至手小指、次指本，各六俞。<sup>(59)</sup>

邪客于手少阳之络，令人喉痹，舌卷口干，心烦，臂外廉痛，手不及头，刺手中指、次指爪甲上，去端如韭叶，各一痏。壮者立已，老者有顷已，左取右，右取左，此新病数日者也。<sup>(63)</sup>

五次脉手少阳也，名曰天牖。<sup>(2)</sup>

手少阳出耳后，上加完骨之上。<sup>(2)</sup>

手少阳根于关冲，溜于阳池，注于支沟，入于天牖外关也。<sup>(5)</sup>

一盛而躁，病在手少阳。<sup>(9)</sup>

三焦手少阳之脉，起于小指次指之端，上出两指之间，循手表腕，出臂外两骨之间，上贯肘，循臑外，上肩而交出足少阳之后，入缺盆，布膻中，散络心包，下膈，循属三焦。其支者，从膻中上出缺盆，上项，系耳后，直上，出耳上角，以屈下颊至𬋩。其支者，从耳后入耳中，出走耳前，过客主人前，交颊，至目锐眦。是动则病耳聋浑浑焞焞，嗌肿，喉痹。是主气所生病者，汗出，目锐眦痛，颊肿，耳后肩臑肘臂外皆痛，小指次指不用。为此诸病，盛则泻之，虚则补之。热则疾之，寒则留之，陷下则灸之，不盛不虚，以经取之。盛者，人迎大一倍于寸口；虚者，人迎反小于寸口也。(10)

手少阳之别，名曰外关，去腕二寸，外绕臂，注胸中，合心主，病实则肘挛，虚则不收，取之所别也。(10)

手少阳之正，指天，别天巅，入缺盆，下走三焦，散于胸中也。(11)

手少阳外合于漯水，内属于三焦。(12)

手少阳之筋，起于小指次指之端，结于腕，上循臂，结于肘，上绕臑外廉，上肩，走颈，合手太阳。其支者，当曲颊入系舌本。其支者，上曲牙，循耳前，属目外眦，上乘颔，结于角。其病当所过者，即支转筋舌卷，治在燔针劫刺，以知为数，以痛为输，名曰季夏痹也。(13)

一倍而躁，在手少阳。(48)

手少阳之本，在小指次指之间上二寸，标在耳后上角下外眦也。(52)

手少阳之上，血气盛则眉美以长，耳色美。血气皆少则耳焦恶色。手少阳之下，血气盛则手卷多肉以温，血气皆少则寒以瘦，气少血多则瘦以多脉。(64)

手少阳脏心，色赤，味苦，时夏。上羽与大羽同，谷大豆，畜彘。(65)


# 手太阴

手太阴厥逆，虚满而咳，善呕沫，治主病者。(45)

腋内动脉，手太阴也，名曰天府。腋下三寸，手心主也，名曰天池。(2)

三盛而躁，在手太阴。(9)

故曰，从腰以上者，手太阴阳明皆主之。(9)

162

肺手太阴之脉，起中焦，下络大肠，还循胃口，上膈，属肺，从肺系横出腋下，下循臑内，行少阴心主之前，下肘中，循臂内上骨下廉，入寸口，上鱼，循鱼际，出大指之端。其支者，从腕后直出次指内廉，出其端。是动则病肺胀满膨膨而喘咳，缺盆中痛甚，则交两手而瞀，此为臂厥。是主肺所生病者，咳，上气，喘渴，烦心，胸满，臑臂内前廉痛厥，掌中热。气盛有余，则肩背痛，风寒，汗出中风，小便数而欠。气虚则肩背痛寒，少气不足以息，溺色变。为此诸病，盛则泻之，虚则补之。热则疾之，寒则留之，陷下则灸之，不盛不虚，以经取之。盛者，寸口大三倍于人迎；虚者，寸口反小于人迎也。(10)

手太阴气绝，则皮毛焦，太阴者，行气温于皮毛者也，故气不荣，则皮毛焦，皮毛焦则津液去节，津液去皮节者，则爪枯毛折，毛折者则毛先死，丙笃丁死，火胜金也。(10)

手太阴之别，名曰列缺，起于腕上分间，并太阴之经，直入掌中，散入于鱼际。其病实则手锐掌热，虚则欠欬，小便遗数，取之去腕半寸，别走阳明也。(10)

手太阴之正，别入渊腋少阴之前，入走肺，散之太阳，上出缺盆，循喉咙，复合阳明，此六合也。(11)

手太阴外合于河水，内属于肺。(12)

手太阴之筋，起于大指之上，循指上行，结于鱼后，行寸口外侧，上循臂，结肘中，上臑内廉，入腋下，出缺盆，结肩前髃，上结缺盆，下结胸里，散贯贲，合贲下抵季胁。其病当所过者支转筋，痛甚则成息贲，胁急吐血。治在燔针劫刺，以知为数，以痛为输，名曰仲冬痹也。(13)

振寒洒洒鼓颔，不得汗出，腹胀烦悗，取手太阴。(21)

手太阴独受阴之清，其清者，上走空窍；其浊者，下行诸经。(40)

手太阴之本，在寸口之中；标在腋内动也。(52)

手太阴藏肺，色白，味辛，时秋。上角与大角同，谷麻、畜犬、果李。(65)

黄帝曰：愿卒闻之。岐伯曰：手太阴之脉，出于大指之端，内屈，循白肉际，至本节之后太渊，留以澹，外屈，上于本节下，内屈，与阴诸络会于鱼际，数脉并注，其气滑利，伏行壅骨之下，外屈，出于寸口而行，上至于肘内廉，入于大筋之下，内屈，上行臑阴，入腋下，内屈，走肺。此顺行逆数之屈折也。(71)

手太阴气绝，则皮毛焦。太阴者，肺也，行气温于皮毛者也。气弗荣则皮毛焦，皮毛焦则津液去，津液去，即皮节伤，皮节伤则皮枯毛折，毛折者，毛先死。丙日笃，丁日死。(二十四)

## 手少阴

妇人手少阴，脉动甚者妊子也。(18)

手心主少阴厥逆，心痛引喉，身热死，不可治。(45)

二盛而躁，在手少阴。(9)

心手少阴之脉，起于心中，出属心系，下膈，络小肠。其支者，从心系上挟咽，系目系。其直者，复从心系却上肺，下出腋下，循臑内后廉，行手太阴心主之后，下肘内，循臂内后廉，抵掌后锐骨之端，入掌内后廉，循小指之内，出其端。是动则病嗌干，心痛，渴而欲饮，是为臂厥。是主心所生病者，目黄，胁痛，臑臂内后廉痛厥，掌中热痛。为此诸病，盛则泻之，虚则补之。热则疾之，寒则留之。陷下则灸之，不盛不虚，以经取之。盛者，寸口大再倍于人迎；虚者，寸口反小于人迎也。(10)

手少阴气绝则脉不通，脉不通则血不流，血不流则髦色不泽，故其面黑如漆柴者，血先死。壬笃癸死，水胜火也。(10)

手少阴之别，名曰通里。去腕一寸半，别而上行，循经入于心中，系舌本，属目系。其实则支膈；虚则不能言，取之掌后一寸，别走太阳也。(10)

手少阴之正，别入于渊腋两筋之间，属于心，上走喉咙，出于面，合目内眦。此为四合也。(11)

手少阴外合于济水，内属于心。(12)

手少阴之筋，起于小指之内，侧结于锐骨，上结肘内廉，上入腋，交太阴，挟乳里，结于胸中，循臂，下系于脐。其病内急，心承伏梁，下为肘纲，其病当所过者支转筋，筋痛。治在燔针劫刺，以知为数，以痛为腧。其成伏梁唾血脓者，死不治。经筋之病，寒则反折筋急，热则筋弛纵不收，阴痿不用。阳急则反折，阴急则俯不伸。焠刺者，刺寒急也，热则筋纵不收，无用燔针。名曰季冬痹也。(13)

手少阴之本，在锐骨之端，标在背腧也。(52)

手心主之本，在掌后两筋之间二寸中，标在腋下下三寸也。(52)

心主之脉，出于中指之端，内屈，循中指内廉以上，留于掌中，伏行两骨之间，外屈，其两筋之间，骨肉之际，其气滑利，上二寸，外屈，行两筋之间，上至肘内廉，入于小筋之下，留两骨之会，上入于胸中，内络于心肺。黄帝曰：手少阴之脉独无腧，何也？岐伯曰：少阴，心脉也。心者，五脏六腑之大主也，精神之所舍也，其脏坚固，邪弗能客也，客之则心伤，心伤则神去，神去则死矣。故诸邪之在于心者，皆在于心之包络。包络者，心主之脉也，故独无腧焉。黄帝曰：少阴独无腧者，不病乎？岐伯曰：其外经病而脏不病，故独取其经于掌后锐骨之端。其余脉出入屈折，其行之徐疾，皆如手少阴心主之脉行也。故本腧者，皆因其气之虚实疾徐以取之，是谓因冲而泻，因衰而补，如是者，邪气得去，真气坚固，是谓因天之序。(71)

手少阴气绝，则脉不通，脉不通则血不流，血不流则色泽去，故面黑如漆，此血先死。壬日笃，癸日死。(二十四)

二十五难曰：有十二经，五脏六腑十一耳，其一经者，何等经也。然，一经者，手少阴与心主别脉也，心主与三焦为表里，俱有名而无形，故言经有十二也。(二十五)

## 手厥阴

心主手厥阴心包络之脉，起于胸中，出属心包络，下膈，历络三焦。

其支者，循胸中出胁，下腋三寸，上抵腋下，循臑内，行太阴、少阴之间，入肘中，下臂，行两筋之间，入掌中，循中指，出其端。其支者，别掌中，循小指次指，出其端。是动则病手心热，臂肘挛急，腋肿，甚则胸胁支满，心中憺憺大动，面赤，目黄，喜笑不休。是主脉所生病者，烦心，心痛，掌中热，为此诸病。盛则泻之，虚则补之。热则疾之，寒则留之。陷下则灸之，不盛不虚，以经取之。盛者，寸口大一倍于人迎；虚者，寸口反小于人迎也。(10)

手心主之别，名曰内关，去腕二寸，出于两筋之间，循经以上，系于心包络。心系实则心痛，虚则头强，取之两筋间也。(10)

手心主之正，别下渊腋三寸，入胸中，别属三焦，出循喉咙，出耳后，合少阳完骨之下，此为五合也。(11)

手心主外合于漳水，内属于心包。(12)

手心主之筋，起于中指，与太阴之筋并行，结于肘内廉，上臂阴，结腋下，下散前后挟胁。其支者，入腋，散胸中，结于臂。其病当所过者，支转筋前及胸痛息贲。治在燔针劫刺，以知为数，以痛为输，名曰孟冬痹也。(13)

# 奇经八脉

二十七难曰：脉有奇经八脉者，不拘于十二经，何谓也？然：有阳维，有阴维，有阳跷，有阴跷，有冲，有督，有任，有带之脉。凡此八脉者，皆不拘于经，故曰奇经八脉也。经有十二，络有十五，凡二十七气，相随上下，何独不拘于经也？然：圣人图设沟渠，通利水道，以备不然。天雨降下，沟渠溢满，当此之时，霶霈妄行，圣人不能复图也。此络脉满溢，诸经不能复拘也。(二十七)

二十八难曰：其奇经八脉者，既不拘于十二经，皆何起何继也？然：督脉者，起于下极之俞，并于脊里，上至风府，入属于脑。(二十八)

## 冲脉

冲脉气所发者，二十二穴：侠鸠尾外各半寸，至齐寸一。侠齐下旁各五分，至横骨寸一，腹脉法也。[59]

足少阴舌下，厥阴毛中急脉各一，手少阴各一，阴阳跷各一，手足诸鱼际脉气所发者，凡三百六十五穴也。[59]

冲脉者，起于气街，并少阴之经，侠脐上行，至胸中而散。[60]

冲脉为病，逆气而里急。[60]

冲脉者，为十二经之海，其输上在于大杼，下出于巨虚之上下廉。[33]

冲脉者，起于气冲，并足阳明之经，夹脐上行，至胸中而散也。（二十八）

冲之为病，逆气而里急。（二十九）

## 任脉

任脉之气所发者，二十八穴：喉中央二，膺中骨陷中各一，鸠尾下三寸，胃脘五寸，胃脘以下至横骨六寸半一，腹脉法也。下阴别一，目下各一，下唇一，断交一。[59]

任脉者，起中极之下，以上毛际，循腹里，上关元，至咽喉，上颐，循面入目。[60]

任脉为病，男子内结七疝，女子带下瘕聚。[60]

缺盆之中，任脉也，名曰天突。[2]

任脉之别，名曰尾翳，下鸠尾，散于腹。实则腹皮痛，虚则痒搔，取之所别也。[10]

任脉者，起中极之下，以上毛际，循腹里，上关元，至咽喉。（二十八）

任之为病，其内苦结，男子为七疝，女子为瘕聚。（二十九）

## 带脉

带脉者，起于季胁，回身一周。（二十八）

带之为病，腹满腰溶溶，如坐水中，此奇经八脉之为病也。（二十九）

## 督脉

督脉气所发者，二十八穴：项中央二，发际后中八，面中三，大椎以下至尻尾及旁十五穴。至骶下凡二十一节，脊椎法也。（59）

督脉为病，脊强反折。（60）

督脉者，起于少腹以下骨中央，女子入系廷孔，其孔，溺孔之端也。其络循阴器，合篡间，绕篡后，别绕臀，至少阴与巨阳中络者合，少阴上股内后廉，贯脊属肾，与太阳起于目内眦，上额，交巅，上入络脑，还出别下项，循肩髆内，侠脊抵腰中，入循膂，络肾。其男子循茎下至篡，与女子等。其少腹直上者，贯脐中央，上贯心，入喉上颐，环唇，上系两目之下中央。此生病，从少腹上冲心而痛，不得前后，为冲疝。其女子不孕，癃痔，遗溺，嗌干。督脉生病治督脉，治在骨上，甚者在脐下营。其上气有音者，治其喉中央，在缺盆中者，其病上冲喉者，治其渐，渐者，上侠颐也。蹇膝伸不屈，治其楗。坐而膝痛，治其机。立而暑介治其骸关。膝痛，痛及拇指，治其腘。坐而膝痛如物隐者，治其关。膝痛不可屈伸，治其背内。连骱若折，治阳明中俞髎。若别，治巨阳少阴荥。淫泺胫瘦不能久立，治少阳之维，在外上五寸。（60）

七次脉，颈中央之脉，督脉也，名曰风府。（2）

督脉之别，名曰长强，挟脊上项，散头上，下当肩胛左右，别走太阳，入贯脊，实则脊强，虚则头重，高摇之挟脊之有过者，取之所别也。(10)

督脉、任脉各四尺五寸，二四八尺，二五一尺，合九尺，凡都合一十六丈二尺。(17)

督脉、任脉各长四尺五寸，二四八尺，二五一尺，合九尺。(二十三)

督之为病，脊强而厥。(二十九)

## 阳跷　阴跷

邪客于足阳跷之脉，令人目痛，从内眦始，刺外踝之下半寸所，各二痏。左刺右，右刺左，如行十里顷而已。人有所堕坠，恶血留内，腹中满胀，不得前后，先饮利药。此上伤厥阴之脉，下伤少阴之络。刺足内踝之下，然骨之前，血脉出血，刺足跗上动脉，不已，刺三毛上各一痏，见血立已，左刺右，右刺左。善悲惊不乐，刺如右方。(63)

跷脉从足至目，七尺五寸，二七一丈四尺，二五一尺，合一丈五尺。(17)

黄帝曰：跷脉安起安止？何气荣水？岐伯答曰：跷脉者，少阴之别，起于然骨之后，上内踝之上，直上循阴股，入阴，上循胸里，入缺盆，上出人迎之前，入頄，属目内眦，合于太阳。阳跷而上行，气并相还，则为濡目，气不荣则目不合。(17)

黄帝曰：跷脉有阴阳，何脉当其数？岐伯答曰：男子数其阳，女子数其阴，当数者为经，其不当数者为络也。(17)

阴跷阳跷，阴阳相交，阳入阴，阴出阳，交于目锐眦，阳气盛则瞋目，阴气盛则瞑目。(21)

人两足跷脉，从足至目，长七尺五寸，二七一丈四尺，二五一尺，合

169

一丈五尺。<sup>(二十三)</sup>

阳跷脉者，起于跟中，循外踝上行，入风池。<sup>(二十八)</sup>

阳跷为病，阴缓而阳急。<sup>(二十九)</sup>

阴跷脉者，亦起于跟中，循内踝上行，至咽喉，交贯冲脉。<sup>(二十八)</sup>

阴跷之为病，阳缓而阴急。<sup>(二十九)</sup>

## 阳维　阴维脉

二十九难曰：奇经之为病，何如？然：阳维维于阳，阴维维于阴，阴阳不能自相维，则怅然失志，溶溶不能自收持。阳维为病，苦寒热；阴维为病，若心痛。<sup>(二十九)</sup>

## 脾之大络

脾之大络，名曰大包，出渊腋下三寸，布胸胁。实则身尽痛，虚则百节尽皆纵。此脉若罗络之血者，取之脾之大络脉也。<sup>(10)</sup>

## 勇怯

黄帝曰：夫人之忍痛与不忍痛，非勇怯之分也。夫勇士之不忍痛者，见难则前，见痛则止。夫怯士之忍痛者，闻难则恐，遇痛不动。夫勇士之忍痛者，见难不恐，遇痛不动。夫怯士之不忍痛者，见难与痛，目转面盼，恐不能言，失气，惊，颜色变化，乍死乍生。余见其然也，不知其何由，愿闻其故。少俞曰：夫忍痛与不忍痛者，皮肤之薄厚，肌肉之坚脆，缓急之分也，非勇怯之谓也。黄帝曰：愿闻勇怯之所由然。少俞曰：勇士者，目深以固，长冲直扬，三焦理横，其心端直，其肝大以坚，其胆满以旁，怒则气盛而胸张，肝举而胆横，眦裂而目扬，毛起而面苍，此勇士之由然者也。黄帝曰：愿闻怯士之所由然。少俞曰：怯士者，目大而不灭，阴阳相失，其焦理纵，䯏骬短而小，肝系缓，其胆不满而纵，肠胃挺，胁下空，虽方大怒，气不能满其胸，肝肺虽举，气衰复下，故不能久怒，此怯士之所由然者也。黄帝曰：怯士之得酒，怒不避勇士者，何脏使然？少俞曰：酒者，水谷之精，熟谷之液也，其气慓悍，其入于胃中，则胃胀，气上逆，满于胸中，肝浮胆横，当是之时，固比于勇士，气衰则悔。与勇士同类，不知避之，名曰酒悖也。(50)

## 五味

是故谨和五味，骨正筋柔，气血以流，腠理以密，如是则骨气以精，谨道如法，长有天命。(3)

味归形。(5)

味伤形。(5)

味厚者为阴，薄为阴之阳。(5)

味厚则泄，薄则通。(5)

气味辛甘发散为阳，酸苦涌泻为阴。(5)

草生五味，五味之美不可胜极。嗜欲不同，各有所通。(9)

五味入口，藏于肠胃。味有所藏，以养五气。(9)

此五味之所伤也。(10)

此五味之所合也。(10)

辛散、酸收、甘缓、苦坚、咸软。毒药攻邪，五谷为养，五果为助，五畜为益，五菜为充，气味合而服之，以补精益气。此五者，有辛酸甘苦咸，各有所利，或散，或收，或缓，或急，或坚，或软，四时五脏，病随五味所宜也。(22)

帝曰：善。五味阴阳之用何如？岐伯曰：辛甘发散为阳，酸苦涌泄为阴，咸味涌泄为阴，淡味渗泄为阳。六者或收或散，或缓或急，或燥或润，或软或坚，以所利而行之，调其气，使其平也。(74)

夫五味入胃，各归所喜功攻。[74]

久而增气，物化之常也。气增而久，夭之由也。[74]

味主秋，秋刺合，是谓五变，以主五输。[4]

黄帝曰：谷之五味可得闻乎？伯高曰：请尽言之。[56]

凡此五者，各有所宜，五宜所宜五色者。[56]

黄帝问于少俞曰：五味入于口也，各有所走，各有所病。[63]

# 水谷

水谷之寒热，感则害于六腑。[5]

# 辛

味过于辛，筋脉沮弛，精神乃央。[3]

辛胜酸。[5]

辛生肺。[5]

辛伤皮毛。[10]

多食辛，则筋急而爪枯。[10]

五味所禁，辛走气，气病无多食辛。[23]

辛入肺。[23]

辛生肺。[67]

辛先入肺。[74]

辛胜酸。[67]

辛伤皮毛。[67]

谷味辛，先走肺。[56]

172

黄黍辛。<sup>(56)</sup>

桃辛。<sup>(56)</sup>

鸡辛。<sup>(56)</sup>

葱辛。<sup>(56)</sup>

白色宜辛。<sup>(56)</sup>

辛走气，多食之，令人洞心。<sup>(63)</sup>

黄帝曰：辛走气，多食之，令人洞心，何也？少俞曰：辛入于胃，其气走于上焦。上焦者，受气而营诸阳者也，姜韭之气熏之，营卫之气，不时受之，久留心下，故洞心。辛与气俱行，故辛入而与汗俱出。<sup>(63)</sup>

## 酸

是故味过于酸，肝气以津，脾气乃绝。<sup>(3)</sup>

酸生肝。<sup>(5)</sup>

酸伤筋。<sup>(5)</sup>

酸胜甘。<sup>(5)</sup>

多食酸，则肉胝胎而唇揭。<sup>(10)</sup>

五味所入，酸入肝。<sup>(23)</sup>

酸走筋，筋病无多食酸，是谓五禁，无令多食。<sup>(23)</sup>

酸生肝。<sup>(67)</sup>

酸伤筋。<sup>(67)</sup>

酸胜甘。<sup>(67)</sup>

酸先入肝。<sup>(67)</sup>

谷味酸，先走肝。<sup>(56)</sup>

麻酸。<sup>(56)</sup>

李酸。<sup>(56)</sup>

犬酸。[56]

韭酸。[56]

青色宜酸。[56]

酸走筋，多食之，令人癃。[63]

少俞答曰：酸入于胃，其气涩以收，上之两焦，弗能出入也，不出即留于胃中，胃中和温，则下注膀胱，膀胱之胞薄以懦，得酸则缩绻，约而不通，水道不行，故癃。阴者，积筋之所终也，故酸入而走筋矣。[63]

# 咸

味过于咸，大骨气劳，短肌，心气抑。[3]

咸胜苦。[5]

咸生肾。[5]

咸伤血。[5]

是故多食咸，则脉凝泣而变色。[10]

咸入肾。[23]

咸走血，血病无多食咸。[23]

岐伯对曰：夫盐之味咸者，其气令器津泄。弦绝者，其音嘶败。木敷者，其叶发。病深者，其声哕。人有此三者，是谓坏腑，毒药无治，短针无取，此皆绝皮伤肉，血气争黑。[25]

咸胜苦。[67]

咸生肾。[67]

咸伤血。[67]

咸先入肾。[74]

谷味咸，先走肾。[56]

栗咸。[56]

猪咸。[56]

霍咸。<sup>(56)</sup>

黑色宜咸。<sup>(56)</sup>

咸走血，多食之，令人渴。<sup>(63)</sup>

黄帝曰：咸走血，多食之，令人渴，何也？少俞曰：咸入于胃，其气上走中焦，注于脉，则血气走之，血与咸相得，则凝，凝则胃中汁注之，注之则胃中竭，竭则咽路焦，故舌本干而善渴。血脉者，中焦之道也，故咸入而走血矣。<sup>(63)</sup>

味过于甘，心气喘满，色黑，肾气不衡。<sup>(3)</sup>

甘生脾。<sup>(5)</sup>

甘伤肉。<sup>(5)</sup>

甘胜咸。<sup>(5)</sup>

多食甘，则骨痛而发落，此五味之所伤也。<sup>(10)</sup>

甘入脾，是谓五入。<sup>(23)</sup>

甘走肉，肉病无多食甘。<sup>(23)</sup>

甘生脾。<sup>(67)</sup>

肝伤脾。<sup>(67)</sup>

甘胜咸。<sup>(67)</sup>

甘先入脾。<sup>(74)</sup>

谷味甘，先走脾。<sup>(56)</sup>

五谷，秔米甘。<sup>(56)</sup>

五果：枣甘。<sup>(56)</sup>

五畜：牛甘。<sup>(56)</sup>

五菜：葵甘。<sup>(56)</sup>

五色：黄色宜甘。<sup>(56)</sup>

甘走肉，多食之。令人悗心，余知其然也，不知其何由，愿闻其故。<sup>(63)</sup>

黄帝曰：甘走肉，多食之。令人悗心，何也？少俞曰：甘入于胃，其气弱小，不能上至于上焦，而与谷留于胃中者，令人柔润者也，胃柔则缓，缓则虫动，虫动则令人悗心。其气外通于肉，故甘走肉。<sup>(63)</sup>

# 苦

味过于苦，脾气不濡，胃气乃厚。<sup>(3)</sup>

苦生心。<sup>(5)</sup>

苦伤气。<sup>(5)</sup>

苦胜辛。<sup>(5)</sup>

多食苦，则皮槁而毛拔。<sup>(10)</sup>

苦入心。<sup>(22)</sup>

苦走骨，骨病无多食苦。<sup>(23)</sup>

苦生心。<sup>(67)</sup>

苦伤气。<sup>(67)</sup>

苦胜辛。<sup>(67)</sup>

苦先入心。<sup>(74)</sup>

谷味苦，先走心。<sup>(56)</sup>

麦麻苦。<sup>(56)</sup>

杏苦。<sup>(56)</sup>

羊苦。<sup>(56)</sup>

薤苦。<sup>(56)</sup>

赤色宜苦。<sup>(56)</sup>

五色：黄色宜甘。[56]

甘走肉，多食之。令人悗心，余知其然也，不知其何由，愿闻其故。[63]

黄帝曰：甘走肉，多食之。令人悗心，何也？少俞曰：甘入于胃，其气弱小，不能上至于上焦，而与谷留于胃中者，令人柔润者也，胃柔则缓，缓则虫动，虫动则令人悗心。其气外通于肉，故甘走肉。[63]

# 苦

味过于苦，脾气不濡，胃气乃厚。[3]

苦生心。[5]

苦伤气。[5]

苦胜辛。[5]

多食苦，则皮槁而毛拔。[10]

苦入心。[22]

苦走骨，骨病无多食苦。[23]

苦生心。[67]

苦伤气。[67]

苦胜辛。[67]

苦先入心。[74]

谷味苦，先走心。[56]

麦麻苦。[56]

杏苦。[56]

羊苦。[56]

薤苦。[56]

赤色宜苦。[56]

苦走骨，多食之，令人变呕。<sup>(63)</sup>

黄帝曰：苦走骨，多食之，令人变呕，何也？少俞曰：苦入于胃，五谷之气，皆不能胜苦，苦入下脘，三焦之道，皆闭而不通，故变呕。齿者，骨之所终也，故苦入而走骨，故入而复出，知其走骨也。<sup>(63)</sup>

## 五色

草生五色，五色之变，不可胜视。<sup>(9)</sup>

此五色之见死也。<sup>(10)</sup>

此五色之见生也。<sup>(10)</sup>

五色微诊，可以目察。<sup>(10)</sup>

凡相五色之奇脉，面黄目青，面黄目赤，面黄目白，面黄目黑者，皆不死也。面青目赤，面赤目白，面青目黑，面黑目白，面赤目青，皆死也。<sup>(10)</sup>

容色见上下左右，各在其要。其色见浅者，汤液主治，十日已。其见深者，必齐主治，二十一日已。其见大深者，醪酒主治，百日已。色夭面脱不治，百日尽已。<sup>(15)</sup>

色见上下左右，各在其要。上为逆，下为从。女子右为逆，左为从；男子左为逆，右为从。易，重阳死，重阴死。阴阳反他，治在权衡相夺，奇恒事也，揆度事也。<sup>(15)</sup>

夫精明五色者，气之华也。<sup>(17)</sup>

五色精微象见矣，其寿不久也。<sup>(17)</sup>

帝曰：所谓言而可知者也，视而可见奈何？岐伯曰：五脏六腑固尽有部，视其五色。<sup>(39)</sup>

五色皆见，则寒热也。<sup>(56)</sup>

黄帝问于岐伯曰：余闻之，见其色，知其病，命曰明。<sup>(4)</sup>

色见于明堂，五色更出，以应五时，各如其常，经气入脏，必当治里。帝曰：善。五色独决于明堂乎？岐伯曰：五官已辨，阙庭必张，乃立明堂。明堂广大，蕃蔽见外，方壁高基，引垂居外，五色乃治，平博广大，寿中百岁，见此者，刺之必已。（37）

黄帝曰：五脉安出，五色安见，其常色殆者如何？岐伯曰：五官不辨，阙庭不张，小其明堂，蕃蔽不见，又埤其墙，墙下无基，垂角去外。如是者，虽平常殆，况加疾哉。黄帝曰：五色之见于明堂，以观五脏之气，左右高下，各有形乎？岐伯曰：腑脏之在中也，各以次舍，左右上下，各加其度也。（37）

色主春，春刺荣。（44）

病变于色者，取之荣。（44）

雷公问于黄帝曰：五色独决于明堂乎？小子未知其所谓也。黄帝曰：明堂者，鼻也；阙者，眉间也；庭者，颜也；蕃者，颊侧也；蔽者，耳门也。（49）

雷公曰：官五色奈何？黄帝曰：青黑为痛，黄赤为热，白为寒，是谓五官。（49）

雷公曰：以色言病之间甚，奈何？黄帝曰：其色粗以明，沉大者为甚，其色上行者，病益甚；其色下行，如云彻散者，病方已。（49）

五色各有脏部，有外部有内部也。色从外部走内部者，其病从外走内；其色从内走外者，其病从内走外。（49）

黄赤为风，青黑为痛，白为寒，黄而膏润为脓，赤甚者为血痛，甚为挛，寒甚为皮不仁。五色各见其部，察其浮沉，以知浅深；察其泽夭，以观成败；察其散搏，以知远近；视色上下，以知病处；积神于心，以知往今。故相气不微，不知是非，属意勿去，乃知新故。色明不粗，沉大为甚，不明不泽，其病不甚。其色散，驹驹然，未有聚；其病散而气痛，聚未成也。肾乘心，心先病，肾为应，色皆如是。男子色在于面王，为小腹痛，下为卵痛，其圜直为茎痛，高为本，下为首，狐疝瘄阴之属也。女子在于面王，为膀胱子处之病，散为痛，搏为聚，方员左右，各如其色形。其随而下至胝，为淫，有润如膏状，为暴食不洁。左为左，右为右。其色有邪，聚散而不端，面色所指者也。（49）

178

色者，青黑赤白黄，皆端满有别乡。别乡赤者，其色亦大如榆荚，在面王为不日。其色上锐，首空上向，下锐下向，在左右如法。以五色命脏。(49)

黑

黑如炲者死。(10)

黑如鸟羽者生，此五色之见生也。(10)

黑当肾咸。(10)

黑当骨。(10)

黑欲如重漆色，不欲如地苍。(17)

多黑则痹。(56)

黑者，其脉石。(4)

黑为肾。(49)

黑色者，多血少气。(65)

黄

黄如枳实者死。(10)

黄如蟹腹者生。(10)

黄当脾甘。(10)

黄当肉。(10)

黄欲如罗裹雄黄，不欲如黄土。(17)

黄赤则热。(56)

黄者，其脉代也。(4)

黄为脾。<sup>(49)</sup>

视其颜色黄赤者，少热气。<sup>(65)</sup>

## 青

故色见青，如草兹者死。<sup>(10)</sup>

青如翠羽者，生。<sup>(10)</sup>

青当肝酸。<sup>(10)</sup>

青当筋。<sup>(10)</sup>

青欲如苍璧之泽，不欲如蓝。<sup>(17)</sup>

青黑为痛，所谓视而可见者也。<sup>(39)</sup>

其色多青则痛。<sup>(56)</sup>

黄帝曰：愿卒闻之。岐伯答曰：色青者，其脉弦也。<sup>(4)</sup>

青为肝。<sup>(41)</sup>

青白者，少热气。<sup>(65)</sup>

## 白

白如枯骨者死。<sup>(10)</sup>

此五色之见死也。白如豕膏者生。<sup>(10)</sup>

色味当五脏，白当肺辛。<sup>(10)</sup>

故白当皮。<sup>(10)</sup>

白欲如鹅羽，不欲如盐。<sup>(17)</sup>

白为寒。<sup>(39)</sup>

多白则寒。<sup>(56)</sup>

白者，其脉毛。<sup>(4)</sup>

白为肺。<sup>(49)</sup>

赤如衃血者死。<sup>(10)</sup>

赤如鸡冠者生。<sup>(10)</sup>

赤当心苦。<sup>(10)</sup>

赤当脉。<sup>(10)</sup>

赤欲如白裹朱，不欲如赭。<sup>(17)</sup>

赤者，其脉钩也。<sup>(4)</sup>

赤为心。<sup>(49)</sup>

故天有精。<sup>(5)</sup>

天有八纪。<sup>(5)</sup>

是故天地之动静，神明之纲纪。<sup>(5)</sup>

故能以生长收藏，终而复始。<sup>(5)</sup>

故天之邪气，感则害人五脏。<sup>(5)</sup>

黄帝问曰：余闻天以六六之节，以成一岁；人以九九制会，计人亦有三百六十五节，以为天地久矣，不知其所谓也？岐伯对曰：昭乎哉问也！请遂言之。夫六六之节，九九制会者，所以正天之度，气之数也。天度者，所以制日月之行也。<sup>(9)</sup>

天为阳<sup>(9)</sup>

日为阳，月为阴，行有分纪，周有道理，日行一度，月行十三度而有

奇焉，故大小月三百六十五日而成岁，积气余而盈闰矣。立端于始，表正于中，推余于终，而天度毕矣。[(9)]

岐伯曰：天以六六之节。[(9)]

天有十日，日六竟而周甲，甲六复而终岁，三百六十日法也。[(9)]

夫自古通天者，生之本，本于阴阳，其气九州九窍，皆通乎天气。[(9)]

三而成天[(9)]

岐伯曰：悉哉问也！天至广不可度。[(9)]

天食人以五气。[(9)]

然天地者，万物之上下也。[(66)]

帝曰：上下相召奈何？鬼臾区曰：寒暑燥湿风火，天之阴阳也，三阴三阳上奉之。[(66)]

天以阳生阴长。[(66)]

帝曰：上下周纪，其有数乎？鬼臾区曰：天以六为节，地以五为制。周天气者，六期为一备。终地纪者，五岁为一周。君火以明，相火以位。五六相合，而七百二十气为一纪。凡三十岁，千四百四十气。凡六十岁，而为一周，不及太过，斯皆见矣。[(66)]

帝曰：愿闻其所始也。岐伯曰：昭乎哉问也！臣览太始天元册文，丹天之气，经于牛女戊分。黅天之气，经于心尾己分。苍天之气，经于危室柳鬼。素天之气，经于亢氐昴毕。玄天之气，经于张翼娄胃。所谓戊己分者，奎壁角轸，则天地之门户也。夫候之所始，道之所生，不可不通也。[(67)]

黄帝问曰：呜呼远哉，天之道也，如迎浮云，若视深渊，视深渊尚可测，迎浮云莫知其极。夫子数言，谨奉天道，余闻而藏之，心私异之，不知其所谓也。愿夫子溢志尽言其事，令终不灭，久而不绝，天之道可得闻乎？岐伯稽首再拜对曰：明乎哉问，天之道也！此因天之序，盛衰之时也。帝曰：愿闻天道六六之节盛衰何如？岐伯曰：上下有位，左右有纪。[(67)]

故曰：因天之序，盛衰之时，移光定位，正立而待之，此之谓也。(67)

帝曰：愿闻其用也？岐伯曰：言天者，求之本。(68)

帝曰：何谓初中？岐伯曰：初凡三十度而有奇，中气同法。帝曰：初中何也？岐伯曰：所以分天地也。帝曰：愿卒闻之。岐伯曰：初者地气也，中者天气也。帝曰：其升降何如？岐伯曰：气之升降，天地之更用也。帝曰：愿闻其用何如？岐伯曰：升已而降，降者谓天；降已而升，升者谓地。天气下降，气流于地；地气上升，气腾于天。故高下相召，升降相因，而变作矣。(68)

本乎天者天之气也。(74)


腰以上为天。(12)

岐伯曰：腰以上为天。(41)

故天为阳。(41)

**地**


地有形。(5)

地有五里。(5)

故能为万物之父母。(5)

地之湿气，感则害皮肉筋脉。(5)

地为阴。(9)

地以九九制会。(9)

三而成地。(9)

地之大不可量。大神灵问，请陈其方。(9)

地食人以五味。(9)

木火土金水，地之阴阳也，生长化收藏下应之。(66)

地以阳杀阴藏，天有阴阳，地亦有阴阳，木火土金水，地之阴阳也，

生长化收藏，故阳中有阴，阴中有阳。(66)

帝曰：地之为下否乎？岐伯曰：地为人之下，太虚之中者也。帝曰：冯乎？岐伯曰：大气举之也。(67)

言地者求之位。(68)

本乎地者地之气也。天地合气，六节分而万物化生矣，故曰谨候气宜，无失病机，此之谓也。(74)

腰以下为地。(12)

腰以下为地。(41)

故地为阴。(41)

# 人

三而成人。(9)

黄帝问曰：天覆地载，万物悉备，莫贵于人，人以天地之气生，四时之法成。君王众庶，尽欲全形，形之疾病，莫知其情，留淫日深，著于骨髓，心私虑之，余欲针除其疾病，为之奈何？(25)

帝曰：余念其痛，心为之乱惑反甚，其病不可更代，百姓闻之，以为残贼，为之奈何？岐伯曰：夫人生于地，悬命于天，天地合气，命之曰人。人能应四时者，天地为之父母。知万物者，谓之天子。天有阴阳，人有十二节。天有寒暑，人有虚实。能经天地阴阳之化者，不失四时。知十二节之理者，圣智不能欺也。能存八动之变，五胜更立，能达虚实之数者，独出独入，呿吟至微，秋毫在目。(25)

帝曰：人生有形，不离阴阳，天地合气，别为九野，分为四时，月有大小，日有短长，万物并至，不可胜量，虚实呿吟，敢问其方？(25)

人九窍三百六十五络应野。(54)

言人者，求之气交。帝曰：何谓气交？岐伯曰：上下之位，气交之中，人之居也。故曰：天枢之上，天气主之；天枢之下，地气主之；气交

之分，人气从之，万物由之，此之谓也。<sup>(68)</sup>

月始生，则血气始精，卫气始行。月郭满，则血气盛，肌肉坚。月郭空，则肌肉减，经络虚，卫气去，形独居。是以因天时而调血气者也。是以天寒无刺，天温无疑。月生无泻，月满无补，月郭空无治，是谓得时而调之。因天之序，盛虚之时，移光定位，正立而待之。故曰，月生而泻，是谓脏虚；月满而补，血气扬溢，络有留血，命曰重实。月郭空而治，是谓乱经。阴阳相错，真邪不别，沉以留止，外虚内乱，淫邪乃起。黄帝曰：星辰八正何候？岐伯曰：星辰者，所以制日月之行也。八正者，所以候八风之虚邪，以时至者也。四时者，所以分春秋冬夏之气所在，以时调之也。八正之虚邪，而避之勿犯也。<sup>(26)</sup>

手屈而不伸者，其病在筋。伸而不屈者，其病在骨。在骨守骨，在筋守筋。补须一方实深取之，稀按其痏，以极出其邪气。一方虚，浅刺之，以养其脉，疾按其宥，无使邪气得入。邪气来也坚而疾，谷气来也徐而和。<sup>(9)</sup>

生于手者，臂重。<sup>(9)</sup>

手之阴阳，其受气之道近，其气之来疾，其刺深者，皆无过二分，其留，皆无过一呼。其少长、大小、肥瘦，以心撩之，命曰法天之常，灸之亦然。<sup>(12)</sup>

臂太阴也，名曰天府。<sup>(21)</sup>

臂阳明有入鸠遍齿者，名曰大迎，下齿龋取之，臂恶寒补之，不恶寒泻之。<sup>(21)</sup>

病始手臂者，先取手阳明太阴而汗出。<sup>(21)</sup>

乱于臂胫，则为四厥。(34)

手之十指，以应十日，日生火，故在上者为阳。(41)

手之阳者，阳中之太阳也；手之阴者，阳中之少阴也。(41)

# 足

生于足者，足重。(9)

病始足胫者，先取足阳明而汗出，臂太阴可汗出，足阳明可汗出。(21)

足髀不可举，侧而取之，在枢合中，以员利针，大针不可刺。(24)

膝中痛，取犊鼻，以员利针，发而间之，针大如氂，刺膝无疑。(26)

气在于臂足，取之先去血脉，后取其阳明少阳之荥输。(34)

故足少阳者，阴中之少阳也。(41)

足之阴者，阴中之太阴也。(41)

# 头

五月六月天气盛，地气高，人气在头。(15)

头者精明之府，头倾视深，精神将夺矣。(17)

帝曰：人有病头痛，以数岁不已，此安得之？名为何病？岐伯曰：当有所犯大寒，内至骨髓，髓者以脑为主，脑逆，故令头痛，齿亦痛，病名曰厥逆。帝曰：善。(47)

人齿面目应星。(54)

人发齿耳目五声，应五音六律。(54)

黄帝问于岐伯曰：首面与身形也，属骨连筋，同血合于气耳。天寒则裂地凌冰，其卒寒，或手足懈惰，然而其面不衣，何也？岐伯答曰：十二

186

经脉，三百六十五络，其血气皆上于面，而走空窍，其精阳气上走于目而为睛，其别气走于耳而为听，其宗气上出于鼻而为臭，其浊气出于胃，走唇舌而为味。其气之津液，皆上熏于面，而皮又厚，其肉坚，故天热甚寒不能胜之也。[4]

病生于头者，头重。[9]

颈

婴筋之后，手阳明也，名曰扶突。次脉，足少阳脉也，名曰天牖。次脉，足太阳也，名曰天柱。[21]

病始头首者，先取项太阳而汗出。[21]

真头痛，头痛甚，脑尽痛，手足寒至节，死不治。头痛不可取于腧者，有所击堕，恶血在于内。若肉伤，痛未已，可则刺，不可远取也。头痛不可刺者，大痹为恶，日作者，可令少愈，不可已。头半寒痛，先取手少阳、阳明，后取足少阳、阳明。[24]

颠痛，刺手阳明与颠之盛脉出血。项痛不可俯仰，刺足太阳；不可以顾，刺手太阳也。[26]

颠痛，刺足阳明曲周动脉见血，立已，不已，按人迎于经，立已。[26]

乱于头则为厥逆，头重眩仆。[34]

气在于头者，取之天柱大杼，不知，取足太阳荣输。[34]

四十七难曰：人面独能耐寒者，何也？然：人头者，诸阳之会也，诸阴脉皆至颈、胸中而还，独诸阳脉皆上至头耳，故令面耐寒也。（四十七）

耳

耳聋，刺手阳明不已，刺其通脉，出耳前者。[63]

饼，腹㥄痛，形中上者。耳聋无闻，取耳中。耳鸣，取耳前动脉。耳痛不可刺者，耳中有脓，若有干耵聍，耳无闻也。耳聋取手小指次指爪甲上与肉交者，先取手，后取足。耳鸣取手中指爪甲上，左取右，右取左，先取手，后取足。(24)

聋而不痛者，取足少阳；聋而痛者，取手阳明。(26)

黄帝曰：人之耳中鸣者，何气使然？岐伯曰：耳者，宗脉之所聚也，故胃中空则宗脉虚，虚则下溜，脉有所竭者，故耳鸣，补客主人，手大指爪甲上与肉交者也。(28)

耳鸣补客主人，手大指爪甲上与肉交者也。(28)

耳为之听。(36)

耳者，肾之官也。(37)

耳者肾之候，而反闻声，其意何也。(四十)

肾者北方水也，水生于申，申者西方金，金者肺，肺主声，故令耳闻声。(四十)

# 目

夫精明者，所以视万物，别白黑，审长短。以长为短，以白为黑，如是则精衰矣。(17)

目眦外决於面者，为锐眦，在内近鼻者，为内眦。上为外眦，下为内眦。(22)

目中赤痛，从内眦始，取之阴跷。(23)

目眩头倾，补足外踝下留之。(28)

目下果大，其胆乃横。(29)

目为之候。(36)

故五脏六腑之津液，尽上渗于目。(36)

目者，肝之官也。(37)

目赤色者，病在心，白在肺，青在肝，黄在脾，黑在肾，黄色不可名者，病在胸中。诊目痛，赤脉从上下者，太阳病；从下上者，阳明病；从外走内者，少阳病。诊寒热，赤脉上下至瞳子，见一脉，一岁死；见一脉半，一岁半死；见二脉，二岁死；见二脉半，二岁半死；见三脉，三岁死。(74)

目者，五脏六腑之精也，营卫魂魄之所常营也，神气之所生也。故神劳则魂魄散，志意乱。是故瞳子黑眼法于阴，白眼赤脉法于阳也。故阴阳合传而精明也。目者，心使也。心者，神之舍也，故神情乱而不转。(80)

## 喉咽

形苦志苦，病生于咽嗌，治之以甘药。(24)

故喉主天气，咽主地气。(29)

喉痹不能言，取足阳明；能言，取手阳明。(26)

咽门重十两，广一寸半，至胃长一尺六寸。(31)

咽喉，小肠者，传送也。(35)

咽喉者，水谷之道也。(69)

形苦志苦，病生于咽喝，治之以甘药。形数惊恐，筋脉不通，病生于不仁，治之以按摩醪药，是谓形。(78)

咽门重十两，广二寸半。至胃长一尺六寸，喉咙重十二两，广二寸，长一尺二寸，九节。(四十二)

## 鼻

鼻隧以长，以候大肠。(29)

189

鼻孔在外，膀胱漏泄。鼻柱中央起，三焦乃约。此所以候六腑也，上下三等，脏安且良矣。(29)

黄帝曰：愿闻五官。岐伯曰：鼻者，肺之官也。(37)

鼻者，肺之候，而反知香臭。(四十)

然：肺者，西方金也，金生于巳，巳者，南方火也，火者心，心主臭，故令鼻知香臭。(四十)

# 口

口广二寸半。(31)

口唇者，脾之官也。(37)

口广二寸半。(四十二)

# 七冲门

四十四难曰：七冲门何在？然：唇为飞门，齿为户门，会厌为吸门，胃为贲门，太仓下口为幽门，大肠小肠会为阑门，下极为魄门，故曰七冲门也。(四十四)

# 齿

齿龋，刺手阳明。不已，刺其脉，入齿中，立已。(63)

齿痛，不恶清饮，取足阳明；恶清饮，取手阳明。(26)

唇至齿，长九分。(31)

齿以后至会厌，深三寸半，大容五合。(31)

诊龋齿痛，按其阳之来有过者，独热，在右右热，在左左热，在上上热，在下下热。<sup>(74)</sup>

**唇至齿，长九分，齿以后至会厌深三寸半，大容五合。**（四十二）

## 舌

重舌，刺舌柱以铍针也。<sup>(9)</sup>

舌纵涎下，烦悗，取足少阴。<sup>(21)</sup>

黄帝曰：人之自啮舌者，何气使然？此厥逆走上，脉气辈至也。少阴气至则啮舌，少阳气至则啮颊，阳明气至则啮唇矣。<sup>(28)</sup>

自啮舌，视主病者，则补之，<sup>(28)</sup>

舌重十两，长七寸，广二寸半。<sup>(31)</sup>

舌者，心之官也。<sup>(37)</sup>

**舌重十两，长七寸，广二寸半。**（四十二）

## 肛门

**肛门重十二两，大八寸，径二寸大半，长二尺八寸。受谷九升三合，八分合之一。**（四十二）

## 梦

**上盛则梦飞，下盛则梦堕。甚饱则梦予，甚饥则梦取。**<sup>(11)</sup>

阴气盛，则梦涉大水而恐惧。阳气盛，则梦大火而燔焫。阴阳具盛，则梦相杀，上盛则梦飞，下盛则梦堕，甚饥则梦取，甚饱则梦予。肝气盛，则梦怒。肺气盛，则梦恐惧，哭泣，飞扬。心气盛，则梦善笑，恐畏。脾气盛，则梦歌乐，身体重不举。肾气盛，则梦腰脊两者不属。[43]

　　厥气客于心，则梦见邱山烟火。客于肺，则梦飞扬，见金铁之奇物。客于肝，则梦山林树木。客于脾，则梦见丘陵大泽，坏屋风雨。客于肾，则梦临渊，没居水中。客于膀胱，则梦游行。客于胃，则梦饮食。客于大肠。则梦田野。客于小肠，则梦聚邑冲衢。客于胆，则梦斗讼自刳。客于阴器，则梦接内。客于项，则梦斩首。客于胫，则梦行走而不能前，及居深地窌苑中。客于股肱，则梦礼节拜起。客于胞膜，则梦溲便。凡此十五不足者，至而补之，立已也。[43]

## 积聚

　　黄帝曰：人之善病肠中积聚者，何以候之？少俞答曰：皮肤薄而不泽，肉不坚而淖泽。如此，肠胃恶，恶则邪气留止，积聚乃伤，脾胃之间，寒温不次，邪气稍至。蓄积留止，大聚乃起。黄帝曰：余闻病形，已知之矣！愿闻其时。少俞答曰：先立其年，以知其时。时高则起，时下则殆，虽不陷下，当年有冲通，其病必起，是谓因形而生病，五变之纪也。[46]

　　人病有沉滞久积聚，可切脉而知之耶？然：诊在右胁有积气，得肺脉结，脉结甚则积甚，结微则气微。诊不得肺脉，而右胁有积气者，何也？然：肺脉虽不见，右手脉当沉伏。[十八]

　　五十五难曰：病有积有聚，何以别之？然：积者，阴气也；聚者，阳气也，故阴沉而伏，阳浮而动。气之所积，名曰积。气之所聚，名曰聚。故积者，五脏所生；聚者，六腑所成也。积者，阴气也，其始发有常处，其痛不离其部，上下有所终始，左右有所穷处；聚者，阳气也，其始发无根本，上下无所留止，其痛无常处，谓之聚。故以是别知积聚也。[五十五]

肾脉小急，肝脉小急，心脉小急，不鼓皆为瘕。<sup>(48)</sup>

三阳急为瘕。<sup>(48)</sup>

三阴急为疝。<sup>(48)</sup>

病在少腹，腹痛不得大小便，病名曰疝。得之寒，刺少腹两股间，刺腰髁骨间，刺而多之，尽炅病已。<sup>(55)</sup>

黄帝问曰：人有重身，九月而瘖，此为何也？岐伯对曰：胞之络脉绝也。帝曰：何以言之？岐伯曰：胞络者，系于肾，少阴之脉贯肾，系舌本，故不能言。帝曰：治之奈何？岐伯曰：无治也，当十月复。《刺法》曰：无损不足，益有余，以成其疹，然后调之。所谓无损不足者，身羸瘦，无用镵石也。无益其有余者，腹中有形而泄之，泄之则精出而病独擅中，故曰疹成也。<sup>(47)</sup>

所谓人中为瘖者，阳盛已衰，故为瘖也。<sup>(49)</sup>

黄帝问于少师曰：人之卒然忧恚，而言无音者，何道之塞？何气出行，使音不彰？愿闻其方。<sup>(69)</sup>

人卒然无音者，寒气客于厌，则厌不能发，发不能下至，其开阖不致，故无音。黄帝曰：刺之奈何？岐伯曰：足之少阴，上系于舌，络于横骨，终于会厌。两泻其血脉，浊气乃辟，会厌之脉，上络任脉，取之天突，其厌乃发也。<sup>(69)</sup>

## 息积

帝曰：病胁下满气逆，二三岁不已，是为何病？岐伯曰：病名曰息积，此不妨于食，不可灸刺，积为导引服药，药不能独治也。<sup>(47)</sup>

黄帝曰：愿尽闻其所由然。岐伯曰：其著孙络之脉而成积者，其积往来上下臂手孙络之居也，浮而缓，不能句积而止之，故往来移行肠胃之间，水凑渗注灌，濯濯有音，有寒则䐜满雷引，故时切痛。其著于阳明之经则挟脐而居，饱食则益大，饥则益小，其著于缓筋也，似阳明之积，饱食则痛，饥则安。其著于肠胃之募原也，痛而外连于缓筋，饱食则安，饥则痛。其著于伏冲之脉者，揣之应手而动，发手则热气下于两股，为汤沃之状。其著于脊筋，在肠后者，饥则积见，饱则积不见，按之不得。其著于输之脉者，闭塞不通，津液不下，孔窍干壅，此邪气之从外入内，从上下也。黄帝曰：积之始生，至其已成，奈何？岐伯曰：积之始生，得寒乃生，厥乃成积也。黄帝曰：其成积奈何？岐伯曰：厥气生足悗，悗生胫寒，胫寒则血脉凝涩，血脉凝涩则寒气上入于肠胃，入于肠胃则䐜胀，䐜胀则肠外之汁沫迫聚不得散，日以成积。卒然多食饮，则肠满，起居不节，用力过度，则络脉伤，阳络伤则血外溢，血外溢则衄血，阴络伤则血内溢，血内溢则后血。肠胃之络伤，则血溢于肠外，肠外有寒，汁沫与血相搏，则并合凝聚不得散，而积成矣。卒然外中于寒，若内伤于忧怒，则气上逆，气上逆则六输不通，温气不行，凝血蕴里而不散，津液涩渗，著而不去，而积皆成矣。<sup>(66)</sup>

## 短虫

短虫多，则梦聚众。<sup>(17)</sup>

瘫，取之阴跻及三毛上及血络出血。男子如蛊，女子如怚，身体腰脊如解，不欲饮食，先取涌泉见血，视跗上盛者，尽见血也。(23)

长虫多，则梦相击毁伤。(17)

黄帝曰：气为上膈者，食饮入而还出，余已知之矣。虫为下膈。下膈者，食晬时乃出，余未得其意，愿卒闻之。岐伯曰：喜怒不适，食饮不节，寒温不时，则寒汁流于肠中。流于肠中则虫寒，虫寒则积聚，守于下管，则肠胃充郭，卫气不营，邪气居之。人食则虫上食，虫上食则下管虚，下管虚则邪气胜之，积聚已留，留则痈成，痈成则下管约。其痈在管内者，即而痛深，其痈在外者，则痈外而痛浮，痈上皮热。黄帝曰：刺之奈何？岐伯曰：微按其痈，视气所行，先浅刺其旁，稍内益深，还而刺之，无过三行，察其沉浮，以为深浅。已刺必熨，令热入中，日使热内，邪气益衰，大痈乃溃。伍以参禁，以除其内，恬憺无为，乃能行气，后以咸苦，化谷乃下矣。(68)

瘅成为消中。(17)

帝曰：消瘅虚实何如？岐伯曰：脉实大，病久可治；脉悬小坚，病久不可治。(28)

帝曰：夫子数言热中消中，不可服高粱芳草石药，石药发瘨，芳草发狂。夫热中消中者，皆富贵人也。今禁高粱，是不合其心，禁芳草石药，是病不愈，愿闻其说。岐伯曰：夫芳草之气美，石药之气悍，二者其气急疾坚劲，故非缓心和人，不可以服此二者。帝曰：不可以服此二者，何以然？岐伯曰：夫热气慓悍，药气亦然，二者相遇，恐内伤脾，脾者，土也，而恶木，服此药者，至甲乙日更论。(40)

帝曰：有病口甘者，病名为何？何以得之？岐伯曰：此五气之溢也，名曰脾瘅。夫五味入口，藏于胃，脾为之行其精气，津液在脾，故令人口甘也，此肥美之所发也，此人必数食甘美而多肥也。肥者，令人内热，甘者令人中满，故其气上溢，转为消渴。治之以兰，除陈气也。帝曰：有病口苦，取阳陵泉。口苦者，病名为何？何以得之？岐伯曰：病名曰胆瘅。夫肝者，中之将也，取决于胆，咽为之使，此人者，数谋虑不决，故胆虚，气上溢而口为之苦。治之以胆募俞，治在阴阳十二官相使中。(47)

黄帝曰：人之善病消瘅者，何以候之？少俞答曰：五脏皆柔弱者，喜病消瘅。黄帝曰：何以知五脏之柔弱也？少俞答曰：夫柔弱者，必有刚强，刚强多怒，柔者易伤也。黄帝曰：何以候柔弱之与刚强？少俞答曰：此人薄皮肤，而目坚固以深者，长冲直扬。其心刚，刚则多怒，怒则气上逆，胸中蓄积，血气逆留，腜皮充肌，血脉不行，转而为热，热则消肌肤，故为消瘅。此言其人暴刚而肌肉弱者也。(46)

# 厥

厥成为巅疾。(17)

来疾去徐，上实下虚为厥，巅疾。(17)

有脉具沉细数者，少阴厥也。(17)

暴厥而聋，偏塞闭不通，内气暴薄也。不从内外中风之病，故瘦留著也。(28)

汗出而烦满不解者厥也，病名曰风厥。(33)

帝曰：善。有病膺肿，颈痛胸满腹胀，此为何病？何以得之？岐伯曰：名厥逆。帝曰：治之奈何？岐伯曰：灸之则瘖，石之则狂，须其气并，乃可治也。帝曰：何以然？岐伯曰：阳气重上，有余于上，灸之则阳气入阴，入则瘖。石之则阳气虚，虚则狂。须其气并而治之，可使全也。(40)

黄帝问曰：厥之寒热者，何也？岐伯对曰：阳气衰于下，则为寒厥；阴气衰于下，则为热厥。帝曰：热厥之为热也，必起于足下者何也？岐伯曰：阳气起于足五指之表，阴脉者，集于足下而聚于足心，故阳气胜则足下热也。帝曰：寒厥之为寒也，必从五指而上于膝者，何也？岐伯曰：阴气起于五指之里，集于膝下而聚于膝上，故阴气胜，则从五指至膝上寒，其寒也不从外，皆从内也。帝曰：寒厥何失而然也？岐伯曰：前阴者，宗筋之所聚，太阴阳明之所合也。春夏则阳气多而阴气少，秋冬则阴气盛而阳气衰。此人者质壮，以秋冬夺于所用，下气上争不能复，精气溢下，邪气因从之而上也，气因于中。阳气衰，不能渗营其经络，阳气日损，阴气独在，故手足为之寒也。帝曰：热厥何如而然也？岐伯曰：酒入于胃，则络脉满而经脉虚。脾主为胃行其津液者也，阴气虚则阳气入，阳气入则胃不和，胃不和则精气竭，精气竭则不营其四支也。此人必数醉若饱，以入房，气聚于脾中不得散，酒气与谷气相薄，热盛于中，故热遍于身，内热而溺赤也。夫酒气盛而慓悍，肾气有衰，阳气独胜，故手足为之热也。帝曰：厥或令人腹满，或令人暴不知人，或至半日远至一日，乃知人者何也？岐伯曰：阴气盛于上则下虚，下虚则腹胀满；阳气盛于上，则下气重上，而邪气逆，逆则阳气乱，阳气乱则不知人也。(45)

帝曰：有癃者，一日数十溲，此不足也。身热如炭，颈膺如格，人迎躁盛，喘息气逆，此有余也。太阴脉微细如发者，此不足也。其病安在？名为何病？岐伯曰：病在太阴，其盛在胃，颇在肺，病名曰厥，死不治。此所谓得五有余，二不足也。帝曰：何谓五有余？二不足？岐伯曰：所谓五有余者，五病之气有余也。二不足者，亦病气之不足也。今外得五有余，内得二不足，此其身不表不里，亦正死明矣！(47)

脉至如喘，名曰暴厥。暴厥者，不知与人言。脉至如数，使人暴惊，三四日自已。脉至浮合，浮合如数，一息十至以上，是经气予不足也，微见九十日死。脉至如火薪然，是心精之予夺也，草干而死。(48)

197

血之与气，并走于上，则为大厥，厥则暴死，气复反则生，不反则死。(62)

雷公请问：气之多少，何者为逆，何者为从？黄帝答曰：阳从左，阴从右，老从上，少从下，是以春夏归阳为生，归秋冬为死，反之则归秋冬为生，是以气多少逆皆为厥。问曰：有余者厥耶？答曰：一上不下，寒厥到膝，少者秋冬死，老者秋冬生。(80)

是以少气之厥，令人妄梦，其极至迷。三阳绝，三阴微，是为少气。(80)

且子独不诵不念夫经言乎？厥则目无所见。夫人厥则阳气并于上，阴气并于下，阳并于上则火独光也，阴并于下则足寒，足寒则胀也。(81)

刺热厥者，留针反为寒；刺寒厥者，留针反为热。刺热厥者，二阴一阳；刺寒厥者，二阳一阴，所谓二阴者，二刺阴也。(9)

厥痹者，厥气上及腹。取阴阳之络，视主病也，泻阳补阴经也。(21)

热厥取足太阴、少阳，皆留之；寒厥取足阳明、少阴于足，皆留之。(21)

厥逆为病也，足暴清，胸若将裂，肠若将以刀切之，烦而不能食，脉大小皆涩，暖取足少阴，清取足阳明，清则补之，温则泻之。厥逆腹胀满，肠鸣，胸满不得息，取之下胸二胁，咳而动手者，与背腧，以手按之，立快者是也。内闭不得溲，刺足少阴太阳，与骶上以长针。气逆，则取其太阴、阳明、厥阴，甚取少阴、阳明，动者之经也。少气，身漯漯也，言吸吸也，骨酸体重，懈惰不能动，补足少阴。短气息短不属，动作气索，补足少阴，去血络也。(22)

热病头痛颞颥，目瘈脉痛，善衄，厥热病也。取之以第三针，视有余不足。(23)

厥头痛，面若肿起而烦心，取之足阳明太阴。厥头痛，头脉痛，心悲善泣，视头动脉反盛者，刺尽去血，后调足厥阴。厥头痛，贞贞头重而痛，泻头上五行行五，先取手少阴，后取足少阴。厥头痛，意善忘，按之不得，取头面左右动脉，后取足太阴。厥头痛，项先痛，腰脊为应，先取

198

天柱，后取足太阳。厥头痛，头痛甚，耳前后脉涌有热，泻出其血，后取足少阳。<sup>(24)</sup>

治厥者，必先熨调和其经，掌与腋，肘与脚，项与脊，以调之，火气已通，血脉乃行。然后视其病，脉淖泽者，刺而平之；坚紧者，破而散之，气下乃止，此所谓以解结者也。<sup>(75)</sup>

故厥在于足，宗气不下，脉中之血，凝而留止，弗之火调，弗能取之。<sup>(75)</sup>

## 痹

脉涩曰痹。<sup>(18)</sup>

黄帝问曰：痹之安生？岐伯对曰：风、寒、湿三气杂至，合而为痹也。其风气胜者为行痹，寒气胜者为痛痹，湿气胜者为著痹也。帝曰：其有五者，何也？岐伯曰：以冬遇此者为骨痹，以春遇此者为筋痹，以夏遇此者为脉痹，以至阴遇此者为肌痹，以秋遇此者为皮痹。帝曰：内舍五脏六腑，何气使然？岐伯曰：五脏皆有合，病久而不去者，内舍于其合也。<sup>(43)</sup>

所谓痹者，各以其时重感于风、寒、湿之气也。<sup>(43)</sup>

诸痹不已，亦益内也。其风气胜者，其人易已也。帝曰：痹，其时有死者，或疼久者，或易已者，其何故也？岐伯曰：其入脏者死，其留连筋骨间者疼久，其留皮肤间者易已。帝曰：其客于六腑者何也？岐伯曰：此亦其食饮居处，为其病本也。六腑亦各有俞，风寒湿气中其俞，而食饮应之，循俞而入，各舍其府也。帝曰：以针治之奈何？岐伯曰：五脏有俞，六腑有合，循脉之分，各有所发，各随其过，则病瘳也。<sup>(43)</sup>

帝曰：荣卫之气，亦令人痹乎？<sup>(43)</sup>

逆其气则病，从其气则愈，不与风寒湿气合，故不为痹。帝曰：善。痹或痛，或不痛，或不仁，或寒或热，或燥或湿，其故何也？岐伯曰：痛者，寒气多也，有寒故痛也。其不痛不仁者，病久入深，荣卫之行涩，经络时疏，故不通。皮肤不营，故为不仁。其寒者，阳气少，阴气多，与病相益，故寒也。其热者，阳气多，阴气少，病气胜，阳遭阴，故为痹热。其多汗而濡者，此其逢湿甚也，阳气少，阴气盛，两气相感，故汗出而濡也。帝曰：夫痹之为病，不痛何也？岐伯曰：痹在于骨则重，在于脉则血凝而不流，在于筋则屈不伸，在于肉则不仁，在于皮则寒。故具此五者，则不痛也。凡痹之类，逢寒则虫，逢热则纵。帝曰：善。<sup>(43)</sup>

凡痹往来，行无常处者，在分肉间痛而刺之，以月死生为数。用针者，随气盛衰，以为痏数，针过其日数则脱气，不及日数则气不泻，左刺右，右刺左，病已止，不已复刺之如法，月生一日一痏，二日二痏，渐多之，十五日，十五痏，十六日，十四痏，渐少之。<sup>(63)</sup>

病在阴者，名曰痹。<sup>(6)</sup>

久痹不去身者，视其血络，尽出其血。<sup>(6)</sup>

黄帝曰：外内之病，难易之治，奈何？伯高答曰：形先病而未入脏者，刺之半其日。脏先病而形乃应者，刺之倍其日。此外内难易之应也。<sup>(6)</sup>

黄帝问于岐伯曰：周痹之在身也，上下移徙随脉，其上下左右相应，间不容空，愿闻此痛，在血脉之中邪？将在分肉之间乎？何以致是？其痛之移也，间不及下针，其慉痛之时，不及定治，而痛已止矣。何道使然？愿闻其故？岐伯答曰：此众痹也，非周痹也。黄帝曰：愿闻众痹。岐伯对曰：此各在其处，更发更止，更居更起，以右应左，以左应右，非能周也。更发更休也。黄帝曰：善。刺之奈何？岐伯对曰：刺此者，痛虽已止，必刺其处，勿令复起。帝曰：善。愿闻周痹何如？岐伯对曰：周痹者，在于血脉之中，随脉以上，随脉以下，不能左右，各当其所。黄帝曰：刺之奈何？岐伯对曰：痛从上下者，先刺其下以过之，后刺其上以脱之。痛从下上者，先刺其上以过之，后刺其下以脱之。黄帝曰：善。此痛安生？何因而有名？岐伯对曰：风寒湿气，客于外分肉之间，迫切而为沫，沫得寒则聚，聚则排分肉而分裂也，分裂则痛，痛则神归之，神归之则热，热则痛解，痛解则厥，厥则他痹发，发则如是。帝曰：善。余已得其意矣。此内不在脏，而外未发于皮，独居分肉之间，真气不能周，故命曰周痹。故刺痹者，必先切循其下之六经，视其虚实，及大络之血结而不通，及虚而脉陷空者而调之，熨而通之。其瘛坚，转引而行之。黄帝曰：善。余已得其意矣，亦得其事也。九者，经巽之理，十二经脉阴阳之病也。<sup>(27)</sup>

黄帝曰：何以候人之善病痹者？少俞答曰：粗理而肉不坚者，善病痹。黄帝曰：痹之高下有处乎？少俞答曰：欲知其高下者，各视其部。<sup>(46)</sup>

## 筋痹

病在筋，筋挛节痛，不可以行，名曰筋痹，刺筋上为故，刺分肉间，不可中骨也，病起筋炅病已止。<sup>(55)</sup>

## 肌痹

病在肌肤，肌肤尽痛，名曰肌痹。伤于寒湿。刺大分、小分，多发针而深之，以热为故。无伤筋骨，伤筋骨，痈发若变。诸分尽热，病已止。<sup>(55)</sup>

## 骨痹

病在骨，骨重不可举，骨髓酸痛，寒气至，名曰骨痹。深者刺，无伤脉肉为故，其道大分、小分，骨热病已止。<sup>(55)</sup>

骨痹举节不用而痛，汗注烦心，取三阴之经，补之。<sup>(21)</sup>

## 寒痹

风寒客于肠胃之中。寒痹之为病也，留而不去，时痛而皮不仁。[6]

黄帝曰：刺寒痹内热奈何？伯高答曰：刺布衣者，以火焠之，刺大人者，以药熨之。黄帝曰：药熨奈何？伯高答曰：用淳酒二十斤，蜀椒一升，干姜一斤，桂心一斤。凡四种，皆㕮咀，渍酒中，用棉絮一斤，细白布四丈，并内酒中，置酒马矢煴中，盖封涂，勿使泄。五日五夜，出布绵絮，曝干之，干复渍，以尽其汁。每渍必晬其日，乃出干。干，并用滓与绵絮，复布为复巾，长六七尺，为六七巾。则用之生桑炭，炙巾以熨寒痹所刺之处，令热入至于病所，寒复炙巾以熨之，三十遍而止。汗出以巾拭身，亦三十遍止。起步内中，无见风。每刺必熨，如此病已矣。此所谓内热也。[6]

## 关格

岐伯曰：反四时者，有余为精，不足为消。应太过不足为精，应不足有余为消。阴阳不相应，病名关格。[17]

人迎与太阴脉口俱盛四倍以上，命曰关格。关格者，与之短期。[9]

阴气太盛，则阳气不能荣也，故曰关。阳气太盛，则阴气弗能荣也，故曰格。阴阳俱盛，不得相荣也，故曰关格。关格者，不得尽期而死也。[17]

阴气太盛，则阳气不得相营也，故曰格。阳气太盛，则阴气不得相营也，故曰关，阴阳俱盛，不得相营也，故曰关格。关格者，不得尽其命而死矣。（三十七）

## 肠澼

帝曰：肠澼便血何如？岐伯曰：身热则死，寒则生。帝曰：肠澼下白沫何如？岐伯曰：脉沉则生，脉浮则死。帝曰：肠澼下脓血何如？岐伯曰：脉悬绝则死，滑大则生。帝曰：肠澼之属，身不热，脉不悬绝何如？岐伯曰：滑大者曰生，悬涩者曰死，以脏期之。[28]

脾脉外鼓沉为肠澼，久自已。肝脉小缓为肠澼，易治。肾脉小搏沉，为肠澼下血，血温身热者死。心肝澼亦下血，二脏同病者可治。其脉小沉涩为肠澼，其身热者死，热见七日死。[48]

## 肠覃

肠覃何如？岐伯曰：寒气客于肠外，与卫气相搏，气不得营，因有所系，癖而内著，恶气乃起，瘜肉乃生，其始生也，大如鸡卵，稍以益大，至其成为怀子之状，久者离岁，按之则坚，推之则移，月事以时下，此其候也。[57]

## 石瘕

石瘕何如？岐伯曰：石瘕生于胞中，寒气客于子门，子门闭塞，气不得通，恶血当泻不泻，衃不以留止，日以益大，状如怀子，月事不以时下，皆生于女子，可导而下。[57]

## 风疟

魄汗未尽，形弱而气烁，穴俞以闭，发为风疟。[3]

203

## 风厥

二阳一阴发病，主惊骇，背痛，善噫，善欠，名曰风厥。[7]

黄帝曰：人之善病风厥漉汗者，何以候之？少俞答曰：肉不坚，腠理疏，则善病风。黄帝曰：何以候肉之不坚也？少俞答曰：䐃肉不坚，而无分理。理者粗理，粗理而皮不致者，腠理疏。此言其浑然者。[46]

## 疸

溺黄赤安卧者，黄疸。已食如饥者，胃疸。[18]
目黄者，曰黄疸。[18]

身痛而色微黄，齿垢黄，爪甲上黄，黄疸也。安卧小便黄赤，脉小而涩者，不嗜食。人病，其寸口之脉，与人迎之脉，小大等，及其浮沉等者，病难已也。[74]

## 癫疾

帝曰：癫疾何如？岐伯曰：脉搏大滑，久自已；脉小坚急，死不治。帝曰：癫疾之脉，虚实何如？岐伯曰：虚则可治，实则死。[28]

帝曰：人生而有病癫疾者，病名曰何？安所得之？岐伯曰：病名为胎病。此得之在母腹中时，其母有所大惊，气上而不下，精气并居，故令子发为癫疾也。[47]

所谓甚则狂癫疾者，阳尽在上而阴气从下，下虚上实，故狂癫疾也。[49]

病初发岁一发，不治月一发，不治月四五发，名曰癫病。刺诸分诸

脉。其无寒者，以针调之，病止。(55)

气上不下，头痛癫疾，求阳不得，求阴不审，五部隔五征，若居旷野，若伏空室，绵绵乎属不满日。(80)

癫疾始生，先不乐，头重痛，视举目，赤甚作极，已而烦心，候之于颜，取手太阳、阳明、太阴，血变为止。癫疾始作，而引口啼呼喘悸者，候之手阳明、太阳。左强者，攻其右；右强者，攻其左，血变为止。癫疾始作，先反僵，因而脊痛，候之足太阳、阳明、太阴、手太阴，血变为止。治癫疾者，常与之居，察其所当取之处。病至视之，有过者泻之，置其血于瓠壶之中，至其发时，血独动矣，不动，灸穷骨二十壮。(22)

癫疾者，疾发如狂者，死不治。(22)

重阴者癫。(二十)

癫疾始发，意不乐，直视僵仆，其脉三部阴阳俱盛是也。(五十九)

# 狂

帝曰：有病怒狂者，此病安生？岐伯曰：生于阳也。帝曰：阳何以使人狂？岐伯曰：阳气者，因暴折而难决，故善怒也，病名阳厥。帝曰：何以知之？岐伯曰：阳明者常动，巨阳少阳不动，不动而动，大疾，此其候也。帝曰：治之奈何？岐伯曰：夺其食即已。夫食入于阴，长气于阳，故夺其食即已。使之服以生铁洛为饮，夫生铁洛者，下气疾也。(46)

病在诸阳脉且寒且热，诸分且寒且热，名曰狂。刺之虚脉视分尽热，病已止。(55)

血并于阴，气并于阳，故为惊狂。(62)

狂始生，先自悲也，喜忘、苦怒、善恐者，得之忧饥，治之取手太阴、阳明，血变而止，及取足太阴、阳明。狂始发，少卧，不饥，自高贤也，自辩智也，自尊贵也，善骂詈，日夜不休，治之取手阳明、太阳、太阴、舌下少阴。视之盛者，皆取之。不盛，释之也。狂言，惊，善笑，好歌乐，妄行不休者，得之大恐，治之取手阳明太阳太阴。狂目妄见，耳妄闻，善呼者，少气之所生也，治之取手太阳、太阴、阳明、足太阴、头两颡。狂者多食，善见鬼神，善笑而不发于外者，得之有所大喜，治之取足太阴、太阳、阳明，后取手太阴、太阳、阳明。狂而新发，未应如此者，先取曲泉左右动脉，及盛者见血，有顷已。不已，以法取之，灸骨骶二十壮。(22)

重阳者狂。(二十)

五十九难曰：狂癫之病，何以别之？然：狂之始发，少卧而不饥，自高贤也，自辨智也，自贵倨也，妄笑好歌乐，妄行不休是也。(五十九)

# 戾中

血并于阳，气并于阴，乃为戾中。(62)

# 痱

痱之为病也，身无痛者，四肢不收，智乱不甚。其言微知，可治。甚则不能言，不可治也。(23)

# 痈疽

痈疽不得顷时回，痛不知所，按之不应手，乍来乍已，刺手太阴，旁三痏与缨脉各二。掖痈火热，刺足少阳，五刺而热不止，刺手心主三刺。手太阴经络者，大骨之会各三，暴痈筋缩，随分而痛，魄汗不尽，胞气不足，治在经俞。(28)

黄帝问曰：人病胃脘痈者，诊当何如？岐伯对曰；诊此者，当候胃脉，其脉当沉细，沉细者气逆，逆者，人迎甚盛，甚盛则热。人迎者，胃脉也，逆而盛，则热聚于胃口而不行，故胃脘为痈也。<sup>(46)</sup>

帝曰；善，有病颈痈者，或石治之，或针灸治之，而皆已，其真安在？岐伯曰；此同名异等者也。夫痈气之息者，宜以针开除去之，夫气盛血聚者，宜石而泻之，此所谓同病异治也。<sup>(46)</sup>

黄帝曰：病之生时，有喜怒不测，饮食不节，阴气不足，阳气有余，营气不行，乃发为痈疽。阴阳不通，两热相搏，乃化为脓，小针能取之乎？岐伯曰：圣人不能使化者为之，邪不可留也。故两军相当，旗帜相望，白刃陈于中野者，此非一日之谋也。能使其民令行，禁止士卒无白刃之难者，非一日之教也，须臾之得也。夫至使身被痈疽之病，脓血之聚者，不亦离道远乎？夫痈疽之生，脓血之成也，不从天下，不从地出，积微之所生也，故圣人自治于未有形也，愚者遭其已成也。黄帝曰：其已形，不予遭，脓已成，不予见，为之奈何？岐伯曰：脓已成，十死一生，故圣人弗使已成，而明为良方，著之竹帛，使能者踵而传之后世，无有终时者，为其不予遭也。黄帝曰：其已有脓血而后遭乎？不导之以小针治乎？岐伯曰：以小治小，其功小，以大治大者，多害，故其已成脓血者，其唯砭石铍锋之所取也。<sup>(60)</sup>

凡刺痈邪，无迎陇，易俗移性，不得脓，脆道更行，去其乡，不安处所，乃散亡。诸阴阳过痈者，取之其腧，泻之。<sup>(75)</sup>

黄帝曰：官针奈何？岐伯曰：刺痈者，用铍针。<sup>(75)</sup>

余已知血气之平与不平，未知痈疽之所从生，成败之时，死生之期，有远近，何以度之，可得闻乎。岐伯曰：经脉留行不止，与天同度，与地合纪，故天宿失度，日月薄蚀；地经失纪，水道流溢，草萱不成，五欲不殖。径路不通，民不往来，巷聚邑居，则别离异处。血气犹然，请言其故。夫血脉营卫，周流不休，上应星宿，下应经数。寒邪客于经络之中则血泣，血泣则不通，不通则卫气归之，不得复反，故痈肿。寒气化热，热胜则腐肉，肉腐则为脓，脓不泻则烂筋，筋烂则伤骨，骨伤则髓消，不当骨空，不得泄泻，血枯空虚，则筋骨肌肉不相荣。经脉败漏，熏于五脏，脏伤，故死矣。黄帝曰：愿尽闻痈疽之形，与忌日名。岐伯曰：痈发于嗌中，名曰猛疽。猛疽不治，化为脓，脓不泻，塞咽，半日死。其化为脓者，泻则合豕膏，冷食，三日而已。发于颈，名曰夭疽。其痈大以赤黑，不急治，则热气下入渊液，前伤任脉，内熏肝肺，熏肝肺，十余日而死矣。阳留大发，消脑留项，名曰脑烁。其色不乐，项痛如刺以针，烦心者，死不治。发于肩及臑，名曰疵痈。其状赤黑，急治之，此令人汗出至足，不害五脏。痈发四五日，逞焫之。发于腋下赤坚者，名曰米疽，治之以砭石，欲细而长，疏砭之，涂以豕膏，六日已，勿裹之。其痈坚而不溃者，为马刀挟缨，急治之。发于胸，名曰井疽。其状如大豆，三四日起，不早治，下入腹，不治，七日死矣。发于膺，名曰甘疽。色青，其状如谷实蒌蒌，常苦寒热，急治之，去其寒热，十岁死，死后出脓。发于胁，名曰败疵。败疵者，女子之病也。灸之，其病大痈脓，治之，其中乃有生肉，大如赤小豆，剉薘蒀草根各一升，以水一斗六升煮之，竭为取三升，则强饮厚衣，坐于釜上，令汗出至足，已。发于股胫，名曰股胫疽。其状不甚，变而痈脓搏骨，不急治，三十日死矣。发于尻，名曰锐疽。其状赤坚大，急治之，不治，三十日死矣。发于股阴，名曰赤施。不急治，六十日死。在两股之内，不治，十日而当死。发于膝，名曰疵痈。其状大，痈色不变，寒热，如坚石，勿石，石之者死。须其柔，乃石之者，生。诸痈疽之发于节而相应者，不可治也。发于阳者，百日死。发于阴者，三十日死。发于胫，名曰兔齿。其状赤至骨，急治之，不治，害人也。发于内踝，名曰走缓。其状痈也，色不变，数石其输，而止其寒热，不死。发于足上下，名曰四淫。其状大痈，急治之，百日死。发于足旁，名曰厉痈，其状不大，初如小指发，急治之，去其黑者，不消辄益。不治，百日死。发于足指，名脱痈。其状赤黑，死不治。不赤黑，不死。不衰，急斩之，不则死矣。黄帝曰：夫子言痈疽，何以别之。岐伯曰：营卫稽留于经脉之中，则血泣而不行，不行则卫气从之而不通，壅遏而不得行，故热。大热不止，热胜则肉腐，肉腐则为脓。然不能陷骨髓，不为焦枯，五脏不为伤，故命曰痈。黄帝曰：何谓疽。岐伯曰：热气淳盛，下陷肌肤，筋髓枯，内连五脏，血气竭，当其痈下，筋骨良肉皆无余，故命曰疽。疽者，

上之皮大以坚，上如牛领之皮。痈者，其皮上薄以泽，此其候也。(81)

## 霍乱

霍乱刺俞旁五、足阳明及上旁三，刺痫惊脉五：针手太阴各五，刺经太阳五，刺手少阴经络旁者，一足阳明，一上踝五寸刺三针。(28)

## 疟

黄帝问曰：夫痎疟皆生于风，其蓄作有时者何也？岐伯对曰：疟之始发也，先起于毫毛，伸欠，乃作寒栗鼓颔，腰脊俱痛，寒去则内外皆热，头痛如破，渴欲冷饮。帝曰：何气使然？愿闻其道。岐伯曰：阴阳上下交争，虚实更作，阴阳相移也。阳并于阴，则阴实而阳虚，阳明虚，则寒栗鼓颔也。巨阳虚，则腰背头项痛。三阳俱虚，则阴气胜，阴气胜则骨寒而痛。寒生于内，故中外皆寒。阳盛则外热，阴虚则内热，外内皆热则喘而渴，故欲冷饮也。此皆得之夏伤于暑，热气胜，藏于皮肤之内，肠胃之外，此荣气之所舍也。此令人汗空疏，腠理开，因得秋气，汗出遇风，及得之以浴，水气舍于皮肤之内，与卫气并居。卫气者，昼日行于阳，夜行于阴，此气得阳而外出，得阴而内薄，内外相薄，是以日作。帝曰：其间日而作者何也？岐伯曰：其气之舍深，内薄于阴，阳气独发，阴邪内著，阴与阳争不得出，是以间日而作也。帝曰：善。其作日晏与其日早者，何气使然？岐伯曰：邪气客于风府，循膂而下，卫气一日一夜，大会于风府，其明日，日下一节，故其作晏也晏，此先客于脊背也。每至于风府则腠理开，腠理开则邪气入，邪气入则病作，以此日作稍益晏也。其出于风府，日下一节，二十五日，下至骶骨，二十六日，入于脊内，注于伏膂之脉。其气上行九日，出于缺盆之中，其气日高，故作日益早也。其间日发者，由邪气内薄于五脏，横连募原也。其道远，其气深，其行迟，不能与卫气俱行，不得皆出，故间日乃作也。帝曰：夫子言卫气每至于风府，腠

209

理乃发，发则邪气入，入则病作。今卫气日下一节，其气之发也，不当风府，其日作者，奈何？岐伯曰：此邪气客于头项循脊而下者也，故虚实不同。邪中异所，则不得当其风府也。故邪中于头项者，气至头项而病。中于背者，气至背而病。中于腰脊者，气至腰脊而病。中于手足者，气至手足而病。卫气之所在，与邪气相合则病作。故风无常府，卫气之所发，必开其腠理，邪气之所合，则其府也。帝曰：善。夫风之与疟也，相似同类，而风独常在，疟得有时而休者何也？岐伯曰：风气留其处故常在，疟气随经络，沉以内薄，故卫气应乃作。帝曰：疟先寒而后热者，何也？岐伯曰：夏伤于大暑，其汗大出，腠理开发，因遇夏气凄沧之水寒，藏于腠理皮肤之中，秋伤于风，则病成矣。夫寒者，阴气也。风者，阳气也。先伤于寒而后伤于风，故先寒而后热也，病以时作，名曰寒疟。帝曰：先热而后寒者，何也？岐伯曰：此先伤于风而后伤于寒，故先热而后寒也，亦以时作，名曰温疟。其但热而不寒者，阴气先绝，阳气独发，则少气烦冤，手足热而欲呕，名曰瘅疟。帝曰：夫经言有余者泻之，不足者补之。今热为有余，寒为不足。夫疟者之寒，汤火不能温也，及其热，冰水不能寒也，此皆有余不足之类。当此之时，良工不能止，必须其自衰乃刺之，其故何也？愿闻其说。岐伯曰：经言无刺熇熇之热，无刺浑浑之脉，无刺漉漉之汗，故为其病逆，未可治也。夫疟之始发也，阳气并于阴，当是之时，阳虚而阴盛，外无气，故先寒栗也。阴气逆极，则复出之阳，阳与阴并于外，则阴虚而阳实，故先热而渴。夫疟气者，并于阳则阳胜，并于阴则阴胜，阴胜则寒，阳胜则热。疟者，风寒之气不常也。病极则复，至病之发也，如火之热，如风雨不可当也。故经言曰：方其盛时必毁，因其衰也，事必大昌，此之谓也。夫疟之未发也，阴未并阳，阳未并阴，因而调之，真气得安，邪气乃亡，故工不能治其已发，为其气逆也。帝曰：善。攻之奈何？早晏何如？岐伯曰：疟之且发也，阴阳之且移也，必从四末始也。阳已伤，阴从之，故先其时，坚束其处，令邪气不得入，阴气不得出，审候见之，在孙络盛坚而血者，皆取之，此真往而未得并者也。帝曰：疟不发，其应何如？岐伯曰：疟气者，必更盛更虚，当气之所在也，病在阳，则热而脉躁；在阴，则寒而脉静。极则阴阳俱衰，卫气相离，故病得休。卫气集，则复病也。帝曰：时有间二日或至数日发，或渴或不渴，其故何也？岐伯曰：其间日者，邪气与卫气客于六腑，而有时相失，不能相得，故休数日乃作也。疟者，阴阳更胜也，或甚或不甚，故或渴或不渴。帝曰：论言夏伤于暑，秋必病疟。今疟不必应者，何也？岐伯曰：此应四时者也。其病异形者，反四时也。其以秋病者寒甚，以冬病者寒不甚，以春病者恶风，以夏病者多汗。帝曰：夫病温疟与寒疟，而皆安舍，舍于何脏？岐伯曰：温疟者，得之冬中于风寒，气藏于骨髓之中，至春则阳气大发，邪气不能自出，因遇大暑，脑髓烁，肌肉消，腠理发泄，或有所用力，邪气与汗皆出，此病藏于肾，其气先从内出之于外也。如是者，阴虚而阳盛，阳盛则热矣。衰则气复反入，入则阳虚，阳虚则寒矣，故先热而后寒，名曰温疟。帝曰：瘅疟何如？岐伯曰：瘅疟者，肺素有热。气盛于身，厥逆上冲，中气实而不外泄，因有所用力，腠理开，风寒舍于皮肤之内，分肉之间而发，发则阳气盛，阳气盛而不衰，则病矣。其气不及于阴，故但热而不寒，气内藏于心，而外舍于分肉之间，令人消烁脱肉，故命曰瘅疟。帝曰：善。<sup>(35)</sup>

　　凡治疟，先发如食顷，乃可以治，过之则失时也。诸疟而脉不见，刺十指间出血，血去必已。先视身之赤如小豆者，尽取之。十二疟者，其发各不同时，察其病形，以知其何脉之病也。先其发时，如食顷而刺之，一刺则衰，二刺则知，三刺则已。不已，刺舌下两脉出血。不已，刺郄中盛经出血，又刺项已下侠脊者必已。舌下两脉者，廉泉也。刺疟者，必先问其病之所先发者，先刺之。先头痛及重者，先刺头上，及两额、两眉间出血。先项背痛者，先刺之。先腰脊痛者，先刺郄中出血。先手臂痛者，先刺手少阴、阳明十指间。先足胫痠痛者，先刺足阳明十指间出血。风疟，疟发则汗出恶风，刺三阳经背俞之血者。腨痠痛甚，按之不可，名曰胕髓病，以镵针，针绝骨出血，立已。身体小痛，刺至阴。诸阴之井，无出血，间日一刺。疟不渴，间日而作，刺足太阳。渴而间日作，刺足少阳。温疟汗不出，为五十九刺。<sup>(36)</sup>

　　帝曰：善。火热复，恶寒发热，有如疟状，或一日发，或间数日发，其故何也？岐伯曰：胜复之气，会遇之时，有多少也。阴气多而阳气少，则其发日远；阳气多而阴气少，则其发日近。此胜复相薄，盛衰之节，疟

211

亦同法。（74）

温疟汗不出，为五十九痏。（19）

疟不渴，间日而作，渴而日作，取手阳明。（26）

黄帝问于岐伯曰：经言夏日伤暑，秋病疟，疟之发以时，其故何也？岐伯对曰：邪客于风府，病循膂而下，卫气一日一夜，常大会于风府，其明日日下一节，故其日作晏，此其先客于脊背也。故每至于风府则腠理开，腠理开则邪气入，邪气入则病作，此所以日作尚晏也。卫气之行风府，日下一节，二十一日下至尾底，二十二日入脊内，注于伏冲之脉，其行九日，出于缺盆之中，其气上行，故其病稍益，至其内搏于五脏，横连募原，其道远，其气深，其行迟，不能日作，故次日乃蓄积而作焉。黄帝曰：卫气每至于风府，腠理乃发，发则邪入焉。其卫气日下一节，则不当风府，奈何？岐伯曰：风府无常，卫气之所应，必开其腠理，气之所舍节，则其府也。黄帝曰：善。夫风之与疟也，相与同类，而风常在，而疟特以时休，何也？岐伯曰：风气留其处，疟气随经络，沉以内搏，故卫气应，乃作也。（79）

## 尸厥

邪客于手足少阴太阴足阳明之络，此五络，皆会于耳中，上络左角。五络俱竭令人身脉皆动，而形无知也，其状若尸，或曰尸厥。刺其足大指内侧爪甲上，去端如韭叶，后刺足心，后刺足中指爪甲上各一痏，后刺手大指内侧，去端如韭叶，后刺手心主，少阴锐骨之端各一痏，立已。不已，以竹管吹其两耳，鬄其右角之发，方一寸，燔治，饮以美酒一杯，不能饮者，灌之，立已。（63）

## 漏泄

黄帝曰：人有热饮食下胃，其气未定，汗则出，或出于面，或出于背，或出于身半，其不循卫气之道而出，何也？歧伯曰：此外伤于风。内开腠理，毛蒸理泄，卫气走之，固不得循其道。此气慓悍滑疾，见开而出，故不得从其道，故命曰漏泄。(18)

飧泄补三阴之上，补阴陵泉，皆久留之，热行乃止。转筋于阳，治其阳。转筋于阴，治其阴。皆卒刺之。(19)

五十七难曰：泄凡有几？皆有名不？然：泄凡有五，其名不同：有胃泄，有脾泄，有大肠泄，有小肠泄，有大瘕泄，名曰后重。(五十七)

## 大瘕泄

大瘕泄者，里急后重，数至圊而不能便，茎中痛。此五泄之法也。(五十七)

## 鼓胀

黄帝问曰：有病心腹满，旦食则不能暮食，此为何病？歧伯对曰：名为鼓胀。帝曰：治之奈何？歧伯曰：治之以鸡矢醴，一剂知，二剂已。帝曰：其时有复发者何也？歧伯曰：此饮食不节，故时有病也。虽然其病且已时，故当病气聚于复也。(40)

鼓胀何如？歧伯曰：腹胀身皆大，大与肤胀等也，色苍黄，腹筋起，此其候也。(57)

黄帝曰：肤胀鼓胀，可刺邪？歧伯曰：先泻其胀之血络，后调其经，刺去其血络也。(57)

## 血枯

帝曰：有病胸胁支满者，妨于食，病至则先闻腥臊臭，出清液，先唾

213

血，四支清，目眩，时时前后血，病名为何，何以得之？岐伯曰：病名血枯，此得之年少时，有所大脱血。若醉入房，中气竭，肝伤，故月事衰少不来也。帝曰：治之奈何？复以何术？岐伯曰：以四乌鲗骨，一蔍茹，二物并合之，丸以雀卵，大如小豆，以五丸为后饭，饮以鲍鱼汁，利肠中，及伤肝也。[40]

## 体惰

身有所伤，血出多，及中风寒，若有所堕坠，四肢懈惰不收，名曰体惰。取其小腹脐下三结交。三结交者，阳明、太阴也，脐下三寸关元也。[21]

## 胀

黄帝曰：何以知脏腑之胀也？岐伯曰：阴为脏，阳为腑。黄帝曰：夫气之令人胀也，在于血脉之中邪，脏腑之内乎？岐伯曰：三者皆存焉，然非胀之舍也。黄帝曰：愿闻胀之舍？岐伯曰：夫胀者，皆在于脏腑之外，排脏腑而郭胸胁，胀皮肤，故命曰胀。黄帝曰：脏腑之在胸胁腹里之内也，若匣匮之藏禁器也，名有次舍，异名而同处，一域之中，其气各异，愿闻其故。黄帝曰：未解其意，再问。岐伯曰：夫胸腹，脏腑之郭也。[35]

凡此诸胀者，其道在一，明知逆顺，针数不失，泻虚补实，神去其室，致邪失正，真不可定，粗之所败，谓之天命。补虚泻实，神归其室，久塞其空，谓之良工。黄帝曰：胀者焉生？何因而有？岐伯曰：卫气之在身也，常然并脉，循分肉，行有逆顺，阴阳相随，乃得天和，五脏更始，四时循序，五谷乃化。然后厥气在下，营卫留止，寒气逆上，真邪相攻，两气相搏，乃合为胀也。[35]

黄帝曰：善。何以解惑？岐伯曰：合之于真，三合而得。帝曰：善。

黄帝问于岐伯曰：胀论言无问虚实，工在疾泻，近者一下，远者三下，今有其三而不下者，其过焉在？岐伯对曰：此言陷于肉肓，而中气穴者也。不中气穴，则气内闭，针不陷肓，则气不行，上越中肉，则卫气相乱，阴阳相逐。其于胀也，当泻不泻，气故不下，三而不下，必更其道，气下乃止，不下复始，可以万全，乌有殆者乎？其于胀也，必审其肱，当泻则泻，当补则补，如鼓应桴，恶有不下者乎！[35]

水溢则为水胀，此津液五别之逆顺也。[36]

## 肤胀

黄帝曰：肤胀何以候之？岐伯曰：肤胀者，寒气客于皮肤之间，蓥蓥然不坚，腹大，身尽肿，皮厚，按其腹，窅而不起，腹色不变，此其候也。[57]

视人之目窠上，微痈如新卧起状，其颈脉动，时咳，按其手足上，窅而不起者，风水肤胀也。[74]

## 体质分型

黄帝曰：何以度知其肥瘦？伯高曰：人有肥、有膏、有肉。黄帝曰：别此奈何？伯高曰：腘肉坚，皮满者，肥。腘肉不坚，皮缓者，膏。皮肉不相离者，肉。黄帝曰：身之寒温何如？伯高曰：膏者，其肉淖而粗理者，身寒，细理者，身热。脂者，其肉坚，细理者热，粗理者寒。黄帝曰：其肥瘦大小奈何？伯高曰：膏者，多气而皮纵缓，故能纵腹垂腴。肉者，身体容大。脂者，其身收小。黄帝曰：三者之气血多少何如？伯高曰：膏者，多气，多气者，热，热者耐寒。肉者，多血则充形，充形则平。脂者，其血清，气滑少，故不能大。此别于众人者也。[59]

黄帝曰：善。治之奈何？伯高曰：必先别其三形，血之多少，气之清浊，而后调之，治无失常经。是故高人纵腹垂腴。肉人者，上下容大。脂

人者，虽脂不能大者。(59)

黄帝问于少师曰：余尝闻人有阴阳，何谓阴人？何谓阳人？少师曰：天地之间，六合之内，不离于五，人亦应之，非徒一阴一阳而已也，而略言耳，口弗能遍明也。黄帝曰：愿略闻其意，有贤人圣人，心能备而行之乎？少师曰：盖有太阴之人，少阴之人，太阳之人，少阳之人，阴阳和平之人。凡五人者，其态不同，其筋骨气血各不等。(72)

黄帝曰：夫五态之人者，相与无故，卒然新会，未知其行也，何以别之？少师答曰：众人之属，不知五态之人者，故五五二十五人，而五态之人不与焉。五态之人，尤不合于众者也。(72)

# 伏梁

帝曰：病有少腹盛，上下左右皆有根，此为何病？可治不？岐伯曰：病名曰伏梁。帝曰：伏梁何因而得之？岐伯曰：裹大脓血，居肠胃之外，不可治，治之每切按之致死。帝曰：何以然？岐伯曰：此下则因阴，必下脓血，上则迫胃脘，生膈侠胃脘内痈，此久病也，难治。居脐上为逆，居脐下为从，勿动亟夺，论在刺法中。帝曰：人有身体髀股䯒皆肿，环脐而痛，是为何病？岐伯曰：病名伏梁，此风根也。其气溢于大肠而著于肓，肓之原在脐下，故环脐而痛也，不可动之，动之为水溺涩之病。(40)

帝曰：人有身体髀股䯒皆肿，环脐而痛，是为何病？岐伯曰：病名伏梁，此风根也。其气溢于大肠而著于肓，肓之原在脐下，故环脐而痛也。不可动之，动之为水溺涩之病。(46)

# 疠

疠者，有荣气，热胕其气不清，故使其鼻柱坏而色败，皮肤疡溃，风寒客于脉而不去，名曰疠风，或名曰寒热。(42)

216

疠风者，素刺其肿上。已刺，以锐针针其处，按出其恶气，肿尽乃止。常食方食，无食他食。腹中常鸣，气上冲胸，喘不能久立。邪在大肠，刺肓之原、巨虚上廉、三里。小腹控睪，引腰脊，上冲心。邪在小肠者，连睪系，属于脊，贯肝肺，络心系。气盛则厥逆，上冲肠胃，熏肝，散于肓，结于脐，故取之肓原以散之，刺太阴以予之，取厥阴以下之，取巨虚下廉以去之，按其所过之经以调之。(19)

解脉令人腰痛，痛而引肩，目䀮䀮然，时遗溲，刺解脉，在膝筋肉分间郄外廉之横脉出血，血变而止。解脉令人腰痛如引带，常如折腰状，善恐，刺解脉，在郄中结络如黍米，刺之血射，以黑见赤血而已。同阴之脉，令人腰痛，痛如小锤居其中，怫然肿，刺同阴之脉，在外踝上绝骨之端，为三痏。阳维之脉，令人腰痛，痛上怫然肿，刺阳维之脉，脉与太阳合腨下间，去地一尺所。衡络之脉，令人腰痛，不可以俯仰，仰则恐仆，得之举重伤腰，衡络绝，恶血归之，刺之在郄阳筋之间，上郄数寸，衡居为二痏出血。会阴之脉，令人腰痛，痛上漯漯然汗出，汗干令人欲饮，饮已欲走，刺直阳之脉上三痏，在蹻上郄下五寸横居，视其盛者出血。飞阳之脉，令人腰痛，痛上拂拂然，甚则悲以恐，刺飞阳之脉，在内踝上五寸，少阴之前，与阴维之会。昌阳之脉，令人腰痛，痛引膺，目䀮䀮然，甚则反折，舌卷不能言，刺内筋为二痏，在内踝上大筋前、太阴后，上踝二寸所。散脉令人腰痛而热，热甚生烦，腰下如有横木居其中，甚则遗溲，刺散脉在膝前骨肉分间，络外廉束脉为三痏。肉里之脉，令人腰痛，不可以咳，咳则筋缩急，刺肉里之脉为二痏，在太阳之外，少阳绝骨之后。腰痛侠脊而痛至，头几几然，目䀮䀮欲僵仆，刺足太阳郄中出血。腰痛上寒，刺足太阳、阳明。上热，刺足厥阴。不可以俯仰，刺足少阳。中热而喘，刺足少阴。刺郄中出血。腰痛上寒不可顾，刺足阳明。上热刺足太阴。中热而喘，刺足少阴。大便难，刺足少阴。少腹满，刺足厥阴。如折不可以俯仰，不可举，刺足太阳。引脊内廉，刺足少阴。腰痛引少腹控

胕，不可以仰，刺腰尻交者，两髁胂上。以月生死为痏数，发针立已，左取右，右取左。(41)

帝曰：有病厥者，诊右脉沉而紧，左脉浮而迟，不然病主安在？岐伯曰：冬诊之，右脉固当沉紧，此应四时，左脉浮而迟，此逆四时，在左当主病在肾，颇关在肺，当腰痛也。帝曰：何以言之？岐伯曰：少阴脉贯肾络肺，今得肺脉，肾为之病，故肾为腰痛之病也。(46)

腰痛不可以转摇，急引阴卵，刺八髎与痛上，八髎在腰尻分间。(60)

腰痛，痛上寒，取足太阳阳明；痛上热，取足厥阴，不可以俯仰，取足少阳。(26)

五谷之津液，和合而为膏者，内渗入于骨空，补益脑髓，而下流于阴股。阴阳不和，则使液溢而下流于阴，髓液皆减而下，下过度则虚，虚故腰脊痛而胫痠。(36)

# 痿

黄帝问曰：五脏使人痿何也？(44)

帝曰：如夫子言可矣，论言治痿者独取阳明，何也？岐伯曰：阳明者，五脏六腑之海，主润宗筋，宗筋主束骨而利机关也。冲脉者，经络之海也，主渗灌溪谷，与阳明合于宗筋。阴阳总宗筋之会，会于气街，而阳明为之长，皆属于带脉，而络于督脉。故阳明虚，则宗筋纵，带脉不引，故足痿不用也。帝曰：治之奈何？岐伯曰：各补其荥而通其俞，调其虚实，和其逆顺，筋脉骨肉各以其时受月，则病已矣。帝曰：善。(44)

痿厥为四末束悗，乃疾解之，日二，不仁者，十日而知，无休，病已止。岁，以草刺鼻，嚏，嚏而已。无息而疾迎引之，立已。大惊之，亦可已。(26)

痿厥心悗，刺足大指间上二寸留之，一日足外踝下留之。(28)

218

## 偏枯

胃脉沉鼓涩，胃外鼓大，心脉小坚急，皆膈偏枯。男子发左，女子发右，不瘖舌转可治。三十日起，其从者瘖。三岁起，年不满二十者，三岁死。脉至而搏，血衄身有热者死。脉来悬钩浮为常脉。[48]

病偏虚为跛者，正月阳气冻解，地气而出也。所谓偏虚者，冬寒颇有不足者，故偏虚为跛也。[49]

偏枯，身偏不用而痛，言不变，志不乱，病在分腠之间，巨针取之，益其不足，损其有余，乃可复也。[23]

## 鼠瘘

鼠瘘寒热，还刺寒府，寒府在附膝外解营。取膝上外者，使之拜取，足心者，使之跪。[60]

黄帝问于岐伯曰：寒热瘰疬在于颈腋者，皆何气使生？岐伯曰：此皆鼠瘘寒热之毒气也，留于脉而不去者也。黄帝曰：去之奈何？岐伯曰：鼠瘘之本，皆在于脏，其末上出于颈腋之间，其浮于脉中，而未内著于肌肉，而外为脓血者，易去也。黄帝曰：去之奈何？岐伯曰：请从其本引其末，可使衰去，而绝其寒热。审按其道，以予之，徐往徐来以去之，其小如麦者，一刺知，三刺而已。黄帝曰：决其生死奈何？岐伯曰：反其目视之，其中有赤脉，上下贯瞳子，见一脉，一岁死。见一脉半，一岁半死。见二脉，二岁死。见二脉半，二岁半死。见三脉，三岁而死。见赤脉不下贯瞳子，可治也。[70]

## 三里

所谓三里者，下膝三寸也。[54]
所谓跗之者，举膝分易见也。[54]

## 巨虚

巨虚者，跷足䯒独陷者。下廉者，陷下者也。[54]

## 大风

病风，且寒且热，炅汗出，一日数过，先刺诸分理络脉。汗出且寒且热，三日一刺，百日而已。病大风，骨节重，须眉堕，名曰大风，刺肌肉为故，汗出百日，刺骨髓，汗出百日，凡二百日，须眉生而止针。[55]

大风颈项痛，刺风府，风府在上椎。大风汗出，灸谚谙，谚谙在背下侠脊旁三寸所，厌之，令病者呼谚谙，谚谙应手，从风憎风，刺眉头。[60]

## 失枕

失枕在肩上横骨间，折使榆臂齐肘正中灸脊中，眇络季胁引少腹而痛胀，刺谚谙。[60]

## 喜忘

血并于下，气并于上，乱而喜忘。[62]

黄帝曰：人之善忘者，何气使然？岐伯曰：上气不足，下气有余，肠胃实而心肺虚。虚则营卫留于下，久之不以时上，故善忘也。<sup>(80)</sup>

## 睡眠

黄帝问曰：老人之不夜瞑者，何气使然？少壮之人，不昼瞑者，何气使然？岐伯答曰：壮者之气血盛，其肌肉滑，气道通，营卫之行，不失其常，故昼精而夜瞑。老者之气血衰，其肌肉枯，气道涩，五脏之气相搏，其营气衰少，而卫气内伐，故昼不精，夜不得瞑。<sup>(18)</sup>

黄帝曰：病而不得卧者，何气使然？岐伯曰：卫气不得入于阴，常留于阳。留于阳则阳气满，阳气满则阳跷盛，不得入于阴则阴气虚，故目不瞑矣。黄帝曰：病目而不得视者，何气使然？岐伯曰：卫气留于阴，不得行于阳，留于阴则阴气盛，阴气盛则阴跷满，不得入于阳则阳气虚，故目闭也。黄帝曰：人之多卧者，何气使然？岐伯曰：此人肠胃大而皮肤湿，而分肉不解焉。肠胃大则卫气留久，皮肤湿则分肉不解，其行迟。夫卫气者，昼日常行于阳，夜行于阴，故阳气尽则卧，阴气尽则寤。故肠胃大，则卫气行留久。皮肤湿，分肉不解，则行迟。留于阴也久，其气不清，则欲瞑，故多卧矣。其肠胃小，皮肤滑以缓，分肉解利，卫气之留于阳也久，故少瞑焉。黄帝曰：其非常经也，卒然多卧者，何气使然？岐伯曰：邪气留于上焦，上焦闭而不通，已食若饮汤，卫气留久于阴而不行，故卒然多卧焉。黄帝曰：善。治此诸邪，奈何？岐伯曰：先其脏腑，诛其小过，后调其气，盛者泻之，虚者补之，必先明知其形志之苦乐，定乃取之。<sup>(80)</sup>

四十六难曰：老人卧而不寐，少壮寐而不寤者，何也？然：经言少壮者，血气盛，肌肉滑，气道通，营卫之行，不失于常，故昼日精，夜不寤。老人血气衰，气肉不滑，营卫之道涩，故昼日不能精，夜不能寐也，故知老人不能寐也。<sup>(四十六)</sup>

221

# 五音

人声应音。<sup>(54)</sup>

音主长夏，长夏刺经。<sup>(44)</sup>

病变于音者，取之经。<sup>(44)</sup>

右徵与少徵，调右手太阳上，左商与左徵，调左手阳明上。少徵与大宫，调左手阳明上。右角与大角，调右足少阳下。大徵与少徵，调左手太阳上。众羽与少羽，调右足太阳下。少商与右商，调手太阳下。桎羽与众羽，调右足太阳下。少宫与大宫，调右足阳明下。判角与少角，调右足少阳下。钛商与上商，调右足阳明下。钛商与上角，调左足太阳下。上徵与右徵同，谷麦、畜羊、果杏。<sup>(65)</sup>

大宫与上角，同右足阳明上。左角与大角，同左足阳明上。少羽与大羽，同右足太阳下。左商与右商，同左手阳明上。加宫与大宫，同左足少阳上。质判与大宫，同左手太阳下。判角与大角，同左足少阳下。大羽与大角，同右足太阳上。大角与大宫，同右足少阳上。右徵、少徵、质徵、上徵、判徵、右角、钛角、上角、大角、判角，右商、少商、钛商、上商、左商。少宫、上宫、大宫、加宫、左角，宫众羽、桎羽、上羽、大羽、少羽。<sup>(55)</sup>

# 卒病

黄帝曰：有寒温和适，腠理不开，然有卒病者，其故何也？少师答曰：帝弗知邪入乎？虽平居，其腠理开闭缓急，其故常有时也。黄帝曰：可得闻乎？少师曰：人与天地相参也，与日月相应也。故月满则海水西盛，人血气积，肌肉充，皮肤致，毛发坚，腠理郄，烟垢著。当是之时，虽遇贼风，其入浅不深。至其月郭空，则海水东盛，人气血虚，其卫气去，形独居，肌肉减，皮肤纵，腠理开，毛发残，膲理薄，烟垢落。当是

222

之时，遇贼风，则其入深，其病人也，卒暴。(79)

人一以观动静天二以候五色七星应之以候发母泽五音一以候宫商角徵羽，六律有余不足应之二地一以候高下有余九野一节俞应之以候闭节三人变一分人候齿泄多血少十分角之变五分以候缓急六分不足三分寒关节第九分四时人寒温燥湿四时一应之以候相反一四方各作解。(54)

公请问：哭泣而泪不出者，若出而少涕，其故何也？帝曰：在经有也。复问：不知水所从生，涕所从出也。帝曰：若问此者，无益于治也，工之所知，道之所生也。(81)

是以悲哀则泣下，泣下水所由生。水宗者，积水也。积水者，至阴也。至阴者，肾之精也。宗精之水，所以不出者，是精持之也，辅之裹之，故水不行也。(81)

水火相感，神志俱悲，是以目之水生也。故谚言曰：心悲名曰志悲，志与心精共凑于目也，是以俱悲，则神气传于心，精上不传于志，而志独悲，故泣出也。泣涕者，脑也。脑者，阴也。髓者，骨之充也。故脑渗为涕，志者骨之主也，是以水流而涕从之者，其行类也。夫涕之与泣者，譬如人之兄弟，急则俱死，生则俱生，其志以神悲，是以涕泣俱出而横行也。夫人涕泣俱出而相从者，所属之类也。雷公曰：大矣，请问人哭泣而泪不出者，若出而少，涕不从之何也？帝曰：夫泣不出者，哭不悲也，不泣者，神不慈也。神不慈，则志不悲，阴阳相持，泣安能独来。夫志悲者，惋惋则冲阴，冲阴则志去目，志去则神不守精，精神去目，涕泣出也。(81)

是以气冲风，泣下而不止。夫风之中目也，阳气内守于精，是火气燔目，故见风则泣下也。有以比之，夫火疾风生，乃能雨，此之类也。[81]

# 岁

帝曰：愿闻其岁，六气始终，早晏何如？岐伯曰：明乎哉问也。甲子之岁，初之气，天数始于水下一刻，终于八十七刻半。二之气，始于八十七刻六分，终于七十五刻。三之气，始于七十六刻，终于六十二刻半。四之气，始于六十二刻六分，终于五十刻。五之气，始于五十一刻，终于三十七刻半。六之气，始于三十七刻六分，终于二十五刻。所谓初六天之数也。乙丑岁初之气，天数始于二十六刻，终于一十二刻半。二之气，始于一十二刻六分，终于水下百刻。三之气，始于一刻，终于八十七刻半。四之气，始于八十七刻六分，终于七十五刻。五之气，始于七十六刻，终于六十二刻半。六之气，始于六十二刻六分，终于五十刻。所谓六二天之数也。丙寅岁，初之气，天数始于五十一刻，终于三十七刻半。二之气，始于三十七刻六分，终于二十五刻。三之气，始于二十六刻，终于一十二刻半。四之气，始于一十二刻六分，终于水下百刻。五之气，始于一刻，终于八十七刻半。六之气，始于八十七刻六分，终于七十五刻。所谓六三天之数也。丁卯岁，初之气，天数始于七十六刻，终于六十二刻半。二之气，始于六十二刻六分，终于五十刻。三之气，始于五十一刻，终于三十七刻半。四之气，始于三十七刻六分，终于二十五刻。五之气，始于二十六刻，终于一十二刻半。六之气，始于一十二刻六分，终于水下百刻。所谓六四天之数也。次戊辰岁初之气，复始于一刻，常如是无已，周而复始。帝曰：愿闻其岁候何如？岐伯曰：悉乎哉问也。日行一周，天气始于一刻。日行再周，天气始于二十六刻。日行三周，天气始于五十一刻。日行四周，天气始于七十六刻。日行五周，天气复始于一刻，所谓一纪也。是故寅午戌，岁气会同，卯未亥，岁气会同，辰申子，岁气会同，巳酉丑，岁气会同，终而复始。帝曰：愿闻其用也。[68]

帝曰：夫子之言岁候不及，其太过而上应五星。今夫德化政令，灾眚变易非常而有也，卒然而动，其亦为之变乎？岐伯曰：承天而行之，故无

224

妄动，无不应也。卒然而动者，气之交变也，其不应焉，故曰：应常不应卒，此之谓也。帝曰：其应奈何？岐伯曰：各从其气化也。帝曰：其行之徐疾逆顺何如？岐伯曰：以道留久，逆守而小，是谓省下。以道而去，去而速来，曲而过之，是谓省遗过也。久留而环，或离或附，是谓议灾，与其德也。应近则小，应远则大。芒而大，倍常之一，其化甚，大常之二，其眚即也。小常之一，其化减。小常之二，是谓临视，省下之过与其德也。德者福之，过者伐之，是以象之见也。高而远则小，下而近则大，故大则喜怒迩，小则祸福远。岁运太过，则运星北越。运气相得，则各行以道。故岁运太过，畏星失色，而兼其母，不及则色兼其所不胜。肖者瞿瞿，莫知其妙，闵闵之当，孰者为良，妄行无徵，示畏侯王。帝曰：其灾应何如？岐伯曰：亦各从其化也。故时至有盛衰，凌犯有逆顺，留守有多少，形见有善恶，宿属有胜负，徵应有吉凶矣。帝曰：其善恶，何谓也？岐伯曰：有喜有怒，有忧有丧，有泽有燥，此象之常也，必谨察之。帝曰：六者高下异乎？岐伯曰：象见高下，其应一也，故人亦应之。帝曰：善。其德化政令之动静损益皆何如？岐伯曰：夫德化政令灾变，不能相加也。胜复盛衰，不能相多也。往来大小，不能相过也。用之升降，不能相无也。各从其动而复之耳。帝曰：其病生何如？岐伯曰：德化者气之祥，政令者气之章，变易者复之纪，灾眚者伤之始，气相胜者和，不相胜者病，重感于邪则甚也。帝曰：善。所谓精光之论，大圣之业，宣明大道，通于无穷，究于无极也。余闻之，善言天者，必应于人，善言古者，必验于今，善言气者，必彰于物，善言应者，同天地之化，善言化言变者，通神明之理，非夫子孰能言至道欤！乃择良兆而藏之灵室，每旦读之，命曰：气交变，非斋戒不敢发，慎传也。（69）

帝曰：愿闻其所谓也？岐伯曰：甲辰甲戌太宫下加太阴，壬寅壬申太角下加厥阴，庚子庚午太商下加阳明，如是者三，癸巳癸亥少徵下加少阳，辛丑辛未少羽下加太阳，癸卯癸酉少徵下加少阴，如是者三。戊子戊午太徵上临少阴，戊寅戊申太徵上临少阳，丙辰丙戌太羽上临太阳，如是者三。丁巳丁亥少角上临厥阴，乙卯乙酉少商上临阳明，己丑己未少宫上临太阴，如是者三。除此二十四岁，则不加不临也。帝曰：加者何谓？岐伯曰：太过而加同天符，不及而加同岁会也。帝曰：临者何谓？岐伯曰：太过不及，皆曰天符，而变行有多少，病形有微甚，生死有早晏耳。<sup>(71)</sup>

帝曰：善。五运气行主岁之纪，其有常数乎？岐伯曰：臣请次之。甲子、甲午岁，上少阴火，中太宫土运，下阳明金。热化二，雨化五，燥化四，所谓正化日也。其化上咸寒，中苦热，下酸热，所谓药食宜也。乙丑、乙未岁，上太阴土，中少商金运，下太阳水。热化寒化胜复同，所谓邪气化日也。灾七宫，湿化五，清化四，寒化六，所谓正化日也。其化上苦热，中酸和，下甘热，所谓药食宜也。丙寅、丙申岁，上少阳相火，中太羽水运，下厥阴木，火化二，寒化六，风化三，所谓正化日也。其化上咸寒，中咸温，下辛温，所谓药食宜之。丁卯、丁酉岁，上阳明金，中少角木运，下少阴火，清化热化胜复同，所谓邪气化日也。灾三宫，燥化九，风化三，热化七，所谓正化日也。其化上苦，小温，中辛和，下咸寒，所谓药食宜也。戊辰、戊戌岁，上太阳水，中太徵火运，下太阴土。寒化六，热化七，湿化五，所谓正化日也。其化上苦温，中甘和，下甘温，所谓药食宜也。己巳、己亥岁，上厥阴木，中少宫土运，下少阳相火，风化清化胜复同，所谓邪气化日也。灾五宫，风化三，湿化五，火化二，所谓正化日也。其化上清凉，中甘和，下咸寒，所谓药食宜也。庚午、庚子岁，上少阴火，中太商金运，下阳明金，热化七，清化九，燥化九，所谓正化日也。其化上咸寒，中辛温，下酸温，所谓药食宜也。辛未、辛丑岁，上太阴土，中少羽水运，下太阳水，雨化风化胜复同，所谓邪气化日也。灾一宫，雨化五，寒化一，所谓正化日也。其化上苦热，中苦和，下苦热，所谓药食宜也。壬申、壬寅岁，上少阳相火，中太角木运，下厥阴木。火化二，风化八，所谓正化日也。其化上咸寒，中酸和，下辛凉，所谓药食宜也。癸酉、癸卯岁，上阳明金，中少徵火运，下少阴火。寒化雨化胜复同，所谓邪气化日也。灾九宫，燥化九，热化二，所谓正化日也。其化上苦小温，中咸温，下咸寒，所谓药食宜也。甲戌、甲辰岁，上太阳水，中太宫土运，下太阴土，寒化六，湿化五，正化日也。其化上苦热，中苦温，下苦温，药食宜也。乙亥、乙巳岁，上厥阴木，中少商金运，下少阳相火，热化寒化胜复同，邪气化日也。灾七宫，风化八，清化四，火化二，正化度也。其化上辛凉，中酸和，下咸寒，药食宜也。丙子、丙午岁，上少阴火，中太羽水运，下阳明金。热化二，寒化六，清化四，正化度也。其化上咸寒，中咸热，下酸温，药食宜也。丁丑、丁未岁，上太阴土，中少角木运，下太阳水，清化热化胜复同，邪气化度也。灾三宫，雨化五，风化三，寒化一，正化度也。其化上苦温，中辛温，下甘热，药食宜也。戊寅、戊申岁，上少阳相火，中太徵火运，下厥阴木，火化七，风化三，正化度也。其化上咸寒，中甘和，下辛凉，药食宜也。己卯、己酉岁，上阳明金，中少宫土运，下少阴火，风化清化胜复同，邪气化度也。灾五宫，清化九，雨化五，热化七，正化度也。其化上苦小温，中甘和，下咸寒，药食宜也。庚辰、庚戌岁，上太阳水，中太商金运，下太阴土，寒化一，清化九，雨化五，正化度也。其化上苦热，中辛温，下甘热，药食宜也。辛巳、辛亥岁，上厥阴木，中少羽水运，下少阳相火，雨化风化胜复同，邪气化度也。灾一宫，风化三，寒化一，火化七，正化度也。其化上辛凉，中苦和，下咸寒，药食宜也。壬午、壬子岁，上少阴火，中少角木运，下阳明金。热化二，风化八，清化四，正化度也。其化上咸寒，中酸凉，下酸温，药食宜也。癸未、癸丑岁，上太阴土，中少徵火运，下太阳水。寒化雨化胜复同，邪气化度也。灾九宫，雨化五，火化二，寒化一，正化度也。其化上苦温，中咸温，下甘热，药食宜也。甲申、甲寅岁，上少阳相火，中太宫土运，下厥阴木。火化二，雨化五，风化八，正化度也。其化上咸寒，中咸和，下辛凉，药食宜也。乙酉、乙卯岁，上阳明金，中少商金运，下少阴火。热化寒化胜复同，邪气化度也。灾七宫，燥化四，清化四，热化二，正化度也。其化上苦小温，中苦和，下咸寒，药食宜也。丙戌、丙辰岁，上太阳水，中太羽水运，下太阴土。寒化六，雨化五，正化度也。其化上苦热，中咸温，下甘热，药食宜也。丁亥、丁巳岁，上厥阴木，中少角木运，下少阳相火。清化热化胜复同，邪气化度也。灾三宫，风化三，火化七，正化度也。其化上辛凉，中辛和，下咸寒，药食宜也。戊子、戊午岁，上少阴火，中太徵火运，下阳明金，热化七，清化九，正化度也。其化上咸寒，中甘寒，下酸温，药食宜也。己丑、己未岁，上太阴土，中少宫土运，下太阳水，风化清化胜复同，邪气化度也。灾五宫，雨化五，寒化一，正化度也。其化上苦热，中甘和，下甘热，药食宜也。庚寅、庚申岁，上少阳相火，中太商金运，下厥阴木。火化七，清化九，风化三，正化度也。其化上咸寒，中辛温，下辛凉，药食宜也。辛卯、辛酉岁，上阳明金，中少羽水运，下少阴火，雨化风化胜复同，邪气化度也。灾一宫，清化九，寒化一，热化七，正化度也。其化上苦小温，中苦和，下咸寒，药食宜也。壬辰、壬戌岁，上太阳水，中太角木运，下太阴土。寒化六，风化八，雨化五，正化度也。其化上苦温，中酸和，下甘温，药食宜也。癸巳、癸亥，上厥阴木，中少徵火运，下少阳相火，寒化雨化胜复同，邪气化度也。灾九宫，风化八，火化二，正化度也。其化上辛凉，中咸和，下咸寒，药食宜也。凡此定期之纪，胜复正化，皆有常数，不可不察，故知其要者，一言而终，不知其要，流散无穷，此之谓也。帝曰：善。五运之气，亦复岁乎？岐伯曰：郁极乃发，待时而作也。(71)

帝曰：其主病何如？岐伯曰：司岁备物，则无遗主矣。帝曰：先岁物何也？岐伯曰：天地之专精也。帝曰：司气者何如？岐伯曰：司气者主岁同然，有余不足也。帝曰：非司岁物何谓也？岐伯曰：散也，故质同而异等也。气味有薄厚，性用有躁静，治保有多少，力化有浅深，此之谓也。帝曰：岁主脏害何谓？岐伯曰：以所不胜命之，则其要也。帝曰：治之奈何？岐伯曰：上淫于下，所胜平之；外淫于内，所胜治之。(74)

黄帝曰：愿闻岁之所以皆同病者，何因而然？少师曰：此八正之候也。黄帝曰：候之奈何？少师曰：候此者，常以冬至之日，太一立于叶蛰之宫，其至也，天必应之以风雨者矣。风雨从南方来者，为虚风，贼伤人者也。其以夜半至也，万民皆卧而弗犯也，故其岁民少病。其以昼至者，万民懈惰而皆中于虚风，故万民多病。虚邪入客于骨而不发于外，至其立春，阳气大发，腠理开，因立春之日，风从西方来，万民又皆中于虚风，此两邪相搏，经气结代者矣。故诸逢其风而遇其雨者，命曰：遇岁露焉，因岁之和，而少贼风者，民少病而少死。岁多贼风邪气，寒温不和，则民多病而死矣。黄帝曰：虚邪之风，其所伤贵贱何如，候之奈何？少师答曰：正月朔日，太一居天留之宫，其日西北风，不雨，人多死矣。正月朔日，平旦北风，春，民多死。正月朔日平旦北风行，民病死者，十有三也。正月朔日日中北风，夏，民多死。正月朔日，夕时北风，秋，民多死。终日北风，大病，死者十有六。正月朔日，风从南方来，命曰旱乡。从西方来，命曰白骨，将国有殃，人多死亡。正月朔日，风从东方来，发屋，扬沙石，国有大灾也。正月朔日，风从东南方行，春有死亡。正月朔日，天利温，不风，籴贱民不病；天寒而风，籴贵民多病。此所谓候岁之风，残残伤人者也。二月丑不风，民多心腹病。三月戌不温，民多寒热。四月已不暑，民多瘅病。十月申不寒，民多暴死。诸所谓风者，皆发屋，折树木，扬沙石，起毫毛，发腠理者也。<sup>(79)</sup>

## 腠理

是以地有高下，气有温凉，高者气寒，下者气热，故适寒凉者胀之，温热者疮。下则胀已，汗之则疮已，此腠理开闭之常，太少之异耳。<sup>(70)</sup>

天暑衣厚则腠理开，故汗出。<sup>(36)</sup>
天寒则腠理闭，气湿不行，水下留于膀胱，则为溺与气。<sup>(36)</sup>

## 度量

黄帝曰：夫经脉之大小，血之多少，肤之厚薄，肉之坚脆及腘之大小，可为量度乎？岐伯答曰：其可为量度者，取其中度也。不甚脱肉，而血气不衰也。若夫度之人，消瘦而形肉脱者，恶可以量度刺乎。审切循扪，按视其寒温盛衰而调之，是谓因适而为之真也。<sup>(12)</sup>

## 呕

善呕，呕有苦，长太息，心中憺憺，恐人将人将捕之，邪在胆，逆在胃，胆液泄则口苦，胃气逆则呕苦，故曰呕胆。取三里以下。胃气逆，则

刺少阳血络，以闭胆逆，却调其虚实，以去其邪。<sup>(19)</sup>

## 痉

风痉身反折，先取足太阳及腘中及血络出血，中有寒，取三里。<sup>(23)</sup>

## 方剂

大要曰：君一臣二，奇之制也；君二臣四，偶之制也；君二臣三，奇之制也；君三臣六，偶之制也。故曰：近者奇之，远者偶之；汗者不以奇，下者不以偶；补上治上，制以缓，补下治下，制以急；急则气味厚，缓则气味薄，适其至所，此之谓也。病所远而中道气味之者，食而过之，无越其制度也。是故平气之道，近而奇偶，制小其服也；远而奇偶，制大其服也；大则数少，小则数多，多则九之，少则二之。奇之不去，则偶之，是谓重方；偶之不去，则反佐以取之，所谓寒热温凉，反从其病也。<sup>(74)</sup>

帝曰：非调气而得者，治之奈何？有毒无毒，何先何后，愿闻其道？岐伯曰：有毒无毒，所治为主，适大小为制也。帝曰：请言其制。岐伯曰：君一臣二，制之小也；君一臣三佐五，制之中也；君一臣三佐九制之大也。<sup>(74)</sup>

帝曰：善。方制君臣，何谓也？岐伯曰：主病之谓君，佐君之谓臣，应臣之谓使，非上下三品之谓也。帝曰：三品何谓？岐伯曰：所以明善恶之殊贯也。<sup>(74)</sup>

岐伯曰：诸方者，众人之方也，非一人之所尽行也。黄帝曰：此乃所谓守一勿失，万物毕者也。<sup>(42)</sup>

## 病机

帝曰：善。夫百病之生也，皆生于风寒暑湿燥火，以之化之变也。经言盛者泻之，虚则补之。余锡以方士，而方士用之尚未能十全，余欲令要道必行，桴鼓相应，犹拔刺雪汗，工巧神圣，可得闻乎？岐伯曰：审察病机，无失气宜，此之谓也。<sup>(74)</sup>

故大要曰：谨守病机，各司其属，有者求之，无者求之，盛者责之，虚者责之，必先五胜，疏其血气，令其调达，而致和平，此之谓也。<sup>(74)</sup>

## 骨度

黄帝曰：愿闻众人之度。人长七尺五寸者，其骨节之大小长短各几何？伯高曰：头之大骨，围二尺六寸，胸围四尺五寸，腰围四尺二寸。发所覆者，颅至项尺二寸。发以下至颐，长一尺。君子终折结喉以下至缺盆中，长四寸，缺盆以下至髑骭，长九寸，过则肺大，不满则肺小。髑骭以下至天枢，长八寸，过则胃大，不及则胃小。天枢以下至横骨，长六寸半，过则回肠广长，不满则狭短。横骨长六寸半。横骨上廉以下至内辅之上廉，长一尺八寸。内辅之上廉以下至下廉，长三寸半，内辅下廉下至内踝，长一尺三寸。内踝以下至地，长三寸。膝腘以下至跗属，长一尺六寸。跗属以下至地，长三寸。故骨围大则太过，小则不及。角以下至柱骨，长一尺。行腋中不见者，长四寸。腋以下至季胁，长一尺二寸。季胁以下至髀枢，长六寸，髀枢以下至膝中，长一尺九寸。膝以下至外踝，长一尺六寸。外踝以下至京骨，长三寸。京骨以下至地，长一寸。耳后当完骨者，广九寸。耳前当耳门者，广一尺三寸。两颧之间，相去七寸。两乳之间，广九寸半。两髀之间，广六寸半。足长一尺二寸，广四寸半。肩至肘长一尺七寸，肘至腕长一尺二寸半。腕至中指本节，长四寸。本节至其末，长四寸半。项发以下至背骨，长二寸半，脊骨以下至尾骶，二十一节，长三尺，上节长一寸四分分之一，奇分在下，故上七节至于脊骨，九寸八分分之七。此众人骨之度也，所以立经脉之长短也。是故视其经脉之在于身也，其见浮而坚，其见明而大者，多血，细而沉者，多气也。<sup>(14)</sup>

# 热病

　　热病三日而气口静，人迎躁者，取之诸阳，五十九刺，以泻其热而出其汗，实其阴，以补其不足者。身热甚，阴阳皆静者，勿刺也。其可刺者，急取之，不汗出则泄。所谓勿刺者，有死征也。热病七日八日，脉口动，喘而短者，急刺之，汗且自出，浅刺手大指间。热病七日八日，脉微小，病者溲血，口中干，一日半而死。脉代者，一日死。热病已得汗出，而脉尚躁，喘且复热，勿刺肤，喘甚者死。热病七日八日，脉不躁，躁不散数，后三日中有汗，三日不汗，四日死。未曾汗者，勿腠刺之。热病先肤痛，窒鼻充面，取之皮，以第一针，五十九。苟轸鼻，索皮于肺，不得索之火。火者，心也。热病先身涩倚而热，烦悗，干唇口嗌，取之皮，以第一针，五十九。肤胀口干，寒汗出，索脉于心，不得索之水。水者，肾也。热病嗌干，多饮，善惊，卧不能起，取之肤肉，以第六针，五十九。目眦青，索肉于脾，不得索之木。木者，肝也。热病面青脑痛，手足躁，取之筋间，以第四针于四逆。筋躄目浸，索筋于肝。不得索之金。金者，肺也。热病数惊，瘛疭而狂，取之脉，以第四针，急泻有余者。癫疾毛发去，索于心，不得索之水。水者，肾也。热病身重骨痛，耳聋好瞑，取之骨，以第四针，五十九。刺骨病不食，啮齿耳青，索骨于肾，不得索之土。土者，脾也。<sup>(23)</sup>

　　热病不知所痛，耳聋不能自收，口干，阳热甚，阴颇有寒者，热在髓，死，不可治。热病头痛，颞颥目瘈，脉痛善衄，厥热病也，取之第三针，视有余不足。寒热痔热病，体重，肠中热，取之以第四针，于其腧及下诸指间，索气于胃，胳得气也。热病挟脐急痛，胸胁满，取之涌泉与阴陵泉，取以第四针，针嗌里。热病而汗且出，及脉顺可汗者，取之鱼际，太渊、大都、太白，泻之则热去，补之则汗出，汗出大甚，取内踝上横脉以止之。热病已得汗，而脉尚躁盛，此阴脉之极也，死。其得汗而脉静者，生。热病脉尚盛躁而不得汗者，此阳脉之极也，死。脉盛躁得汗静者，生。热病不可刺者有九，一曰，汗不出，大颧发赤哕者死。二曰，泄而腹满甚者死。三曰，目不明，热不已者，死。四曰，老人婴儿，热而腹满者死。五曰，汗不出，呕下血者，死。六曰，舌本烂，热不已者死。七曰，咳而衄，汗不出，出不至足者，死。八曰，髓热者，死。九曰，热而痉者，死。腰折瘈疭，齿噤齘也。凡此九者，不可刺也。<sup>(23)</sup>

中热而喘，取足少阴腘中血络。<sup>(26)</sup>

黄帝曰：便病人奈何？岐伯曰：夫中热消瘅则便寒。<sup>(28)</sup>

中热则胃中消谷，消谷则虫上下作，肠胃充郭，故胃缓，胃缓则气逆，故唾出。<sup>(36)</sup>

黄帝曰：人之善病寒热者，何以候之？少俞答曰：小骨弱肉者，善病寒热。黄帝曰：何以候骨之小大，肉之坚脆，色之不一也？少俞答曰：颧骨者，骨之本也。颧小则骨小，皮肤薄而其肉无䐃，其臂懦懦然，其地色殆然，不与其天同色，污然独异，此其候也。然后臂薄者，其髓不满，故善病寒热也。<sup>(46)</sup>

**热病在内者，取其会之气穴也。**<sup>（四十五）</sup>

## 病始因

黄帝闲居，辟左右而问于岐伯曰：余已闻九针之经，论阴阳逆顺，六经已毕，愿得口问。岐伯避席再拜曰：善乎哉问也，此先师之所口传也。黄帝曰：愿闻口传。岐伯答曰：夫百病之始生也，皆生于风、雨、寒、暑、阴、阳、喜怒、饮食、居处。大惊卒恐，则血气分离，阴阳破散，经络厥绝，脉道不通，阴阳相逆，卫气稽留，经脉虚空，血气不次，乃失其常，论不在经者，请道其方。<sup>(28)</sup>

黄帝曰：夫百病之所始生者，必起于燥、湿、寒、暑、风、雨，阴阳、喜怒，饮食、居处，气合而有形，得脏而有名，余知其然也。<sup>(44)</sup>

黄帝问于少俞曰：余闻百疾之始期也，必生于风、雨、寒、暑，循毫毛而入腠理，或复还，或留止，或为风肿汗出，或为消瘅，或为寒热，或为留痹，或为积聚。奇邪淫溢，不可胜数，愿闻其故。夫同时得病，或病此，或病彼，意者天之为人生风乎，何其异也？<sup>(46)</sup>

黄帝问于岐伯曰：夫百病之始生也，皆生于风、雨、寒、暑、清、湿、喜、怒。喜怒不节则伤脏，风雨则伤上，清湿则伤下。三部之气，所伤异类，愿闻其会。岐伯曰：三部之气各不同，或起于阴，或起于阳，请言其方。喜怒不节则伤脏，脏伤则病起于阴也，清湿袭虚则病起于下，风雨袭虚则病起于上，是谓三部。至于其淫泆，不可胜数。<sup>(66)</sup>

## 卒死

雷公曰：人不病卒死，何以知之？黄帝曰：大气入于脏腑者，不病而卒死矣。雷公曰：病小愈而卒死者，何以知之？黄帝曰：赤色出两颧，大如拇指者，病虽小愈，必卒死。黑色出于庭，大如拇指，必不病而卒死。雷公再拜曰：善哉！其死有期乎？黄帝曰：察色以言其时。<sup>(49)</sup>

黄帝曰：其有卒然暴死暴病者，何也？少师答曰：三虚者，其死暴疾也；得三实者邪不能伤人也。黄帝曰：愿闻三虚。少师曰：乘年之衰，逢月之空，失时之和，因为贼风所伤，是谓三虚。故论不知三虚，工反为粗。帝曰：愿闻三实。少师曰：逢年之盛，遇月之满，得时之和，虽有贼风邪气，不能危之也，命曰三实。黄帝曰：善乎哉论！明乎哉道！请藏之金匮。然，此一夫之论也。<sup>(79)</sup>

## 欠

黄帝曰：人之欠者，何气使然？岐伯答曰：卫气昼日行于阳，夜半则行于阴。阴者主夜，夜者卧。阳者主上，阴者主下。故阴气积于下，阳气未尽，阳引而上，阴引而下，阴阳相引，故数欠。阳气尽，阴气盛，则目瞑；阴气尽而阳气盛，则寤矣。泻足少阴，补足太阳。<sup>(28)</sup>

黄帝曰：治之奈何？岐伯曰：肾主为欠，取足少阴。[28]

## 哕

黄帝曰：人之哕者，何气使然？岐伯曰：谷入于胃，胃气上注于肺。今有故寒气与新谷气，俱还入于胃，新故相乱，真邪相攻，气并相逆，复出于胃，故为哕。补手太阴，泻足少阴。[28]

肺主为哕，取手太阴。[28]

## 唏

黄帝曰：人之唏者，何气使然？岐伯曰：此阴气盛而阳气虚，阴气疾而阳气徐，阴气盛而阳气绝，故为唏。补足太阳，泻足少阴。[28]

足少阴唏者，阴与阳绝，故补足太阳，泻足少阴。[28]

## 噫

黄帝曰：人之噫者，何气使然？岐伯曰：寒气客于胃，厥逆从下上散，复出于胃，故为噫。补足太阴、阳明。一曰补眉本也。[28]

噫者，补足太阴阳明。[28]

## 嚏

黄帝曰：人之嚏者，何气使然？岐伯曰：阳气和利满于心，出于鼻，故为嚏。补足太阳荣眉本。一曰眉上也。[28]

嚏者，补足太阳眉本。[28]

235

## 亸

黄帝曰：人之亸者，何气使然？岐伯曰：胃不实则诸脉虚，诸脉虚则筋脉懈惰，筋脉懈惰，行阴用力，气不能复，故为亸。因其所在，补分肉间。[28]

亸，因其所在，补分肉间。[28]

## 泣涕

黄帝曰：人之哀而涕泣出者，何气使然？岐伯曰：心者，五脏六腑之主也，目者，宗脉之所聚也，上液之道也。口鼻者，气之门户也。故悲哀愁忧则心动，心动则五脏六腑皆摇，摇则宗脉感，宗脉感则液道开，液道开故泣涕出焉。液者，所以灌精而濡空窍者也，故上液之道开则泣，泣出不止则液竭，液竭则精不灌，精不灌则目无所见矣，故命曰夺精。补天柱经侠项。[28]

泣出补天柱经侠颈，侠颈者，头中分也。[28]

## 太息

黄帝曰：人之太息者，何气使然？岐伯曰：忧思则心系急，心系急则气道约，约则不利，故太息以伸出之。补手少阴心主、足少阳留之也。[28]

太息补手少阴心主，足少阳留之。[28]

## 涎

黄帝曰：人之涎下者，何气使然？岐伯曰：饮食者，皆入于胃，胃中有热则虫动，虫动则胃缓，胃缓则廉泉开，故涎下。补足少阴。[28]

涎下，补足少阴。[28]

## 咳

夫心系与肺，不能常举，乍上乍下，故咳而泣出矣。[36]

黄帝曰：其咳上气，穷诎胸痛者，取之奈何？岐伯曰：取之廉泉。黄帝曰：取之有数乎。岐伯曰：取天容者，无过一里，取廉泉者，血变而止，帝曰：善哉。[75]

## 日醒

黄帝曰：何谓日醒？岐伯曰：明于阴阳，如惑之介，如醉之醒。[42]

## 夜瞑

黄帝曰：何谓夜瞑？岐伯曰：瘖乎其无声，漠乎其无形，折毛发理，正气横倾，淫邪泮衍，血脉传溜，大气入脏，腹痛下淫，可以致死，不可以致生。[42]

## 祝由

黄帝曰：其祝而已者，其故何也？岐伯曰：先巫者，固知百病之胜，先知其病之所从生者，可祝而已也。[58]

## 海

岐伯答曰：人亦有四海，十二经水。经水者，皆注于海，海有东西南北，命曰四海。黄帝曰：以人应之奈何？岐伯曰：人有髓海，有血海，有气海，有水谷之海，凡此四者，以应四应也。黄帝曰：远乎哉，夫子之合人天地四海也，愿闻应之奈何？岐伯答曰：必先明知阴阳表里荣输所在，四海定矣。<sup>(33)</sup>

黄帝曰：凡此四海者，何利何害？何生何败？岐伯曰：得顺者生，得逆者败；知调者利，不知调者害。<sup>(33)</sup>

## 顺逆

黄帝曰：多害者其不可全乎？岐伯曰：其在逆顺焉。黄帝曰：愿闻逆顺。岐伯曰：以为伤者，其白眼青，黑眼小，是一逆也。内药而呕者，是二逆也。腹痛渴甚，是三逆也。肩项中不便，是四逆也。音嘶色脱，是五逆也。除此五者，为顺矣。黄帝曰：诸病皆有逆顺，可得闻乎？岐伯曰：腹胀身热脉大，是一逆也。腹鸣而满，四肢清泄，其脉大，是二逆也。衄而不止，脉大，是三逆也。咳且溲血脱形，其脉小动，是四逆也。咳脱形，身热，脉小以疾，是谓五逆也。如是者，不过十五日而死矣。其腹大胀，四末清，脱形，泄甚，是一逆也。腹胀便血，其脉大，时绝，是二逆也。咳溲血，形内脱，脉搏，是三逆也。呕血，胸满引背，脉小而疾，是四逆也。咳呕，腹胀而飧泄，其脉绝，是五逆也。如是者，不及一时而死矣，工不察此者而刺之，是谓逆治。<sup>(60)</sup>

## 妇人无须

黄帝曰：妇人无须者，无血气乎？岐伯曰：冲脉任脉皆起于胞中，上循背里，为经络之海，其浮而外者，循腹右上行，会于咽喉，别而络唇口，血气盛则充肤热肉，血独盛则澹渗皮肤，生毫毛。今妇人之生，有余于气，不足于血，以其数脱血也。冲任之脉，不荣口唇，故须不生焉。(65)

## 宦无须

黄帝曰：士人有伤于阴，阴气绝而不起，阴不用，然其须不去，其故何也？宦者独去何也？愿闻其故。岐伯曰：宦者去其宗筋，伤其冲脉，血泻不复，皮肤内结，唇口不荣，故须不生。黄帝曰：其有天宦者，未尝被伤，不脱于血，然其须不生，其故何也？岐伯曰：此天之所不足也，其任冲不盛，宗筋不成，有气无血，唇口不荣，故须不生。黄帝曰：善乎哉！圣人之通万物也。(65)

雷公曰：愿闻官能奈何？黄帝曰：明目者，可使视色。聪耳者，可使听音。捷疾辞语者，可使传论。语徐而安静，手巧而心审谛者，可使行针艾，理血气而调诸逆顺，察阴阳而兼诸方。缓节柔筋而心和调者，可使导引行气。疾毒言语轻人者，可使唾痈况病。爪苦手毒，为事善伤者，可使按积抑痹。各得其能，方乃可行，其名乃彰。不得其人，其功不成，其师无名。故曰：得其人乃言，非其人勿传，此之谓也。手毒者，可使试按龟，置龟于器下，而按其上，五十日而死矣。手甘者，复生如故也。(73)

## 人气

水下一刻，人气在太阳。水下二刻，人气在少阳。水下三刻，人气在阳明。水下四刻，人气在阴分。水下五刻，人气在太阳。水下六刻，人气在少阳。水下七刻，人气在阳明。水下八刻，人气在阴分。水下九刻，人气在太阳。水下十刻，人气在少阳。水下十一刻，人气在阳明。水下十二刻，人气在阴分。水下十三刻，入气在太阳。水下十四刻，人气在少阳。

水下十五刻，人气在阳明。水下十六刻，人气在阴分。水下十七刻，人气在太阳。水下十八刻，人气在少阳。水下十九刻，人气在阳明。水下二十刻，人气在阴分。水下二十一刻，人气在太阳。水下二十二刻，人气在少阳。水下二十三刻，人气在阳明。水下二十四刻，人气在阴分。水下二十五刻，人气在太阳。此半日之度也，从房至毕一十四舍，水下五十刻，日行半度，回行一舍，水下三刻与七刻之四。大要曰：常以日之加于宿上也，人气在太阳。是故日行一舍，人气行三阳行与阴分，常如是无已，天与地同纪，纷纷盼盼，终而复始，一日一夜，水下百刻而尽矣。(76)

## 婴儿病

婴儿病，其头毛皆逆上者，必死。耳间青脉起者，掣痛。大便赤办，飧泄，脉小者，手足寒，难已，飧泄脉小手足温，泄易已。(74)

## 太一

太一常以冬至之日，居叶蛰之宫四十六日，明日居天留四十六日，明日居仓门四十六日，明日居阴洛四十五日，明日居天宫四十六日，明日居玄委四十六日，明日居仓果四十六日，明日居新洛四十五日，明日复居叶蛰之宫，曰冬至矣。太一日游，以冬至之日，居叶蛰之宫，数所在日从一处，至九日，复反于一。常如是无已，终而复始。太一移日，天必应之以风雨，以其日风雨则吉，岁美民安少病矣。先之则多雨，后之则多汗。太一在冬至之日有变，占在君。太一在春分之日有变，占在相。太一在中宫之日有变，占在吏。太一在秋分之日有变，占在将。太一在夏至之日有变，占在百姓。所谓有变者，太一居五宫之日，病风折树木，扬沙石，各以其所主，占贵贱。因视风所来而占之，风从其所居之乡来为实风，主生，长养万物。从其冲后来为虚风，伤人者也，主杀，主害者。谨候虚风而避之，故圣人日避虚邪之道，如避矢石然，邪弗能害，此之谓也。是故

太一入徒立于中宫，乃朝八风，以占吉凶也。(77)

风从南方来，名曰大弱风，其伤人也，内舍于心，外在于脉，气主热。风从西南方来，名曰谋风，其伤人也，内舍于脾，外在于肌，其气主为弱。风从西方来，名曰刚风，其伤人也，内舍于肺，外在于皮肤，其气主为燥。风从西北方来，名曰折风，其伤人也，内舍于小肠，外在于手太阳脉，脉绝则溢，脉闭则结不通，善暴死。风从北方来，名曰大刚风，其伤人也，内舍于肾，外在于骨与肩背之膂筋，其气主为寒也。风从东北方来，名曰凶风，其伤人也，内舍于大肠，外在于两胁腋骨下及肢节。风从东方来，名曰婴儿风，其伤人也，内舍于肝，外在于筋纽，其气主为身湿。风从东南方来，名曰弱风，其伤人也，内舍于胃，外在肌肉，其气主体重。此八风皆从其虚之乡来，乃能病人。三虚相搏，则为暴病卒死。两实一虚，病则为淋露寒热。犯其两湿之地，则为痿。故圣人避风，如避矢石焉。其有三虚而偏中于邪风，则为击仆仆偏枯矣。(77)

## 惑

黄帝问于岐伯曰：余尝上于清冷之台，中阶而顾，匍匐而前，则惑。余私异之，窃内怪之，独瞑独视，安心定气，久而不解，独博独眩，披发长跪，俯而视之，后久之不已也。卒然自上，何气使然？岐伯对曰：五脏六腑之精气，皆上注于目，而为之精。精之窠为眼，骨之精为瞳子，筋之精为黑眼，血之精为络，其窠气之精为白眼，肌肉之精为约束，裹撷筋骨血气之精而与脉并为系。上属于脑，后出于项中。故邪中项，因逢其身之虚，其入深，则随眼系以入于脑。入于脑则脑转，脑转则引目系急。目系急则目眩以转矣。邪其精，其精所中不相比也，则精散。精散则视歧，视歧见两物。(80)

卒然见非常处，精神魂魄，散不相得，故曰惑也。黄帝曰：余疑其然。余每之东苑，未曾不惑，去之则复，余唯独为东苑劳神乎？何其异也？岐伯曰：不然也。心有所喜，神有所恶，卒然相惑，则精气乱，视误，故惑，神移乃复。是故间者为迷，甚者为惑。(80)

## 真心痛

其五脏相干，名厥心痛。其痛甚，但在心，手足青者，即名真心痛。其真心痛者，旦发夕死，夕发旦死。（六十）

## 饮食

高粱之变，足生大丁，受如持虚。（3）

因而饱食，筋脉横解，肠澼为痔。（3）

因而大饮，则气逆。（3）

凡治消瘅、仆击、偏枯、痿厥、气满发逆、肥贵人，则高粱之疾也。（28）

饮食自倍，肠胃乃伤。（43）

黄帝曰：人之善饥而嗜食者，何气使然？岐伯曰：精气并于脾，热气留于胃，胃热则消谷，消谷故善饥。胃气逆上，则胃脘寒，故不嗜食也。（80）

四十三难曰：人不饮食，七日而死者，何也？然：人胃中常有留谷二斗，水一斗五升。故平人日再至圊，一行二升半，日中五升。七日，五七三斗五升，而水谷尽矣。故平人不食饮七日而死者，水谷津液俱尽，即死矣。（四十三）

何以知饮食劳倦得之？然：当喜苦味也。虚为不欲食，实为欲食。何以言之？脾主味，入肝为酸，入心为苦，入肺为辛，入肾为咸，自入为甘。故知脾邪入心，为喜苦味也。其病身热而体重，嗜卧，四肢不收，其脉浮大而缓。（四十九）

242

六十五难曰：经言所出为井，所入为合，其法奈何？然：所出为井，井者，东方春也，万物之始生，故言所出为井也。所入为合，合者，北方冬也，阳气入脏，故言所入为合也。<sup>(六十五)</sup>

六十七难曰：五脏募皆在阴，而俞在阳者，何谓也？然：阴病行阳，阳病行阴，故令募在阴，俞在阳。<sup>(六十七)</sup>

六十八难曰：五脏六腑，各有井、荥、俞、经、合，皆何所主？然：经言所出为井，所流为荥，所注为俞，所行为经，所入为合。井主心下满，荥主身热，俞主体重节痛，经主喘咳寒热，合主逆气而泄，此五脏六腑，其井、荥、俞、经、合所主病也。<sup>(六十八)</sup>

正邪者，身形若用力汗出，腠理开，逢虚风，其中人也微，故莫知其情，莫见其形。<sup>(26)</sup>

黄帝问曰：余闻九针九篇，夫子乃因而九之，九九八十一篇，余尽通其意矣。经言气之盛衰，左右倾移，以上调下，以左调右，有余不足，补泻于荥输，余知之矣。此皆荣卫之倾移，虚实之所生，非邪气从外入于经也。余闻邪气之在经也，其病人何如？取之奈何？岐伯对曰：夫圣人之起度数，必应于天地，故天有宿度，地有经水，人有经脉。天地温和，则经水安静；天寒地冷，则经水凝泣；天暑地热，则经水沸溢；卒风暴起，则经水波涌而陇起。<sup>(27)</sup>

是故邪气者，常随四时之气血而入客也，至其变化不可为度，然必从其经气，辟除其邪，除其邪则乱气不生。<sup>(64)</sup>

帝曰：盛衰何如？岐伯曰：非其位则邪，当其位则正，邪则变甚，正则微。<sup>(68)</sup>

帝曰：邪之中也奈何？岐伯曰：中执法者，其病速而危；中行令者，其病徐而持；中贵人者，其病暴而死。(68)

帝曰：善。寒湿相遘，燥热相临，风火相值，其有间乎？岐伯曰：气有胜复，胜复之作，有德有化，有用有变，变则邪气居之。帝曰：何谓邪乎？岐伯曰：夫物之生，从于化，物之极，由乎变，变化之相薄，成败之所由也。(68)

所谓感邪而生病也。乘年之虚，则邪甚也。失时之和，亦邪甚也。遇月之空，亦邪甚也。重感于邪，则病危矣。有胜之气，其必来复也。(74)

黄帝问于岐伯曰：邪气之中人也奈何？岐伯答曰：邪气之中人高也。黄帝曰：高下有度乎？岐伯曰：身半以上者，邪中之也。身半已下者，湿中之也。故曰：邪之中人也，无有常，中于阴则溜于腑，中于阳则溜于经。黄帝曰：阴之与阳也，异名同类，上下相会，经络之相贯，如环无端。邪之中人，或中于阴，或中于阳，上下左右，无有恒常，其故何也？岐伯曰：诸阳之会，皆在于面。中人也，方乘虚时及新用力，若饮食汗出，腠理开而中于邪。中于面，则下阳明。中于项，则下太阳。中于颊，则下少阳。其中于膺背两胁，亦中其经。黄帝曰：其中于阴，奈何？岐伯答曰：中于阴者，常从臂胻始。夫臂与胻，其阴皮薄，其肉淖泽，故俱受于风，独伤其阴。(4)

黄帝曰：邪之中人，其病形何如？岐伯曰：虚邪之中身也，洒淅动形。正邪之中人也，微，先见于色，不知于身，若有若无，若亡若存，有形无形，莫知其情。黄帝曰：善哉。(4)

视主病者，则补之。凡此十二邪者，皆奇邪之走空窍者也。故邪之所在，皆为不足。(28)

黄帝曰：愿闻淫邪泮衍，奈何？岐伯曰：正邪从外袭内，而未有定舍，反淫于脏，不得定处，与营卫俱行，而与魂魄飞扬，使人卧不得安而喜梦。(43)

虚邪之中人也，洒晰动形，起毫毛而发腠理，其入深，内搏于骨，则为骨痹。搏于筋，则为筋挛。搏于脉中，则为血闭，不通则为痈。搏于肉，与卫气相搏，阳胜者则为热，阴胜者则为寒。寒则真气去，去则虚，虚则寒，搏于皮肤之间。其气外发，腠理开，毫毛摇，气往来行，则为痒。留而不去，则为痹。卫气不行，则为不仁。虚邪偏客于身半，其入深，内居营卫，营卫稍衰，则真气去，邪气独留，发为偏枯。（75）

何为五邪？然：有中风，有伤暑，有饮食劳倦，有伤寒，有中湿，此之谓五邪。（四十九）

五十难曰：病有虚邪，有实邪，有贼邪，有微邪，有正邪，何以别之？然：从后来者为虚邪，从前来者为实邪，从所不胜来者为贼邪，从所胜来者为微邪，自病者为正邪。何以言之？假令心病，中风得之为虚邪，伤暑得之为正邪，饮食劳倦得之为实邪，伤寒得之为微邪，中湿得之为贼邪。（五十）

## 虚实

黄帝曰：余闻虚实以决死生，愿闻其情？岐伯曰：五实死，五虚死。帝曰：愿闻五实五虚？（19）

人有虚实，五虚勿近，五实勿远，至其当发，间不容瞬。（25）

帝曰：何如而虚？何如而实？（25）

夫虚实者，皆从其物类始，故五脏骨肉滑利，可以长久也。（28）

黄帝问曰：愿闻虚实之要。岐伯对曰：气实形实，气虚形虚，此其常也，反此者病。谷盛气盛，谷虚气虚，此其常也，反此者病。脉实血实，脉虚血虚，此其常也，反此者病。（53）

言实与虚者，寒温气多少也。若无若有者，疾不可知也。察后与先者，知病先后也。为虚为实者，工勿失其法。若得若失者，离其法也。虚实之要，九针最妙者，为其各有所宜也。补泻之时者，与气开阖相合也。（54）

帝曰：人有精气津液、四支、九窍、五脏、十六部、三百六十五节，

乃生百病，百病之生，皆有虚实。今夫子乃言有余有五，不足亦有五，何以生之乎？岐伯曰：皆生于五脏也。(62)

帝曰：善。余已闻虚实之形，不知其何以生。岐伯曰：气血以并，阴阳相倾，气乱于卫，血逆于经，血气离居，一实一虚。(62)

帝曰：血并于阴，气并于阳，如是血气离居，何者为实，何者为虚？(62)

帝曰：人之所有者，血与气耳，今夫子乃言血并为虚，气并为虚，是无实乎？(62)

帝曰：实者何道从来？虚者何道从去？虚实之要，愿闻其故。(62)

帝曰：夫子言虚实者有十，生于五脏，五脏五脉耳。夫十二经脉皆生其病，今夫子独言五脏。夫十二经脉者，皆络三百六十五节，节有病必被经脉，经脉之病，皆有虚实，何以合之？岐伯曰：五脏者故得六腑与为表里，经络支节，各生虚实，其病所居，随而调之。(62)


四十八难曰：人有三虚三实，何谓也？然：有脉之虚实，有病之虚实，有诊之虚实也。脉之虚实者，濡者为虚，紧牢者为实；病之虚实者，出者为虚，入者为实；言者为虚，不言者为实；缓者为虚，急者为实。诊之虚实者，濡者为虚，牢者为实；痒者为虚，痛者为实；外痛内快，为外实内虚；内痛外快，为内实外虚，故曰虚实也。(四十八)


## 实

岐伯曰：脉盛、皮热、腹胀、前后不通、闷瞀，此谓五实。(19)

身汗得后利，则实者活，此其候也。(19)

刺实者须其虚。(25)

黄帝问曰：何谓虚实？岐伯对曰：邪气盛则实。(28)

帝曰：何谓重实？岐伯曰：所谓重实者，言大热病，气热脉满，是谓重实。帝曰：经络俱实何如？何以治之？岐伯曰：经络皆实，是寸脉急而尺缓也，皆当治之，故曰滑则从，涩则逆也。[28]

帝曰：寒气暴上，脉满而实，何如？岐伯曰：实而滑则生，实而逆则死。[28]

夫实者，气入也。[53]

入实者，左手开针空也。[53]

刺实须其虚者，留针，阴气隆至，乃去针也。[54]

岐伯曰：有者为实。[62]

络之与孙脉，俱输于经，血与气并，则为实焉。[62]

实者外坚充满，不可按之，按之则痛。[62]

帝曰：血气以并，病形以成，阴阳相倾，补泻奈何？岐伯曰：泻实者，气盛乃内针，针与气俱内，以开其门，如利其户，针与气俱出，精气不伤，邪气乃下，外门不闭，以出其疾，摇大其道，如利其路，是谓大泻，必切而出，大气乃屈。[62]

## 虚

脉细、皮寒、气少、泄利前后、饮食不入，此谓五虚。[19]

帝曰：其时有生者何也？岐伯曰：浆粥入胃，泄注止，则虚者活。[19]

岐伯曰：刺虚者须其实。[25]

以身之虚，而逢天之虚，两虚相感，其气至骨，入则伤五脏，工候救之，弗能伤也，故曰：天忌不可不知也。帝曰：善。[26]

虚邪者，八正之虚邪气也。[26]

精气夺则虚。[28]

帝曰：虚实何如？岐伯曰：气虚者，肺虚也。气逆者，足寒也。非其时则生，当其时则死。余脏皆如此。[28]

帝曰：何谓重虚？岐伯曰：脉气上虚尺虚，是谓重虚。帝曰：何以治之？岐伯曰：所谓气虚者，言无常也。尺虚者，行步恇然。脉虚者，不像阴也。如此者，滑则生，涩则死也。<sup>(28)</sup>

虚者，气出也。<sup>(53)</sup>

入虚者，左手闭针空也。<sup>(53)</sup>

刺虚须其实者，阳气隆至，针下热，乃去针也。<sup>(54)</sup>

无者为虚。<sup>(62)</sup>

今血与气相失，故为虚焉。<sup>(62)</sup>

虚者聂辟气不足，按之则气足以温之，故快然而不痛。<sup>(62)</sup>

帝曰：补虚奈何？岐伯曰：持针勿置，以定其意，候呼内针，气出针入，针空四塞，精无从去，方实而疾出针，气入针出，热不得还，闭塞其门，邪气布散，精气乃得存，动气候时，近气不失，远气乃来，是谓追之。<sup>(62)</sup>

黄帝曰：余固不能数，故问先师，愿卒闻其道。岐伯曰：风雨寒热，不得虚，邪不能独伤人。卒然逢疾风暴雨而不病者，盖无虚，故邪不能独伤人。此必因虚邪之风，与其身形，两虚相得，乃客其形。两实相逢，众人肉坚，其中于虚邪也。因于天时，与其身形，参以虚实，大病乃成，气有定舍，因处为名，上下中外，分为三员。是故虚邪之中人也。<sup>(66)</sup>

黄帝问于岐伯曰：人有八虚，各何以候？岐伯答曰：以候五脏。<sup>(71)</sup>

# 病理传化

岐伯对曰：夫邪之客于形也，必先舍于皮毛，留而不去，入舍于孙脉，留而不去，入舍于络脉，留而不去，入舍于经脉，内连五脏，散于肠胃，阴阳俱感，五脏乃伤。此邪之从皮毛而入，极于五脏之次也。如此，则治其经焉。<sup>(63)</sup>

今余已闻阴阳之要，虚实之理，倾移之过，可治之属，愿闻病之变化，淫传绝败而不可治者，可得闻乎？岐伯曰：要乎哉问道，昭乎其如日

醒，窘乎其如夜瞑，能被而服之，神与俱成，毕将服之，神自得之，生神之理，可著于竹帛，不可传于子孙。(42)

是故虚邪之中人也，始于皮肤，皮肤缓则腠理开，开则邪从毛发入，入则抵深，深则毛发立，毛发立则淅然，故皮肤痛。留而不去，则传舍于络脉，在络之时，痛于肌肉，故痛之时息，大经乃代，留而不去，传舍于经，在经之时，洒淅喜惊。留而不去，传舍于输，在输之时，六经不通四肢，则肢节痛，腰脊乃强。留而不去，传舍于伏冲之脉，在伏冲之时，体重身痛，留而不去，传舍于肠胃，在肠胃之时，贲响腹胀，多寒则肠鸣飧泄，食不化，多热则溏出糜。留而不去，传舍于肠胃之外，募原之间，留着于脉，稽留而不去，息而成积，或著孙脉，或著络脉，或著经脉，或著输脉，或著于伏冲之脉，或著于膂筋，或著于肠胃之募原，上连于缓筋，邪气淫泆，不可胜论。(66)

五十三难曰：经言，七传者死，间脏者生，何谓也？然：七传者，传其所胜也。间脏者，传其子也。何以言之？假令心病传肺，肺传肝，肝传脾，脾传肾，肾传心，一脏不再伤，故言七传者死也。间脏者，传其所生也。假令心病传脾，脾传肺，肺传肾，肾传肝，肝传心，是母子相传，竟而复始，如环无端，故曰生也。(五十三)

## 魂

随神往来者谓之魂。(8)

## 魄

并精而出入者，谓之魄。(8)

## 意

心有所忆，谓之意。[8]

志意者，所以御精神，收魂魄，适寒温，和喜怒者也。[47]

志意和，则精神专直，魂魄不散，悔怒不起，五脏不受邪矣。[47]

## 志

意之所存，谓之志。[8]

## 思

因志而存变，谓之思。[8]

## 虑

因思而远慕，谓之虑。[8]

## 智

因虑而处物，谓之智。[8]

## 七情

喜怒不节，寒暑过度，生乃不固。[5]

然其卒发者，不必治于传，或其传化有不以次，不以次入者，忧恐悲喜怒，令不得以其次，故令人有大病矣。[19]

故喜怒伤气。[5]

暴怒伤阳。[5]

喜伤心。[5]

喜胜忧。[5]

因而喜，大虚则肾气乘矣。[19]

喜则气和志达，荣卫通利，故气缓矣。[39]

喜伤心。[67]

喜胜忧。[67]

喜乐者，神惮散而不藏。[8]

思伤脾。[5]

思胜恐。[5]

思则心有所存，神有所归，正气留而不行，故气结矣。[39]

思伤脾。[67]

思胜恐。[67]

暴怒伤阴。[5]

怒伤肝。[5]

怒胜思。[5]

怒则肝气乘矣。[19]

岐伯曰：怒则气逆，甚则呕血及飧泄，故气上矣。[39]

血并于上，气并于下，心烦悗善怒。[62]

怒伤肝。[67]

怒胜思。[67]

盛怒者，迷惑而不治。[8]

喜怒而不欲食，言益小，刺足太阴；怒而多言，刺足少阳。[26]

## 悲

悲胜怒。[5]

悲则肺气乘矣。[19]

悲则心系急，肺布叶举，而上焦不通，荣卫不散，热气在中，故气消矣。[39]

悲胜怒。[67]

因悲哀动中者，竭绝而失生。[8]

## 忧

忧伤肺。[5]

忧则心气乘矣。[19]

此其道也，故病有五，五五二十五变及其传化。传，乘之名也。[19]

隔塞闭绝，上下不通，则暴忧之病也。[28]

忧伤肺。[67]

愁忧者，气闭塞而不行。[8]

恐

恐胜喜。[5]

恐伤肾。[5]

恐则脾气乘矣。[19]

恐则精却，却则上焦闭，闭则气还，还则下焦胀，故气不行矣。[39]

恐胜喜。[67]

恐伤肾。[67]

恐惧者，神荡惮而不收。[8]

恐惧而不解则伤精，精伤则骨酸、痿厥、精时自下。[8]

惊

惊则心无所倚，神无所归，虑无所定，故气乱矣。[39]

郁

帝曰：善。郁之甚者，治之奈何？岐伯曰：木郁达之，火郁发之，土郁夺之，金郁泄之，水郁折之。然调其气，过者折之，以其畏也，所谓泻之。[71]

# 风

故风者，百病之始也。清静则肉腠闭拒，虽有大风苛毒，弗之能害，此因时之序也。(3)

风客淫气，精乃亡，邪伤肝也。(3)

因于露风，乃生寒热。(3)

是以春伤于风，邪气留连，乃为洞泄。(3)

黄帝问曰：天有八风，经有五风，何谓？岐伯对曰：八风发邪，以为经风，触五脏，邪气发病。所谓得四时之胜者。(4)

风胜则动。(5)

风生木。(5)

风伤筋。(5)

风胜湿。(5)

故邪风之至，疾如风雨。(5)

卧出而风吹之，血凝于肤者为痹，凝于脉者为泣，凝于足者为厥。此三者，血行而不得反其空，故为痹厥也。(10)

帝曰：病成而变何谓？岐伯曰：风为寒热。(17)

久风为飧泄。(17)

来徐去疾，上虚下实，为恶风也。故中恶风者，阳气受也。(17)

尺不热，脉滑，曰病风。(18)

面肿曰风。(18)

是故风者百病之长也。(19)

病风者，以日夕死。(20)

故伤于风者上先受之。(29)

帝曰：有病身热，汗出烦满，烦满不为汗解，此为何病？岐伯曰：汗出而身热者，风也。(33)

帝曰：劳风为病何如？岐伯曰：劳风法在肺下，其为病也，使人强上瞑视，唾出若涕，恶风而振寒，此为劳风之病。帝曰：治之奈何？岐伯曰：以救俯仰。巨阳引精者三日，中年者五日，不精者七日，咳出青黄涕，其状如脓，大如弹丸，从口中若鼻中出，不出则伤肺，伤肺则死也。(33)

帝曰：有病肾风者，面胕庞然，壅害于言，可刺不？岐伯曰：虚不当刺，不当刺而刺，后五日其气必至。(33)

黄帝问曰：风之伤人也，或为寒热，或为热中，或为寒中，或为疠风，或为偏枯，或为风也，其病各异，其名不同，或内至五脏六腑，不知其解，愿闻其说。岐伯对曰：风气藏在皮肤之间，内不得通，外不得泄。风者，善行而数变，腠理开，则洒然寒，闭则热而闷。其寒也，则衰食饮；其热也，则消肌肉。故使人怢栗而不能食，名曰寒热。(42)

风中五脏六腑之俞，亦为脏腑之风，各入其门户，所中则为偏风。风气循风府而上，则为脑风。风入系头，则为目风，眼寒。饮酒中风，则为漏风。入房汗出中风，则为内风。新沐中风，则为首风。久风入中，则为肠风飧泄。外在腠理，则为泄风。故风者，百病之长也。至其变化，乃为他病也，无常方，然致有风气也。(42)

首风之状，头面多汗，恶风，当先风一日则病甚，头痛不可以出内，至其风日，则病少愈。漏风之状，或多汗，常不可单衣，食则汗出，甚则身汗，喘息恶风，衣常濡，口干善渴，不能劳事。泄风之状，多汗，汗出泄衣上，口中干，上渍，其风，不能劳事，身体尽痛则寒。帝曰：善。(42)

帝曰：善。有病身热解堕，汗出如浴，恶风少气，此为何病？岐伯曰：病名曰酒风。帝曰：治之奈何？岐伯曰：以泽泻、术各十分，麋衔五分，合以三指撮为后饭。(46)

黄帝问曰：余闻风者，百病之始也，以针治之奈何？岐伯对曰：风从外入，令人振寒汗出、头痛、身重、恶寒。治在风府，调其阴阳，不足则补，有余则泻。(60)

帝曰：风雨之伤人奈何？岐伯曰：风雨之伤人也，先客于皮肤，传入于孙脉，孙脉满则传入于络脉，络脉满则输于大经脉，血气与邪并，客于

分腠之间，其脉坚大，故曰实。实者外坚充满，不可按之。(62)

风以动之。(67)

风胜则地动。(67)

风生木。(67)

风伤肝。(67)

风胜湿。(67)

风位之下，金气承之。(68)

故气有往复，用有迟速，四者之有，而化而变，风之来也。帝曰：迟速往复，风所由生，而化而变。故因盛衰之变耳。成败倚伏游乎中，何也？岐伯曰：成败倚伏，生乎动，动而不已，则变作矣。(68)

故风胜则动。(71)

帝曰：善。治之奈何？岐伯曰：诸气在泉，风淫于内，治以辛凉，佐以苦，以甘缓之，以辛散之。(74)

帝曰：善。治之奈何？岐伯曰：司天之气，风淫所胜，平以辛凉，佐以苦甘，以甘缓之，以酸泻之。(74)

帝曰：善。邪气反胜，治之奈何？岐伯曰：风司于地，清反胜之，治以酸温，佐以苦甘，以辛平之。(74)

帝曰：其司天邪胜何如？岐伯曰：风化于天，清反胜之，治以酸温，佐以甘苦。(74)

诸暴强直，皆属于风。(74)

黄帝曰：此故伤其脏乎？岐伯答曰：身之中于风也，不必动脏。故邪入于阴经，则脏气实，邪气入而不能客，故还之于腑。故中阳则溜于经，中阴则溜于腑。(4)

风伤筋脉，筋脉乃应。此形气外内之相应也。(6)

风痉，肤胀，为五十七痏。(19)

徒痉，先取环谷下三寸，以铍针针之，已刺而筩之，而内之，入而复之，从尽其痉，必坚。来缓则烦悗，来急则安静，间日一刺之，痉尽乃

256

止。饮闭药，方刺之时徒饮之，方饮无食，方食无饮，无食他食，百三十五日。著痹不去，久寒不已，卒取其三里。骨为干。肠中不便，取三里，盛泻之，虚补之。<sup>(19)</sup>

风逆暴四肢肿，身漯漯，唏然时寒，饥则烦，饱则善变，取手太阴表里、足少阴、阳明之经，肉清取荥，骨清取井经也。<sup>(22)</sup>

少俞曰：夫天之生风者，非以私百姓也，其行公平正直，犯者得之，避者得无殆，非求人而人自犯之。黄帝曰：一时遇风，同时得病，其病各异，愿闻其故？少俞曰：善乎哉问！请论以比匠人。匠人磨斧斤，砺刀削，斫材木。木之阴阳，尚有坚脆，坚者不入，脆者皮弛，至其交节，而缺斤斧焉。夫一木之中，坚脆不同，坚者则刚，脆者易伤，况其材木之不同，皮之厚薄，汁之多少，而各异耶。夫木之早花先生叶者，遇春霜烈风，则花落而叶萎。久曝大旱，则脆木薄皮者，枝条汁少而叶萎。久阴淫雨，则薄皮多汁者，皮溃而漉。卒风暴起，则刚脆之木，枝折杌伤。秋霜疾风，则刚脆之木，根摇而叶落。凡此五者，各有所伤，况于人乎！黄帝曰：以人应木，奈何？少俞答曰：木之所伤也，皆伤其枝。枝之刚脆而坚，未成伤也。人之有常病也，亦因其骨节、皮肤、腠理之不坚固者，邪之所舍也，故常为病也。<sup>(46)</sup>

雷公曰：小子闻风者，百病之始也。厥逆者，寒湿之起也。别之奈何？黄帝曰：常候阙中，薄泽为风，冲浊为痹，在地为厥，此其常也，各以其色言其病。<sup>(49)</sup>

黄帝问于少俞曰：有人于此，并行并立，其年之长少等也，衣之厚薄均也。卒然遇烈风暴雨，或病或不病，或皆病，或皆不病，其故何也？少俞曰：帝问何急？黄帝曰：愿尽闻之。少俞曰：春青风，夏阳风，秋凉风，冬寒风。凡此四时之风者，其所病各不同形。黄帝曰：四时之风，病人如何？少俞曰：黄色薄皮弱肉者，不胜春之虚风；白色薄皮弱肉者，不胜夏之虚风；青色薄皮弱肉，不胜秋之虚风；赤色薄皮弱肉，不胜冬之虚风也。黄帝曰：黑色不病乎？少俞曰：黑色而皮厚肉坚，固不伤于四时之风。其皮薄而肉坚，色不一者，长夏至而有虚风者，病矣。其皮厚而肌肉坚者，长夏至而有虚风，不病矣。其皮厚而肌肉坚者，必重感于寒，外内

257

皆然，乃病。(50)

　　黄帝问于少师曰：余闻四时八风之中人也，故有寒暑，寒则皮肤急而腠理闭，暑则皮肤缓而腠理开。贼风邪气，因得以入乎？将必须八正虚邪，乃能伤人乎？少师答曰：不然。贼风邪气之中人也，不得以时，然必因其开也，其入深，其内极病，其病人也，卒暴。因其闭也，其入浅以留，其病也，徐以迟。(79)

　　中风之脉，阳浮而滑，阴濡而弱；湿温之脉，阳濡而弱，阴小而急。(五十八)

## 风寒

　　劳汗当风，寒薄为皶，郁乃痤。(3)
　　今风寒客于人，使人毫毛毕直，皮肤闭而为热，当是之时，可汗而发之。(19)
　　或痹不仁肿痛，当是之时，可汤熨及火灸刺而去之。(19)
　　蹇跛，寒风湿之病也。(28)
　　故风寒在下。(67)

　　黄帝问于伯高曰：余闻形气，病之先后，外内之应，奈何？伯高答曰：风寒伤形。(6)

## 寒

　　因于寒，欲如运枢，起居如惊，神气乃浮。(3)
　　冬伤于寒，春必温病。(3)
　　寒极生热。(5)
　　寒气生浊。(5)

重寒则热。[5]

寒伤形。[5]

寒胜则浮。[5]

寒暑伤形。[5]

寒胜热。[5]

寒生水。[5]

寒伤血。[5]

是故寒热病者，以平旦死。[20]

黄帝问曰：今夫热病者，皆伤寒之类也，或愈，或死，其死皆以六七日之间，其愈皆以十日以上者，何也？不知其解，愿闻其说。[31]

帝曰：其病两感于寒者，其脉应与其病形何如？岐伯曰：两感于寒者，病一日则巨阳与少阴俱病，则头痛口干而烦满。二日则阳明与太阴俱病，则腹满身热，不欲食谵言。三日则少阳与厥阴俱病，则耳聋囊缩而厥，水浆不入，不知人，六日死。[31]

凡病伤寒而成温者，先夏至日者为病温，后夏至日者为病暑，暑当与汗皆出，勿止。[31]

帝曰：人身非衣寒也，中非有寒气也，寒从中生者何？岐伯曰：是人多痹气也，阳气少，阴气多，故身寒如从水中出。[34]

帝曰：人有身寒，汤火不能热，厚衣不能温，然不冻栗，是为何病？岐伯曰：是人者，素肾气胜，以水为事，太阳气衰，肾脂枯不长，一水不能胜两火。肾者水也，而生于骨，肾不生则髓不能满，故寒甚至骨也。所以不能冻栗者，肝，一阳也。心，二阳也。肾，孤脏也。一水不能胜二火，故不能冻栗，病名曰骨痹，是人当挛节也。[34]

黄帝问曰：余闻善言天者，必有验于人；善言古者，必有合于今；善言人者，必有厌于己。如此，则道不惑而要数极，所谓明也。今余问于夫子，令言而可知，视而可见，扪而可得，令验于己而发蒙解惑，可得而闻乎？岐伯再拜稽首对曰：何道之问也？帝曰：愿闻人之五脏卒痛，何气使然？岐伯对曰：经脉流行不止，环周不休，寒气入经而稽迟，泣而不行，客于脉外则血少，客于脉中则气不通，故卒然而痛。帝曰：其痛或卒然而止者，或痛甚不休者，或痛甚不可按者，或按之而痛止者，或按之无益者，或喘动应手者，或心与背相引而痛者，或胁肋与少腹相引而痛者，或腹痛引阴股者，或痛宿昔而成积者，或卒然痛死不知人，有少间复生者，或痛而呕者，或腹痛而后泄者，或痛而闭不通者。凡此诸痛，各不同形，别之奈何？岐伯曰：寒气客于脉外则脉寒，脉寒则缩蜷，缩蜷则脉绌急，绌急则外引小络，故卒然而痛，得炅则痛立止。因重中于寒，则痛久矣。寒气客于经脉之中，与炅气相薄则脉满，满则痛而不可按也。寒气稽留，炅气从上，则脉充大而血气乱，故痛甚不可按也。寒气客于肠胃之间，膜原之下，血不得散，小络急引故痛，按之则血气散，故按之痛止。寒气客于侠脊之脉则深，按之不能及，故按之无益也。寒气客于冲脉，冲脉起于关元，随腹直上，寒气客则脉不通，脉不通则气因之，故喘动应手矣。寒气客于背俞之脉则血脉泣，脉泣则血虚，血虚则痛，其俞注于心，故相引而痛，按之则热气至，热气至则痛止矣。寒气客于厥阴之脉，厥阴之脉者，络阴器，系于肝，寒气客于脉中，则血泣脉急，故胁肋与少腹相引痛矣。厥气客于阴股，寒气上及少腹，血泣在下相引，故腹痛引阴股。寒气客于小肠膜原之间，络血之中，血泣不得注于大经，血气稽留不得行，故宿昔而成积矣。寒气客于五脏，厥逆上泄，阴气竭，阳气未入，故卒然痛死不知人，气复反则生矣。寒气客于肠胃，厥逆上出，故痛而呕也。寒气客于小肠，小肠不得成聚，故后泄腹痛矣。<sup>(39)</sup>

寒则腠理闭，气不行，故气收矣。<sup>(39)</sup>

气盛身寒，得之伤寒。<sup>(52)</sup>

帝曰：寒湿之伤人，奈何？岐伯曰：寒湿之中人也，皮肤不收，肌肉坚紧，荣血泣，卫气去，故曰虚。<sup>(62)</sup>

寒以坚之。<sup>(67)</sup>

寒胜则地裂。<sup>(67)</sup>

寒胜热。<sup>(67)</sup>

寒生水。<sup>(67)</sup>

寒伤血。<sup>(67)</sup>

寒胜则浮。<sup>(71)</sup>

寒淫于内，治以甘热，佐以苦辛，以咸泻之，以辛润之，以苦坚之。<sup>(74)</sup>

寒淫所胜，平以辛热，佐以甘苦，以咸泻之。<sup>(74)</sup>

寒司于地，热反胜之，治以咸冷，佐以甘辛，以苦平之。<sup>(74)</sup>

寒化于天，热反胜之，治以咸冷，佐以苦辛。<sup>(74)</sup>

诸病水液，澄澈清冷，皆属于寒。<sup>(74)</sup>

寒伤形，乃应形。<sup>(6)</sup>

黄帝曰：人之振寒者，何气使然？岐伯曰：寒气客于皮肤，阴气盛，阳气虚，故为振寒寒栗，补诸阳。<sup>(28)</sup>

振寒者，补诸阳。<sup>(28)</sup>

寒中之属，则便热。<sup>(29)</sup>

寒留于分肉之间，聚沫则为痛。<sup>(36)</sup>

寒温和则六腑化谷，风痹不作，经脉通利，肢节得安矣，此人之常平也。<sup>(47)</sup>

凡刺寒邪，日以温，徐往徐来，致其神，门户已闭，气不分，虚实得调，其气存也。<sup>(75)</sup>

刺寒者，用毫针也。<sup>(75)</sup>

寒则地冻水冰，人气在中，皮肤致，腠理闭，汗不出，血气强，肉坚涩。当是之时，善行水者，不能往冰。善穿地者，不能凿冻。善用针者，亦不能取。四厥血脉凝结，坚搏不往来者，亦未可即柔。故行水者，必待天温，冰释冻解，而水可行，地可穿也，人脉犹是也。<sup>(75)</sup>

何以知伤寒得之？然：当谵言妄语。何以言之？肺主声，入肝为呼，入心为言，入脾为歌，入肾为呻，自入为哭。故知肺邪入心，为谵言妄语也。其病身热，洒洒恶寒，甚则喘咳。其脉浮大而涩。（四十九）

五十八难曰：伤寒有几？其脉有变不？然：伤寒有五：有中风，有伤寒，有湿温，有热病，有温病，其所苦各不同。（五十八）

伤寒有汗出而愈，下之而死者；有汗出而死，下之而愈者，何也？然：阳虚阴盛，汗出而愈，下之即死；阳盛阴虚，汗出而死，下之而愈。（五十八）

寒热之病，候之如何也？然：皮寒热者，皮不可近席，毛发焦，鼻槁，不得汗。肌寒热者，皮肤痛，唇舌槁，无汗。骨寒热者，病无所安，汗注不休，齿本槁痛。（五十八）

# 暑

因于暑，汗，烦则喘喝，静则多言，体若燔炭，汗出而散。[3]

夏伤于暑，秋为痎疟。[3]

气虚身热，得之伤暑。[52]

暑以蒸之。[67]

暑胜则地热。[67]

何以知伤暑得之？然：当恶臭。何以言之？心主臭，自入为焦臭，入脾为香臭，入肝为臊臭，入肾为腐臭，入肺为腥臭。故知心病伤暑得之，当恶臭。其病身热而烦，心痛。其脉浮大而散。（四十九）

# 湿

因于湿，首如裹，湿热不攘，大筋緛短，小筋弛长，緛短为拘，弛长为痿。[3]

汗出见湿，乃生痤疿。[3]

秋伤于湿，上逆而咳，发为痿厥。[3]

湿胜则濡泻。[5]

湿生土。[5]

湿伤肉。<sup>(5)</sup>

中盛脏满，气胜伤恐者，声如从室中言，是中气之湿也。<sup>(17)</sup>

伤于湿者，下先受之。<sup>(29)</sup>

谷入多而气少者，得之有所脱血，湿居下也。<sup>(53)</sup>

湿以润之。<sup>(67)</sup>

湿气在中。<sup>(67)</sup>

湿胜则地泥。<sup>(67)</sup>

湿生土。<sup>(67)</sup>

湿伤肉。<sup>(67)</sup>

湿胜则濡泄，甚则水闭胕肿。随气所在，以言其变耳。<sup>(71)</sup>

湿淫于内，治以苦热，佐以酸淡，以苦燥之，以淡泄之。<sup>(74)</sup>

湿淫所胜，平以苦热，佐以酸辛，以苦燥之，以淡泄之。<sup>(74)</sup>

湿上甚而热，治以苦温，佐以甘辛，以汗为故而止。<sup>(74)</sup>

湿司于地，热反胜之，治以苦冷，佐以咸甘，以苦平之。<sup>(74)</sup>

湿化于天，热反胜之，治以苦寒，佐以苦酸。<sup>(74)</sup>

诸痉项强，皆属于湿。<sup>(74)</sup>

黄帝曰：夫子言贼风邪气之伤人也，令人病焉，今有其不离屏蔽，不出室穴之中，卒然病者，非不离贼风邪气，其故何也？岐伯曰：此皆尝有所伤于湿气，藏于血脉之中，分肉之间，久留而不去。若有所堕坠，恶血在内而不去，卒然喜怒不节，饮食不适，寒温不时，腠理闭而不通。其开而遇风寒，则血气凝结，与故邪相袭，则为寒痹。其有热则汗出，汗出则受风，虽不遇贼风邪气，必有因加而发焉。<sup>(58)</sup>

何以知中湿得之？然：当喜汗出不可止。何以言之？肾主液，入肝为泣，入心为汗，入脾为涎，入肺为涕，自入为唾，故知肾邪入心，为汗出不可止也。其病身热而小腹痛，足胫寒而逆。其脉沉濡而大。此五邪之法也。（四十九）

# 燥

燥胜则干。[5]

燥胜风。[5]

燥生金。[5]

燥胜寒。[5]

燥以干之。[67]

燥热在上。[67]

故燥胜则地干。[67]

燥胜风。[67]

燥生金。[67]

燥胜寒。[67]

燥胜则干。[71]

燥淫于内，治以苦温，佐以甘辛，以苦下之。[74]

燥淫所胜，平以苦温，佐以酸辛，以苦下之。[74]

燥司于地，热反胜之，治以平寒，佐以苦甘，以酸平之，以和为利。[74]

燥化于天，热反胜之，治以辛寒，佐以苦甘。[74]

# 火

火生苦。[5]

火以温之。[67]

火游行期间。[67]

火胜则地固矣。[67]

火生苦。[67]

264

火淫于内，治以咸冷，佐以苦辛，以酸收之，以苦发之。[74]

火淫所胜，平以酸冷，佐以苦甘，以酸收之，以苦发之，以酸复之，热淫同。[74]

火司于地，寒反胜之，治以甘热，佐以苦辛，以咸平之。[74]

火化于天，寒反胜之，治以甘热，佐以苦辛。[74]

诸热瞀瘛，皆属于火。[74]

诸禁鼓栗，如丧神守，皆属于火。[74]

诸逆冲上，皆属于火。[74]

诸燥狂越，皆属于火。[74]

诸病胕肿，疼酸惊骇，皆属于火。[74]

火之精为神。[81]

热

热极生寒。[5]

热气生清。[5]

重热则寒。[5]

热伤气。[5]

热胜则肿。[5]

热生火。[5]

热伤气。[5]

热伤皮毛。[5]

热中及热病者，以日中死。[20]

帝曰：热病已愈，时有所遗者，何也？岐伯曰：诸遗者，热甚而强食之，故有所遗也。若此者，皆病已衰而热有所藏，因其谷气相薄，两热相合，故有所遗也。帝曰：善。治遗奈何？岐伯曰：视其虚实，调其逆从，可使必已矣。帝曰：病热当何禁之？岐伯曰：病热少愈，食肉则复，多食

则遗，此其禁也。(31)

热病从部所起者，至期而已，其刺之反者，三周而已。重逆则死。诸当汗者，至其所胜日，汗大出也。诸治热病，以饮之寒水乃刺之，必寒衣之，居止寒处，身寒而止也。热病先胸胁痛，手足躁，刺足少阳，补足太阴。病甚者为五十九刺。(32)

热病始手臂痛者，刺手阳明太阴而汗出止。热病始于头首者，刺项太阳而汗出止。热病始于足胫者，刺足阳明而汗出止。热病先身重、骨痛、耳聋、好暝，刺足少阴。病甚为五十九刺。热病先眩冒而热，胸胁满，刺足少阴少阳。(32)

热病气穴，三椎下间主胸中热，四椎下间主膈中热，五椎下间主肝热，六椎下间主脾热，七椎下间主肾热。荣在骶也，项上三椎陷者中也。颊下逆颧为大瘕，下牙车为腹满，颧后为胁痛，颊上者膈上也。(32)

黄帝问曰：人身非常温也，非常热也，为之热而烦满者，何也？岐伯对曰：阴气少而阳气胜，故热而烦满也。(34)

帝曰：人有四肢热，逢风寒如炙如火者，何也？岐伯曰：是人者，阴气虚，阳气盛，四肢者阳也。两阳相得而阴气虚少，少水不能灭盛火，而阳独治。独治者不能生长也，独胜而止耳。逢风而如炙如火者，是人当肉灼也。(34)

热气留于小肠，肠中痛，瘅热焦渴，则坚干不得出，故痛而闭不通矣。(39)

炅则腠理开，荣卫通，汗大泄，故气泄。(39)

帝曰：病热而有所痛者，何也？岐伯曰：病热者，阳脉也，以三阳之动也。人迎一盛，少阳二盛，太阳三盛，阳明入阴也。夫阳入于阴，故病在头与腹，乃䐜胀而头痛也。帝曰：善。(40)

帝曰：夫子言治热病五十九俞，余论其意，未能领别其处，愿闻其处，因闻其意？岐伯曰：头上五行，行五者，以越诸阳之热逆也，大杼、膺俞、缺盆、背俞，此八者，以泻胸中之热也。气街、三里、巨虚、上下廉，此八者，以泻胃中之热也。云门、髃骨、委中、髓空，此八者，以泻四肢之热也。五脏俞旁五，此十者，以泻五脏之热也。凡此五十九穴者，

皆热之左右也。帝曰：人伤于寒，而传为热，何也？岐伯曰：夫寒盛则生热也。(61)

热生火。(67)

热伤气。(67)

热胜则肿。(71)

热淫于内，治以咸寒，佐以甘苦，以酸收之，以苦发之。(74)

热淫所胜，平以咸寒，佐以苦甘，以酸收之。(74)

热司于地，寒反胜之，治以甘热，佐以苦辛，以咸平之。(74)

热化于天，寒反胜之，治以甘温，佐以苦酸辛。(74)

诸胀腹大，皆属于热。(74)

诸病有声，鼓之如鼓，皆属于热。(74)

诸转反戾，水液浑浊，皆属于热。(74)

诸呕吐酸，暴注下迫，皆属于热。(74)

凡刺热邪，越而苍，出游不归，乃无病，为开通辟门户，使邪得出，病乃已。(75)

刺热者用镵针。(75)

热则滋雨而在上，根荄少汁。人气在外，皮肤缓，腠理开，血气减，汗大泄，皮淖泽。(75)

温

人一呼脉三动，一吸脉三动而躁，尺热，曰病温。(18)

水

颈脉动喘疾咳曰水。目裹微肿，如卧蚕起之状曰水。(18)

267

足胫肿曰水。(18)

病水者以夜半死。(20)

帝曰：其至何如？岐伯曰：至必少气时热，时热从胸背上至头，汗出、手热、口干、苦渴、小便黄、目下肿、腹中鸣、身重难以行，月事不来，烦而不能食，不能正偃，正偃则咳，病名曰风水，论在刺法中。帝曰：愿闻其说。岐伯曰：邪之所凑，其气必虚。阴虚者，阳必凑之。故少气时热而汗出也。小便黄者，少腹中有热也。不能正偃者，胃中不和也。正偃则咳甚，上迫肺也。诸有水气者，微肿先见于目下也。帝曰：何以言？岐伯曰：水者阴也，目下亦阴也，腹者，至阴之所居。故水在腹者，必使目下肿也。真气上逆，故口苦舌干，卧不得正偃，正偃则咳出清水也。诸水病者，故不得卧，卧则惊，惊则咳甚也，腹中鸣者，病本于胃也。薄脾则烦，不能食。食不下者，胃脘隔也。身重难以行者，胃脉在足也。月事不来者，胞脉闭也，胞脉者属心，而络于胞中，今气上迫肺，心气不得下通，故月事不来也。(33)

帝曰：诸水皆生于肾乎？岐伯曰：肾者牝脏也，地气上者，属于肾，而生水液也。故曰：至阴勇而劳甚，则肾汗出，肾汗出逢于风，内不得入于脏腑，外不得越于皮肤，客于玄府，行于皮里，传为胕肿，本之于肾，名曰风水。所谓玄府者，汗空也。(61)

故水病下为胕肿、大腹、上为喘呼、不得卧者，标本俱病，故肺为喘呼，肾为水肿。肺为逆不得卧，分为相输俱受者，水气之所留也。伏菟上各二行，行五者，此肾之街也。三阴之所交结于脚也。踝上各一行，行六者，此肾脉之下行也，名曰太冲。凡五十七穴者，皆藏之阴络，水之所客也。(61)

夫水之精为志。(81)

夫一水不胜五火，故目眦盲。(81)

黄帝问于岐伯曰：水与肤胀、鼓胀、肠覃、石瘕、石水，何以别之？岐伯曰：水始起也，目窠上微肿，如新卧起之状，其颈脉动，时咳，阴股间寒，足胫肿，腹乃大，其水已成矣。以手按其腹，随手而起，如裹水之

268

状，此其候也。<sup>(57)</sup>

东风生于春，病在肝，俞在颈项。<sup>(4)</sup>

岐伯曰：有。东方青色，入通于肝，开窍于目，藏精于肝，其病发惊骇。其味酸，其类草木，其畜鸡，其谷麦，其应四时，上为岁星，是以春气在头也。其音角，其数八，是以知病之在筋也，其臭臊。<sup>(4)</sup>

岐伯对曰：东方生风。<sup>(5)</sup>

黄帝问曰：医之治病也，一病而治各不同，皆愈何也？岐伯对曰：地势使然也。故东方之域，天地之所始生也。鱼盐之地，海滨旁水，其民食鱼而嗜咸，皆安其处，美其食。鱼者使人热中，盐者胜血，故其民皆黑色疏理，其病皆为痈疡，其治宜砭石。故砭石者，亦从东方来。<sup>(12)</sup>

岐伯曰：东方生风。<sup>(67)</sup>

其在天为玄，在人为道，在地为化。<sup>(67)</sup>

帝曰：何谓也？岐伯曰：东方生风，风生木，其德敷和，其化生荣，其政舒启，其令风，其变振发，其灾散落。<sup>(69)</sup>

南风生于夏，病在心，俞在胸肋。<sup>(4)</sup>

南方赤色，入通于心，开窍于耳，藏精于心，故病在五脏。其味苦，其类火，其畜羊，其谷黍，其应四时，上为荧惑星，是以知病之在脉也。其音徵，其数七，其臭焦。<sup>(4)</sup>

南方生热。<sup>(5)</sup>

南方者，天地所长养，阳之所盛处也。其地下，水土弱，雾露之所聚也。其民嗜酸而食胕，故其民皆致理而赤色，其病挛痹，其治宜微针。故

九针者，亦从南方来。(12)

南方生热。(67)

其在天为热，在地为火，在体为脉，在气为息，在脏为心。其性为暑，其德为显，其用为燥，其色为赤，其化为茂，其虫羽，其政为明，其令郁蒸，其变炎烁，其眚燔焫，其味为苦，其志为喜。(67)

南方生热，热生火，其德彰显，其化蕃茂，其政明耀，其令热，其变销烁，其灾燔焫。(69)

# 西

西风生于秋，病在肺，俞在肩背。(4)

西方白色，入通于肺，开窍于鼻，藏精于肺，故病在背。其味辛，其类金，其畜马，其谷稻，其应四时，上为太白星。是以知病之在皮毛也。其音商，其数九，其臭腥。(4)

西方生燥。(5)

西方者，金玉之域，沙石之处，天地之所收引也。其民陵居而多风，水土刚强，其民不衣而褐荐，其民华食而脂肥，故邪不能伤其形体，其病生于内，其治宜毒药。故毒药者亦从西方来。(12)

西方生燥。(67)

其在天为燥，在地为金，在体为皮毛，在气为成，在脏为肺。其性为凉，其德为清，其用为固，其色为白，其化为敛，其虫介，其政为劲，其令雾露，其变肃杀，其眚苍落，其味为辛，其志为忧。(67)

西方生燥，燥生金，其德清洁，其化紧敛，其政劲切，其令燥，其变肃杀，其灾苍陨。(69)

# 北

北风生于冬，病在肾，俞在腰股。(4)

北方黑色，入通于肾，开窍于二阴，藏精于肾，故病在谿。其味咸，其类水，其畜彘，其谷豆，其应四时，上为辰星。是以知病之在骨也。其音羽，其数六，其臭腐。[4]

北方生寒。[5]

北方者，天地所闭藏之域也。其地高陵居，风寒冰冽，其民乐野处而乳食，脏寒生满病，其治宜灸焫。故灸焫者，亦从北方来。[12]

北方生寒。[67]

其在天为寒，在地为水，在体为骨，在气为坚，在脏为肾。其性为凛，其德为寒，其用为（阙），其色为黑，其化为肃，其虫鳞，其政为静，其令（阙），其变凝冽，其眚冰雹，其味为咸，其志为恐。[67]

北方生寒，寒生水，其德凄沧，其化清谧，其政凝肃，其令寒，其变溧冽，其灾冰雪霜雹。是以察其动也，有德，有化，有政，有令，有变，有灾，而物由之，而人应之也。[69]

# 中央

中央为土，病在脾，俞在脊。[4]

中央黄色，入通于脾，开窍于口，藏精于脾，故病在舌本。其味甘，其类土，其畜牛，其谷稷，其应四时，上为镇星。是以知病之在肉也。其音宫，其臭香。[4]

中央生湿。[5]

中央者，其地平以湿，天地所以生万物也众。其民食杂而不劳，故其病多痿厥寒热。其治宜导引按跷，故导引按跷者，亦从中央出也。[12]

中央生湿。[67]

其在天为湿，在地为土，在体为肉，在气为充，在脏为脾。其性静兼，其德为濡，其用为化，其色为黄，其化为盈，其虫倮，其政为谧，其令云雨，其变动注，其眚淫溃，其味为甘，其志为思。[67]

中央生湿，湿生土，其德溽蒸，其化丰备，其政安静，其令湿，其变

骤注，其灾霖溃。(69)

## 东南西北

帝曰：善。其病也，治之奈何？岐伯曰：西北之气散而寒之，东南之气收而温之，所谓同病异治也。故曰气寒气凉治以寒凉，行水渍之；气温气热，治以温热，强其内守，必同其气，可使平也，假者反之。(70)

## 治疗

夫病已成而后药之，乱已成而后治之，譬犹渴而穿井，斗而铸锥，不亦晚乎？(2)

故病久则传化，上下不并，良医弗为。(3)

故治不法天之纪，不用地之理，则灾害至矣。(5)

故善治者治皮毛，其次治肌肤，其次治筋脉，其次治六腑，其次治五脏。治五脏者，半死半生也。(5)

故曰：病之始起也，可刺而已。其盛，可待衰而已。故因其轻而扬之，因其重而减之，因其衰而彰之。(5)

其高者，因而越之。其下者，引而竭之。中满者，泻之于内。其有邪者，渍形以为汗。其在皮者，汗而发之。其慓悍者，按而收之。其实者，散而泻之。(5)

故曰：不知年之所加，气之盛衰，虚实之所起，不可以为工矣。(9)

拘于鬼神者，不可与言至德，恶于针石者，不可与言至巧。病不许治者，病必不治，治之无功矣。(11)

黄帝问曰：余闻古之治病，惟其移精变气，可祝由而已。今世治病，毒药治其内，针石治其外，或愈或不愈，何也？岐伯对曰：往古人居禽兽之间，动作以避寒，阴居以避暑，内无眷慕之累，外无伸宦之形，此恬淡之世，邪不能深入也。故毒药不能治其内，针石不能治其外，故可移精祝由而已。当今之世不然，忧患缘其内，苦形伤其外，又失四时之从逆，寒暑之宜，贼风数起，虚邪朝夕，内至五脏骨髓，外伤空窍肌肤，所以小病必甚，大病必死。故祝由不能已也。(13)

中古之治病，至而治之，汤液十日，以去八风五痹之病。十日不已，治以草苏草荄之枝，本末为助，标本已得，邪气乃服。暮世之治病也，则不然，治不本四时，不知日月，不审逆从，病形已成，乃欲微针其外，汤液治其内，粗工凶凶，以为可攻，故病未已，新病复起。帝曰：愿闻要道。岐伯曰：治之要极，无失色脉，用之不惑，治之大则。逆从到行，标本不得，亡神失国。去故就新，乃得真人。(13)

黄帝问曰：为五谷汤液及醪醴，奈何？岐伯对曰：必以稻米，炊之稻薪，稻米者完，稻薪者坚。帝曰：何以然？岐伯曰：此得天地之和，高下之宜，故能至完。伐取得时，故能至坚也。帝曰：上古圣人作汤液醪醴，为而不用何也？岐伯曰：自古圣人之作汤液醪醴者，以为备耳！夫上古作汤液，故为而弗服也。中古之世，道德稍衰，邪气时至，服之万全。(14)

帝曰：今之世不必已，何也。岐伯曰：当今之世，必齐毒药攻其中，镵石针艾治其外也。(14)

帝曰：其有不从毫毛而生，五脏阳以竭也，津液充郭，其魄独居，孤精于内，气耗于外，形不可与衣相保，此四极急而动中，是气拒于内而形施于外，治之奈何？岐伯曰：平治于权衡，去宛陈莝，微动四极，温衣缪刺其处，以复其形。开鬼门，洁净府，精以时服。五阳已布，疏涤五脏，故精自生，形自盛，骨肉相保，巨气乃平。帝曰：善。(14)

帝曰：以候奈何？岐伯曰：必先度其形之肥瘦，以调其气之虚实，实则泻之，虚则补之。必先去其血脉而后调之，无问其病，以平为期。(20)

帝曰：其可治奈何？岐伯曰：经病者治其经，孙络病者治其孙络血。(20)

今知手足阴阳所苦，凡治病必先去其血，乃去其所苦，伺之所欲，然后泻有余，补不足。(24)

是谓五形志也。刺阳明出血气，刺太阳出血恶气，刺少阳出气恶血，

刺太阴出气恶血，刺少阴出气恶血，刺厥阴出血恶气也。<sup>(24)</sup>

上工救其萌芽，必先见三部九候之气，尽调不败而救之，故曰上工。下工救其已成，救其已败，救其已成者，言不知三部九候之相失，因病而败之也，知其所在者，知诊三部九候之病脉处而治之，故曰守其门户焉。莫知其情，而见邪形也。<sup>(26)</sup>

帝曰：治之奈何？岐伯曰：治之各通其脏脉，病日衰已矣。其未满三日者，可汗而已。其满三日者，可泄而已。<sup>(31)</sup>

病虽未发，见赤色者刺之，名曰治未病。<sup>(32)</sup>

盛者泻之，虚则补之，不盛不虚，以经取之。<sup>(45)</sup>

化淳则咸守，气专则辛化而俱知。故曰：补上下者从之，治上下者逆之，以所在寒热盛衰而调之。故曰：上取下取，内取外取，以求其过。能毒者以厚药，不胜毒者以薄药，此之谓也。气反者，病在上，取之下；病在下，取之上；病在中，旁取之。治热以寒，温而行之。治寒以热，凉而行之。治温以清，冷而行之。治清以温，热而行之。故消之，制之，吐之，下之，补之，泻之，久新同法。帝曰：病在中而不实不坚，且聚且散，奈何？岐伯曰：悉乎哉问也！无积者求其脏，虚则补之，药以祛之，食以随之，行水渍之，和其中外，可使毕已。帝曰：有毒无毒，服有约乎？岐伯曰：病有久新，方有大小，有毒无毒，固宜常制矣。大毒治病，十去其六。常毒治病，十去其七。小毒治病，十去其八。无毒治病，十去其九。谷肉果菜，食养尽之，无使过之，伤其正也。不尽，行复如法，必先岁气，无伐天和。无盛盛，无虚虚，而遗人夭殃。无致邪，无失正，绝人长命。帝曰：其久病者，有气从不康，病去而瘠，奈何？岐伯曰：昭乎哉！圣人之问也，化不可代，时不可违。夫经络以通，血气以从，复其不足，与众齐同，养之和之，静以待时，谨守其气，无使倾移，其形乃彰，生气以长，命曰圣王。故大要曰：无代化，无违时，必养必和，待其来复，此之谓也。帝曰：善。<sup>(70)</sup>

帝曰：夫子言用寒远寒，用热远热，余未知其然也。愿闻何谓远？岐伯曰：热无犯热，寒无犯寒，从者和，逆者病，不可不敬畏而远之，所谓时兴六位也。帝曰：温凉何如？岐伯曰：司气以热，用热无犯，司气以

274

寒，用寒无犯，司气以凉，用凉无犯，司气以温，用温无犯。间气同其主无犯，异其主则小犯之，是谓四畏，必谨察之。帝曰：善。其犯者何如？岐伯曰：天气反时，则可依时，及胜其主则可犯，以平为期，而不可过，是谓邪气反胜者。故曰：无失天信，无逆气宜，无翼其胜，无赞其复，是谓至治。(71)

帝曰：善。论言热无犯热，寒无犯寒，余欲不远寒不远热，奈何？岐伯曰：悉乎哉问也！发表而不远热，攻里不远寒。帝曰：不发不攻，而犯寒犯热何如？岐伯曰：寒热内贼，其病益甚。帝曰：愿闻无病者何如？岐伯曰：无者生之，有者甚之。帝曰：生者何如？岐伯曰：不远热则热至，不远寒则寒至，寒至则坚否，腹满痛急下利之病生矣。热至则身热，吐下、霍乱、痈疽、疮疡、瞀郁、注下、瞤瘛、肿胀、呕、鼽衄、头痛、骨节变、肉痛、血溢、血泄、淋闷之病生矣。帝曰：治之奈何？岐伯曰：时必顺之，犯者治以胜也。(71)

故治病者，必明六化分治，五味、五色所生，五脏所宜，乃可以言盈虚病生之绪也。(74)

治诸胜复，寒者热之，热者寒之，温者清之，清者温之，散者收之，抑者散之，燥者润之，急者缓之，坚者软之，脆者坚之，衰者补之，强者泻之，各安其气，必清必静，则病气衰去，归其所宗，此治之大体也。(74)

帝曰：治之何如？岐伯曰：夫气之胜也，微者随之，甚者制之，气之复也，和者平之，暴者夺之。皆随胜气，安其屈伏，无问其数，以平为期，此其道也。(74)

帝曰：善。治之奈何？岐伯曰：高者抑之，下者举之，有余折之，不足补之，佐以所利，和以所宜，必安其主客，适其寒温，同者逆之，异者从之。(74)

帝曰：气有多少，病有盛衰，治有缓急，方有大小，愿闻其约奈何？岐伯曰：气有高下，病有远近，证有中外，治有轻重，适其至所为故也。(74)

寒者热之，热者寒之，微者逆之，甚者从之，坚者削之，客者除之，劳者温之，结者散之，留者攻之，燥者濡之，急者缓之，散者收之，损者温之，逸者行之，惊者平之，上之下之，摩之浴之，薄之劫之，开之发之，适事为故。帝曰：何谓逆从？岐伯曰：逆者正治，从者反治，从少从多，观其事也。帝曰：反治何谓？岐伯曰：热因寒用，寒因热用，塞因塞用，通因通用，必伏其所主，而先其所因，其始则同，其终则异，可使破积，可使溃坚，可使气和，可使必已。帝曰：善。气调而得者，何如？岐伯曰：逆之从之，逆而从之，从而逆之，疏气令调，则其道也。帝曰：善。病之中外，何如？岐伯曰：从内之外者，调其内，从外之内者，治其外。从内之外而盛于外者，先调其内而后治其外，从外之内而盛于内者，先治其外而后调其内。中外不相及，则治主病。(74)

帝曰：论言治寒以热，治热以寒，而方士不能废绳墨而更其道也。有病热者寒之而热，有病寒者热之而寒，二者皆在，新病复起，奈何治？岐伯曰：诸寒之而热者，取之阴。热之而寒者，取之阳。所谓求其属也。帝曰：善。服寒而反热，服热而反寒，其故何也？岐伯曰：治其王气是以反也。帝曰：不治王而然者何也？岐伯曰：悉乎哉问也。不治五味属也。(74)

帝曰：善。病之中外，何如？岐伯曰：调气之方，必别阴阳，定其中外，各守其乡。内者内治，外者外治，微者调之，其次平之，盛者夺之，汗者下之，寒热温凉，衰之以属，随其攸利，谨道如法，万举万全，气血正平，长有天命。帝曰：善。(74)

帝曰：子别试通五脏之过，六腑之所不和，针石之败，毒药所宜，汤液滋味，具言其状，悉言以对，请问不知。雷公曰：肝虚、肾虚、脾虚皆令人体重烦冤，当投毒药，刺灸砭石汤液，或已或不已，愿闻其解？帝曰：公何年之长，而问之少，余真问以自谬也。吾问子窈冥，子言上下篇以对，何也？(76)

凡用针者，虚则实之，满则泄之，宛陈则除之，邪胜则虚之。《大要》曰：徐而疾则实，疾而徐则虚。言实与虚，若有若无，察后与先，若存若亡，为虚与实，若得若失。虚实之要，九针最妙，补泻之时，以针为之。(1)

夫气之在脉也，邪气在上，浊气在中，清气在下。故针陷脉则邪气出，针中脉则浊气出，针大深则邪气反沉，病益。故曰皮肉筋脉，各有所处，病各有所宜，各不同形，各以任其所宜。无实无虚。损不足而益有余，是谓甚病。(1)

刺之而气不至，无问其数。刺之而气至，乃去之，勿复针。针各有所宜，各不同形，各任其所，为刺之要，气至而有效，效之信，若风之吹云，明乎若见苍天，刺之道毕矣。(1)

五脏之气，已绝于内，而用针者反实其外，是谓重竭。重竭必死，其死也静，治之者，辄反其气，取腋与膺。五脏之气已绝于外，而用针者反实其内，是谓逆厥，逆厥则必死，其死也躁，治之者，反取四末刺之，害中而不去，则精泄；害中而去，则致气。精泄则病益甚而恇，致气则生为痈疡。(1)

刺诸热者，如以手探汤。刺寒清者，如人不欲行。阴有阳疾者，取之下陵三里，正往无殆，气下乃止，不下复始也。疾高而内者，取之阴之陵泉，疾高而外者，取之阳之陵泉也。(1)

转筋者，立而取之，可令遂已。痿厥者，张而刺之，可令立快也。(2)

阴盛而阳虚，先补其阳，后泻其阴而和之。阴虚而阳盛，先补其阴，后泻其阳而和之。(9)

暴喑气鞕，取扶突与舌本出血。暴聋气蒙，耳目不明，取天牖。暴挛痫眩，足不任身，取天柱。暴瘅内逆，肝肺相搏，血溢鼻口，取天府，此为天牖五部(21)

黄帝曰：余已闻逆顺，调之奈何？岐伯曰：审守其输，而调其虚实，无犯其害，顺者得复，逆者必败。黄帝曰：善。(33)

黄帝曰：余受九针于夫子，而私览于诸方，或有导引行气、乔摩、灸、熨、刺、焫、饮药之一者，可独守耶，将尽行之乎？(42)

黄帝曰：治之奈何？岐伯曰：顺天之时，而病可与期。顺者为工，逆者为粗。帝曰：善。(44)

病生于内者，先治其阴，后治其阳，反者益甚。其病生于阳者，先治

其外，后治其内，反者益甚。(49)

黄帝曰：善。治之奈何？岐伯答曰：察其所痛，以知其应，有余不足，当补则补，当泻则泻，毋逆天时，是谓至治。(66)

上寒下热，先刺其项太阳，久留之，已刺则熨项与肩胛，令热下合乃止，此所谓推而上之者也。上热下寒，视其虚脉而陷之于经络者取之，气下乃止，此所谓引而下之者也。(75)

十二难曰：经言，五脏脉已绝于内，用针者反实其外；五脏脉已绝于外，用针者反实其内。内外之绝，何以别之？然：五脏脉已绝于内者，肾肝气已绝于内也，而医反补其心肺；五脏脉已绝于外者，其心肺气已绝于外也，而医反补其肾肝。阳绝补阴，阴绝补阳，是谓实实虚虚，损不足益有余。如此死者，医杀之耳。(十二)

治损之法奈何？然：损其肺者，益其气；损其心者，调其荣卫；损其脾者，调其饮食，适其寒温；损其肝者，缓其中；损其肾者，益其精，此治损之法也。(十四)

六十九难曰：经言，虚者补之，实者泻之，不实不虚，以经取之，何谓也？然：虚者补其母，实者泻其子，当先补之，然后泻之。不实不虚，以经取之者，是正经自生病，不中他邪也，当自取其经，故言以经取之。(六十九)

七十五难曰：经言，东方实，西方虚，泻南方，补北方，何谓也？然：金、木、水、火、土，当更相平。东方木也，西方金也。木欲实，金当平之；火欲实，水当平之；土欲实，木当平之；金欲实，火当平之；水欲实，土当平之。东方肝也，则知肝实；西方肺也，则知肺虚。泻南方火，补北方水。南方火，火者，木之子也；北方水，水者，木之母也。水胜火。子能令母实，母能令子虚，故泻火补水，欲令金不得平木也。经曰：不能治其虚，何问其余，此之谓也。(七十五)

七十七难曰：经言，上工治未病，中工治已病，何谓也？然：所谓治未病者，见肝之病，则知肝当传之与脾，故先实其脾气，无令得受肝之邪，故曰治未病焉。中工治已病者，见肝之病，不晓相传，但一心治肝，

故曰治已病也。（七十七）

八十一难曰：经言，无实实，无虚虚，损不足而益有余，是寸口脉耶？将病自有虚实耶？其损益奈何？然：是病，非谓寸口脉也，谓病自有虚实也。假令肝实而肺虚，肝者木也，肺者金也，金木当更相平，当知金平木。假令肺实而肝虚微少气，用针不补其肝，而反重实其肺，故曰实实虚虚，损不足而益有余。此者中工之所害也。（八十一）

# 补

补必用员，员者，行也行者，移也。刺必中其荣，复以吸排针也。故员与方，非针也。（26）

帝曰：不足者，补之，奈何？岐伯曰：必先扪而循之，切而散之，推而按之，弹而怒之，抓而下之，通而取之，外引其门，以闭其神。呼尽内针，静以久留，以气至为故，如持所责，不知日暮，其气以至，适而自护，候吸引针，气不得出，各在其处，推阖其门，令神气存，大气留止，故命曰补。（27）

帝曰：补泻奈何？岐伯曰：此攻邪也，疾出以去盛血，而复其真气。此邪新客溶溶未有定处也，推之则前，引之则止，逆而刺之，温血也。刺出其血，其病立已。（27）

补曰随之，随之，意若妄之，若行，若按，如蚊虻止，如留如还，去如弦绝，令左属右，其气故止，外门已闭，中气乃实，必无留血，急取诛之。（1）

形气有余，病气不足，急补之。（5）

故曰：刺不知逆顺，真邪相搏。满而补之，则阴阳四溢，肠胃充郭，肝肺内膜，阴阳相错。（5）

补者随之。（9）

## 补泻

黄帝曰：补写奈何？岐伯曰：徐入徐出，谓之导气。补写无形，谓之同精，是非有余不足也，乱气之相逆也。黄帝曰：允乎哉道，明乎哉论，请著之玉版，命曰治乱也。<sup>(34)</sup>

七十六难曰：何谓补泻？当补之时，何所取气？当泻之时，何所置气？然：当补之时，从卫取气；当泻之时，从荣置气。其阳气不足，阴气有余，当先补其阳，而后泻其阴；阴气不足，阳气有余，当先补其阴，而后泻其阳。营卫通行，此其要也。（七十六）

七十八难曰：针有补泻，何谓也？然：补泻之法，非必呼吸出内针也，然，知为针者，信其左；不知为针者，信其右。当刺之时，必先以左手，厌按所针荣俞之处，弹而努之，爪而下之，其气之来，如动脉之状，顺针而刺之。得气因推而内之，是为补。动而伸之，是谓泻。不得气，乃与男外女内。不得气，是谓十死不治也。（七十八）

## 泻

帝曰：余闻补泻，未得其意。岐伯曰：泻必用方，方者，以气方盛也。以月方满也，以日方温也，以身方定也，以息方吸而内针，乃复候其方吸而转针，乃复候其方呼而徐引针，故曰泻必用方，其气而行焉。<sup>(26)</sup>

从而察之，三部九候。卒然逢之，早遏其路。吸则内针，无令气忤，静以久留，无令邪布。吸则转针，以得气为故。候呼引针，呼尽乃去，大气皆出，故命曰泻。<sup>(27)</sup>

故曰：候邪不审，大气已过，泻之则真气脱，脱则不复，邪气复至，而病益蓄。故曰：其往不可追，此之谓也。不可挂以发者，待邪之至时而发针泻矣。若先若后者，血气已尽，其病不可下。故曰：知其可取如发机，不知其取如扣椎。故曰：知机道者不可挂以发，不知机者扣之不发，

此之谓也。<sup>(27)</sup>

邪之新客来也未有定处，推之则前，引之则止，逢而泻之，其病立已。<sup>(27)</sup>

泻曰：必持内之，放而出之，排阳得针，邪气得泄，按而引针，是谓内温，血不得散，气不得出也。<sup>(1)</sup>

黄帝曰：形气之逆顺奈何？岐伯曰：形气不足，病气有余，是邪胜也，急泻之。<sup>(5)</sup>

形气有余，病气有余，此谓阴阳俱有余也，急泻其邪，调其虚实。故曰：有余者泻之，不足者补之，此之谓也。<sup>(5)</sup>

虚而泻之，则经脉空虚，血气竭枯，肠胃慑辟，皮肤薄着，毛腠夭膲，予之死期。<sup>(5)</sup>

故泻者迎之<sup>(9)</sup>

## 脉诊

故善为脉者，谨察五脏六腑，一逆一从，阴阳表里雌雄之纪，藏之心意，合心于精，非其人勿教，非其真勿授，是谓得道。<sup>(4)</sup>

所谓阴阳者，去者为阴，至者为阳，静者为阴，动者为阳，迟者为阴，数者为阳。<sup>(7)</sup>

阴阳相过曰溜。<sup>(7)</sup>

三阴俱搏，二十日夜半死。二阴俱搏，十三日夕时死。一阴俱搏，十日死。三阳俱搏，且鼓，三日死。三阴三阳俱搏，心腹满，发尽不得隐曲，五日死。二阳俱搏，其病温，死不治，不过十日死。<sup>(7)</sup>

故人迎一盛病在少阳，二盛病在太阳，三盛病在阳明，四盛已上为格阳。寸口一盛，病在厥阴，二盛病在少阴，三盛病在太阴，四盛已上为关阴。人迎与寸口俱盛四倍以上为关格。关格之脉，赢不能极于天地之精气则死矣。<sup>(9)</sup>

夫脉之小大，滑、涩、浮、沉，可以指别。<sup>(10)</sup>

搏脉痹躄，寒热之交。脉孤为消气，虚泄为夺血。孤为逆，虚为从。行奇恒之法，以太阴始，行所不胜曰逆，逆则死。行所胜曰从，从则活。八风四时之胜，终而复始，逆行一过，不复可数，论要毕矣。<sup>(15)</sup>

黄帝问曰：诊法何如？岐伯对曰：诊法常以平旦，阴气未动，阳气未散，饮食未进，经脉未盛，络脉调匀，气血未乱，故乃可诊有过之脉。切脉动静而视精明，察五色，观五脏，有余不足，六腑强弱，形之盛衰，以此参伍，决死生之分。<sup>(17)</sup>

脉法曰：天地之变，无以脉诊，此之谓也。<sup>(67)</sup>

帝曰：间气何如？岐伯曰：随气所在，期于左右。帝曰：期之奈何？岐伯曰：从其气则和，违其气则病。不当其位者病，迭移其位者病，失守其位者危，尺寸反者死，阴阳交者死。先立其年，以知其气，左右应见，然后乃可以言死生之逆顺。<sup>(67)</sup>

一其形，听其动静者，持气口人迎，以视其脉，坚且盛且滑者，病日进，脉软者，病将下，诸经实者，病三日已。<sup>(19)</sup>

沉浊为内，浮泽为外。<sup>(49)</sup>

十六难曰：脉有三部九候，有阴阳，有轻重，有六十首，一脉变为四时，离圣久远，各自是其法，何以别之？然：是其病，有内外证。<sup>(十六)</sup>

中风之脉，阳浮而滑，阴濡而弱。湿温之脉，阳濡而弱，阴小而急。伤寒之脉，阴阳俱盛而紧涩。热病之脉，阴阳俱浮，浮之而滑，沉之散涩。温病之脉，行在诸经，不知何经之动也，各随其经所在而取之。<sup>(五十八)</sup>

# 诊

善诊者，察色按脉，先别阴阳，审清浊而知部分。视喘息，听音声，而知所苦。观权衡规矩，而知病所主。按尺寸，观浮沉滑涩而知病所生以

治，无过以诊则不失矣。(5)

诊病之始，五决为纪。欲知其始，先建其母，所谓五决者，五脉也。(10)

能合脉色，可以万全。(10)

凡治病必察其下，适其脉，观其志意，与其病也。(11)

帝曰：善。余欲临病人，观死生，决嫌疑，欲知其要，如日月光，可得闻乎？岐伯曰：色脉者，上帝之所贵也，先师之所传也。上古使僦贷季，理色脉而通神明，合之金木水火土，四时八风六合，不离其常，变化相移以观其妙，以知其要，欲知其要，则色脉是矣。色以应日，脉以应月，常求其要，则其要也。夫色之变化以应四时之脉，此上帝之所贵，以合于神明也。所以远死而近生，生道以长，命曰圣王。(13)

帝曰：余闻其要于夫子矣，夫子言不离色脉，此余之所知也。岐伯曰：治之极于一。帝曰：何谓一？岐伯曰：一者因得之。帝曰：奈何？岐伯曰：闭户塞牖，系之病者，数问其情，以从其意。(13)

故曰：诊病之道，观人勇怯，骨肉皮肤，能知其情，以为诊法也。(21)

帝曰：天地之气，何以候之？岐伯曰：天地之气，胜复之作，不形于诊也。(67)

阴阳皆壮，下至阴阳，上合昭昭，下合冥冥，诊决死生之期，遂合岁首。(79)

诊有十度，度人、脉度、脏度、肉度、筋度、俞度。阴阳气尽，人病自具。脉动无常，散阴颇阳，脉脱不具，诊无常行，诊必上下，度民君卿，受师不卒，使术不明，不察逆从，是为妄行，持雌失雄，弃阴附阳，不知并合，诊故不明，传之后世，反论自章。(80)

是以圣人持诊之道，先后阴阳而持之，奇恒之势，乃六十首，诊合微之事，追阴阳之变，章五中之情，其中之论，取虚实之要，定五度之事，知此乃足以诊，是以切阴不得阳，诊消亡。得阳不得阴，守学不湛。知左不知右，知右不知左，知上不知下，知先不知后，故治不久。知丑知善，知病知不病，知高知下，知坐知起，知行知止，用之有纪，诊道乃具，万世不殆。起所有余，知所不足，度事上下，脉事因格，是以形弱气虚死，形气有余，脉气不足死。脉气有余，形气不足生。是以诊有大方，坐起有常，出入有行，以转神明，必清必净，上观下观，司八正邪，别五中部，按脉动静，循尺滑涩寒温之意，视其大小，合之病能，逆从以得，复知病名，诊可十全，不失人情，故诊之或视息视意，故不失条理，道甚明察，故能长久，不知此道，失经绝理，亡言妄期，此谓失道。(80)

黄帝曰：厚薄美恶皆有形，愿闻其所病。岐伯答曰：视其外应，以知其内脏，则知所病矣。(47)

然其分别阴阳，皆有标本虚实所离之处，能别阴阳十二经者，知病之所生。候虚实之所在者，能得病之高下。知六腑之气街者，能知解结契绍于门户。能知虚石之坚软者，知补泻之所在。能知六经标本者，可以无惑于天下。(52)

肘所独热者，腰以上热。手所独热者，腰以下热。肘前独热者，膺前热。肘后独热者，肩背热。臂中独热者，腰腹热。肘后粗以下三四寸热者，肠中有虫。掌中热者，腹中热。掌中寒者，腹中寒。鱼上白肉有青血脉者，胃中有寒。(74)

十七难曰：经言，病或有死，或有不治自愈，或连年月不已，其死生存亡，可切脉而知之耶？然：可尽知也。诊病，若闭目不欲见人者，脉当得肝脉，强急而长，而反得肺脉，浮短而涩者，死也。病若开目而渴，心下牢者，脉当得紧实而数，而反得沉涩而微者，死也。病若吐血，复鼽衄血者，脉当沉细，而反浮大而牢者，死也。病若谵言妄语，身当有热，脉当洪大，而反手足厥逆，脉沉细而微者，死也。病若大腹而泄者，脉当微细而涩，反紧大而滑者，死也。(十七)

六十一难曰：经言，望而知之谓之神，闻而知之谓之圣，问而知之谓之工，切脉而知之谓之巧。何谓也？然：望而知之者，望见其五色，以知其病。闻而知之者，闻其五音，以别其病。问而知之者，问其所欲五味，以知其病所起所在也。切脉而知之者，诊其寸口，视其虚实，以知其病在何脏腑也。经言，以外知之曰圣，以内知之曰神，此之谓也。(六十一)

雷公问于黄帝曰：五色独决于明堂乎？小子未知其所谓也。黄帝曰：明堂者，鼻也。阙者，眉间也。庭者，颜也。蕃者，颊侧也。蔽者，耳门也。其间欲方大，去之十步，皆见于外，如是者寿，必中百岁。雷公曰：五官之辨，奈何？黄帝曰：明堂骨高以起，平以直，五脏次于中央，六腑挟其两侧，首面上于阙庭，王宫在于下极，五脏安于胸中，真色以致，病色不见，明堂润泽以清，五官恶得无辨乎？雷公曰：其不辨者，可得闻乎？黄帝曰：五色之见也，各出其色部。部骨陷者，必不免于病矣。其色部乘袭者，虽病甚，不死矣。（49）

雷公曰：善乎，愿卒闻之。黄帝曰：庭者，首面也。阙上者，咽喉也。阙中者，肺也。下极者，心也。直下者，肝也。肝左者，胆也。下者，脾也。方上者，胃也。中央者，大肠也。挟大肠者，肾也。当肾者，脐也。面王以上者，小肠也。面王以下者，膀胱子处也。颧者，肩也。颧后者，臂也。臂下者，手也。目内眦上者，膺乳也。挟绳而上者，背也。循牙车以下者，股也。中央者，膝也。膝以下者，胫也。当胫以下者，足也。巨分者，股里也。巨屈者，膝膑也，此五脏六腑肢节之部也，各有部分。有部分，用阴和阳，用阳和阴，当明部分，万举万当。能别左右，是谓大道。男女异位，故曰阴阳，审察泽夭，谓之良工。（49）

问其病，知其处，命曰工。（4）

黄帝曰：余闻先师，有所心藏，弗著于方，余愿闻而藏之，则而行之，上以治民，下以治身，使百姓无病，上下和亲，德泽下流，子孙无忧，传于后世，无有终时，可得闻乎？岐伯曰：远乎哉问也。夫治民与自治，治彼与治此，治小与治大，治国与治家，未有逆而能治之也，夫惟顺而已矣。顺者，非独阴阳脉，论气之逆顺也，百姓人民，皆欲顺其志也。

黄帝曰：顺之奈何？岐伯曰：入国问俗，入家问讳，上堂问礼，临病人问所便。[29]

# 标

先热而后生中满者，治其标。[65]

先病而后生中满者，治其标。[65]

人有客气有同气，小大不利治其标。[65]

先病而后中满者，治其标。[25]

有客气，有同气，大小便不利，治其标。[25]

病发而不足，标而本之，先治其标，后治其本。[25]

# 本

治反为逆，治得为从。先病而后逆者，治其本；先逆而后病者，治其本。先寒而后生病者，治其本；先病而后生寒者，治其本。先热而后生病者，治其本。[65]

先病而后泄者，治其本；先泄而后生他病者，治其本。必且调之，乃治其他病。[65]

先中满而后烦心者，治其本。[65]

小大利，治其本。[65]

谨察间甚，以意调之。间者并行，甚者独行，先小大不利而后生病者，治其本。[65]

所谓本也，是谓六元。[66]

所谓本也，本之下，中之见也，见之下，气之标也，本标不同，气应异象。[68]

286

帝曰：愿卒闻之。岐伯曰：少阳太阴从本。<sup>(74)</sup>

先病而后逆者，治其本。先逆而后病者，治其本。先寒而后生病者，治其本。先病而后生寒者，治其本。先热而后生病者，治其本。先泄而后生他病者，治其本。必且调之，乃治其他病。<sup>(25)</sup>

先病后泄者，治其本。先中满而后烦心者，治其本。<sup>(25)</sup>

大小便利，治其本。<sup>(25)</sup>

病发而有余，本而标之，先治其本，后治其标。<sup>(25)</sup>

谨详察间甚，以意调之，间者并行，甚为独行。先小大便不利而后生他病者，治其本也。<sup>(25)</sup>

## 标本

帝曰：夫病之始生也，极微极精，必先入结于皮肤。今良工皆称曰病成，名曰逆，则针石不能治，良药不能及也。今良工皆得其法，守其数，亲戚兄弟远近音声日闻于耳，五色日见于目，而病不愈者，亦何暇不早乎？岐伯曰：病为本，工为标，标本不得，邪气不服，此之谓也。<sup>(14)</sup>

黄帝问曰：病有标本，刺有逆从，奈何？岐伯对曰：凡刺之方，必别阴阳，前后相应，逆从得施，标本相移，故曰有其在标而求之于标，有其在本而求之于本，有其在本而求之于标，有其在标而求之于本。故治有取标而得者，有取本而得者，有逆取而得者，有从取而得者。故知逆与从，正行无问，知标本者，万举万当，不知标本，是谓妄行。夫阴阳逆从，标本之为道也，小而大，言一而知百病之害，少而多，浅而博，可以言一而知百也。以浅而知深，察近而知远，言标与本，易而勿及。<sup>(65)</sup>

病发而有余，本而标之，先治其本，后治其标。病发而不足，标而本之，先治其标，后治其本。<sup>(65)</sup>

帝曰：善。病生于本，余知之矣。生于标者，治之奈何？岐伯曰：病反其本，得标之病，治反其本，得标之方。<sup>(74)</sup>

帝曰：六气标本所从不同，奈何？岐伯曰：气有从本者，有从标本者，有不从标本者也。(74)

少阴太阳从本从标，阳明厥阴不从标本，从乎中也。(74)

故从本者化生于本，从标本者有标本之化，从中者以中气为化也。(74)

是故百病之起，有生于本者，有生于标者，有生于中气者，有取本而得者，有取标而得者，有取中气而得者，有取标本而得者，有逆取而得者，有从取而得者。逆，正顺也，若顺，逆也。故曰：知标与本，用之不殆，明知逆顺，正行无问，此之谓也。不知是者，不足以言诊，足以乱经。故大要曰：粗工嘻嘻，以为可知，言热未已，寒病复始，同气异形，迷诊乱经，此之谓也。夫标本之道要而博，小而大，可以言一而知百病之害，言标与本，易而勿损，察本与标，气可令调，明知胜复，为万民式，天之道毕矣。(74)

## 预后

病温虚甚死。(15)

黄帝曰：五脏相通，移皆有次。五脏有病，则各传其所胜，不治，法三月。若六月，若三日，若六日，传五脏而当死，是顺传其所胜之次。(19)

大骨枯槁，大肉陷下，胸中气满，喘息不便，其气动形，期六月死，真脏脉见，乃予之期日。大骨枯槁，大肉陷下，胸中气满，喘息不便，内痛引肩颈，期一月死。真脏见，乃予之期日。大骨枯槁，大肉陷下，胸中气满，喘息不便，内痛引肩项，身热，脱肉破䐃。真脏见，十月之内死。大骨枯槁，大肉陷下，肩髓内消，动作益衰，真脏来见，期一岁死，见其真脏，乃予之期日。大骨枯槁，大肉陷下，胸中气满，腹内痛，心中不便，肩项身热，破䐃脱肉，目眶陷。真脏见，目不见人，立死。其见人者，至其所不胜之时则死。急虚身中卒至，五脏绝闭，脉道不通，气不往

288

来，譬如堕溺，不可为期。其脉绝不来，若人一息五、六至，其形肉不脱，真脏虽不见，犹死也。(19)

黄帝曰：凡治病察其形气色泽，脉之盛衰，病之新故，乃治之，无后其时。形气相得，谓之可治，色泽以浮，谓之易已。脉从四时，谓之可治。脉弱以滑，是有胃气，命曰易治，取之以时，形气相失，谓之难治。色夭不泽，谓之难已。脉实以坚，谓之益甚。脉逆四时，为不可治，必察四难而明告之。(19)

病热脉静，泄而脉大，脱血而脉实，病在中，脉实坚，病在外，脉不实坚者，皆难治。(19)

帝曰：决死生奈何？岐伯曰：形盛脉细，少气不足以息者危。形瘦脉大，胸中多气者死。形气相得者生。参伍不调者病。三部九候，皆相失者死。上下左右之脉相应，如参舂者病甚，上下左右相失不可数者死。中部之候虽独调，与众脏相失者死。中部之候相减者死，目内陷者死。帝曰：何以知病之所在？岐伯曰：察九候独小者病，独大者病，独疾者病，独迟者病，独热者病，独寒者病，独陷下者病。以左手足上，上去踝五寸按之，庶右手足当踝而弹之，其应过五寸以上蠕蠕然者不病，其应疾中手浑浑然者病，中手徐徐然者病。其应上不能至五寸，弹之不应者死。是以脱肉身不去者死。中部乍疏乍数者死。其脉代而钩者，病在络脉。(20)

帝曰：脉实满，手足寒，头热，何如？岐伯曰：春秋则生，冬夏则死。脉浮而涩，涩而身有热者死。帝曰：其形尽满何如？岐伯曰：其形尽满者，脉急大坚，尺涩而不应也。如是者，故从则生，逆则死。帝曰：何谓从则生，逆则死？岐伯曰：所谓从者，手足温也。所谓逆者，手足寒也。帝曰：乳子而病热，脉悬小者何如？岐伯曰：手足温则生，寒则死。帝曰：乳子中风热喘鸣肩息者，脉何如？岐伯曰：喘鸣肩息者，脉实大也。缓则生，急则死。(28)

五十动而不一代者，五脏皆受气。四十动一代者，一脏无气。三十动一代者，二脏无气。二十动一代者，三脏无气。十动一代者，四脏无气。不满十动一代者，五脏无气。予之短期，要在终始。所谓五十动而不一代

者，以为常也，以知五脏之期。予之短期者，乍数乍疏也。<sup>(5)</sup>

风痹淫泺，病不可已者，足如履冰，时如入汤中，股胫淫泺，烦心头痛，时呕时悗，眩已汗出，久则目眩，悲以喜恐，短气，不乐，不出三年，死也。<sup>(24)</sup>

# 五运

帝曰：五运之始，如环无端，其太过不及，如何？岐伯曰：五气更立，各有所胜，盛虚之变，此其常也。帝曰：平气何如？岐伯曰：无过者也。帝曰：太过不及奈何？岐伯曰：在经有也。<sup>(9)</sup>

帝曰：愿闻五运之主时也，如何？鬼臾区曰：五气运行，各终期日，非独主时也。帝曰：请闻其所谓也？鬼臾区曰：臣积考太始天元册文曰：太虚廖廓，肇基化元，万物资始，五运终天，布气真灵，揔统坤元，九星悬朗，七曜周旋。曰阴，曰阳，曰柔，曰刚，幽显既位，寒暑弛张，生生化化，品物咸章，臣斯十世，此之谓也。<sup>(66)</sup>

黄帝坐明堂，始正天纲，临观八极，考建五常。请天师而问之曰：论言天地之动静，神明为之纪。阴阳之升降，寒暑彰其兆。余闻五运之数于夫子，夫子之所言，正五气之各主岁尔，首甲定运，余因论之。<sup>(67)</sup>

黄帝问曰：五运更治，上应天期，阴阳往复，寒暑迎随，真邪相薄，内外分离，六经波荡，五气倾移，太过不及，专胜兼并，愿言其始，而有常名，可得闻乎？岐伯稽首再拜对曰：昭乎哉问也！是明道也。此上帝所贵，先师传之，臣虽不敏，往闻其旨。帝曰：余闻得其人不教，是谓失道，传非其人，慢泄天宝。余诚菲德，未足以受至道。然而众子哀其不终，愿夫子保于无穷，流于无极，余司其事，则而行之，奈何？岐伯曰：请遂言之也。上经曰：夫道者，上知天文，下知地理，中知人事，可以长久，此之谓也。帝曰：何谓也？岐伯曰：本气位也。位天者，天文也。位地者，地理也。通于人气之变化者，人事也，故太过者先天，不及者后天，所谓治化而人应之也。<sup>(69)</sup>

夫五运之政，犹权衡也，高者抑之，下者举之，化者应之，变者复之，此生长化成收藏之理，气之常也，失常则天地四塞矣。故曰天地之动静，神明为之纪，阴阳之往复，寒暑彰其兆，此之谓也。(69)

黄帝问曰：太虚寥廓，五运回薄，盛衰不同，损益相从，愿闻平气，何如而名，何如而纪也？岐伯对曰：昭乎哉问也！木曰敷和，火曰升明，土曰备化，金曰审平，水曰静顺。帝曰：其不及奈何？岐伯曰：木曰委和，火曰伏明，土曰卑监，金曰从革，水曰涸流。帝曰：太过何谓？岐伯曰：木曰发生，火曰赫曦，土曰敦阜，金曰坚成，水曰流衍。帝曰：三气之纪，愿闻其候。岐伯曰：悉乎哉问也！(70)

故生而勿杀，长而勿罚，化而勿制，收而勿害，藏而勿抑，是谓平气。(70)

故曰：不恒其德，则所胜来复。政恒其理，则所胜同化，此之谓也。(70)

黄帝问曰：六化六变，胜复淫治，甘苦辛咸酸淡先后，余知之矣。夫五运之化，或从五气，或逆天气，或从天气而逆地气，或从地气而逆天气，或相得，或不相得，余未能明其事，欲通天之纪，从地之理，和其运，调其化，使上下合德，无相夺伦，天地升降，不失其宜，五运宣行，勿乖其政，调之正味，从逆奈何？岐伯稽首再拜对曰：昭乎哉问也！此天地之纲纪，变化之渊源，非圣帝孰能穷其至理欤！臣虽不敏，请陈其道，令终不灭，久而不易。帝曰：愿夫子推而次之，从其类序，分其部主，别其宗司，昭其气数，明其正化，可得闻乎？岐伯曰：先立其年，以明其气，金木水火土，运行之数；寒暑燥湿风火，临御之化，则天道可见，民气可调，阴阳卷舒，近而无惑，数之可数者，请遂言之。(71)

帝曰：善。夫子言可谓悉矣，然何以明其应乎？岐伯曰：昭乎哉问也！夫六气者，行有次，止有位，故常以正月朔日平旦视之，睹其位而知其所在矣。运有余，其至先；运不及，其至后，此天之道，气之常也。运非有余，非不足，是谓正岁，其至当其时也。(71)

帝曰：水发而雹雪，土发而飘骤，木发而毁折，金发而清明，火发而曛昧，何气使然？岐伯曰：气有多少，发有微甚。微者当其气，甚者兼其

291

下，征其下气，而见可知也。帝曰：善。五气之发，不当位者何也？岐伯曰：命其差。帝曰：差有数乎？岐伯曰：后皆三十度而有奇也。帝曰：气至而先后者何？岐伯曰：运太过则其至先，运不及则其至后，此后之常也。帝曰：当时而至者何也？岐伯曰：非太过，非不及，则至当时，非是者眚也。帝曰：善。气有非时而化者何也？岐伯曰：太过者当其时，不及者归其己胜也。<sup>(71)</sup>

黄帝问曰：五运六气之应见，六化之正，六变之纪何如？岐伯对曰：夫六气正纪，有化有变，有胜有负，有用有病，不同其候，帝欲何乎？帝曰：愿尽闻之。岐伯曰：请遂言之。夫气之所至也。<sup>(71)</sup>

凡此十二变者，报德以德，报化以化，报政以政，报令以令，气高则高，气下则下，气后则后，气前则前，气中则中，气外则外，位之常也。<sup>(71)</sup>

帝曰：六位之气，盈虚何如？岐伯曰：太少异也。太者之至徐而常，少者暴而亡。帝曰：天地之气盈虚何如？岐伯曰：天气不足，地气随之；地气不足，天气从之，运居其中而常先也。恶所不胜，归所同和，随运归从，而生其病也。故上胜则天气降而下，下胜则地气迁而上。多少而差其分，微者小差，甚者大差，甚则位易气交，易则大变生而病作矣。大要曰：甚纪五分，微纪七分，其差可见，此之谓也。<sup>(71)</sup>

帝曰：假者何如？岐伯曰：有假其气，则无禁也。所谓主气不足，客气胜也。<sup>(71)</sup>

帝曰：至哉。圣人之道，天地大化，运行之节，临御之纪，阴阳之政，寒暑之令，非夫子孰能通之，请藏之灵兰之室，署曰六元正纪，非斋戒不敢示，慎传也。<sup>(71)</sup>

黄帝问曰：五气交合，盈虚更作，余知之矣。六气分治，司天地者，其至何如？岐伯再拜对曰：明乎哉问也。天地之大纪，人神之通应也。帝曰：愿闻上合昭昭，下合冥冥奈何？岐伯曰：此道之所主，工之所疑也。<sup>(74)</sup>

帝曰：地化奈何？岐伯曰：司天同候，间气皆然。帝曰：间气何谓？岐伯曰：司左右者是谓间气也。帝曰：何以异之？岐伯曰：主岁者纪岁，

间气者纪步也。<sup>(74)</sup>

帝曰：善。客主之胜复奈何？岐伯曰：客主之气，胜而无复也。帝曰：其逆从何如？岐伯曰：主胜逆，客胜从，天之道也。<sup>(74)</sup>

## 君火

帝曰：善。愿闻地理之应六节气位何如？岐伯曰：显明之右，君火之位也。君火之右，退行一步，相火治之。复行一步，土气治之。复行一步，金气治之。复行一步，水气治之。复行一步，木气治之。复行一步，君火治之。<sup>(68)</sup>

君火之下，阴精承之。<sup>(68)</sup>

## 相火

相火之下，水气承之。<sup>(68)</sup>

## 五行

黄帝问曰：合人形以法四时五行而治，何如而从？何如而逆？得失之意，愿闻其事。岐伯对曰：五行者，金木水火土也，更贵更贱，以知死生，以决成败，而定五脏之气，间甚之时，死生之期也。<sup>(22)</sup>

夫邪气之客于身也，以胜相加，至其所生而愈，至其所不胜而甚，至于所生而持，自得其位而起。必先定五脏之脉，乃可言间甚之时，死生之期也。<sup>(22)</sup>

黄帝问曰：天有五行御五位，以生寒、暑、燥、湿、风。<sup>(66)</sup>

帝曰：六气应五行之变，何如？岐伯曰：位有终始，气有初中，上下不同，求之亦异也。帝曰：求之奈何？岐伯曰：天气始于甲，地气始于

子，子甲相合，命曰岁立，谨候其时，气可与期。<sup>(68)</sup>

岐伯曰：先立五形金木水火土，别其五色，异其五形之人，而二十五人具矣。<sup>(64)</sup>

# 金

金生辛。<sup>(5)</sup>

金得火而缺。<sup>(25)</sup>

金木者，生长之终始也。<sup>(66)</sup>

乙庚之岁，金运统之。<sup>(66)</sup>

金主乙庚。<sup>(67)</sup>

金生辛。<sup>(67)</sup>

金位之下，火气承之。<sup>(68)</sup>

金运临酉。<sup>(68)</sup>

金运之岁，上见阳明。<sup>(68)</sup>

岁金太过，燥气流行，肝木受邪。民病两胁下，少腹痛，目赤痛、眦疡、耳无所闻。肃杀而甚，则体重烦冤，胸痛引背，两胁满且痛引少腹，上应太白星，甚则喘咳逆气，肩背痛，尻阴股膝髀腨胻足皆病，上应荧惑星。收气峻，生气下，草木敛，苍干凋陨，病反暴痛，胠胁不可反侧，咳逆甚而血溢，太冲绝者，死不治。上应太白星。<sup>(69)</sup>

岁金不及，炎火乃行，生气乃用，长气专胜，庶物以茂，燥烁以行，上应荧惑星。民病肩背瞀重，鼽嚏，血便注下，收气乃后，上应太白星，其谷坚芒。复则寒雨暴至乃零，冰雹霜雪杀物，阴厥且格，阳反上行，头脑户痛，延及脑顶，发热，上应辰星，丹谷不成，民病口疮，甚则心痛。<sup>(69)</sup>

金不及，夏有光显郁蒸之令，则冬有严凝整肃之应，夏有炎烁燔燎之变，则秋有冰雹霜雪之复。其眚西，其脏肺，其病内舍膺胁肩背，外在皮

毛。（69）

审平之纪，收而不争，杀而无犯，五化宣明。其气洁，其性刚，其用散落，其化坚敛，其类金，其政劲肃，其候清切，其令燥，其脏肺，肺其畏热。其主鼻，其谷稻，其果桃，其实壳，其应秋，其虫介，其畜鸡，其色白。其养皮毛，其病咳，其味辛，其音商，其物外坚，其数九。（70）

从革之纪，是为折收。收气乃后，生气乃扬，长化合德，火政乃宣，庶类以蕃。其气扬，其用躁切，其动铿禁瞀厥，其发咳喘，其脏肺，其果李杏，其实壳络，其谷麻麦，其味苦辛，其色白丹，其畜鸡羊，其虫介羽，其主明曜炎烁，其声商徵，其病嚏咳鼽衄，从火化也。少商与少徵同，上商与正商同，上角与正角同，邪伤肺也。炎光赫烈，则冰雪霜雹，眚于七，其主鳞伏彘鼠，岁气早至，乃生大寒。（70）

坚成之纪，是谓收引。天气洁，地气明，阳气随阴治化，燥行其政，物以司成，收气繁布，化洽不终。其化成，其气削，其政肃，其令锐切，其动暴折疡疰，其德雾露萧飔，其变肃杀雕零，其谷稻黍，其畜鸡马，其果桃杏，其色白青丹，其味辛酸苦，其象秋，其经手太阴阳明，其脏肺肝，其虫介羽，其物壳络，其病喘喝胸凭仰息。上徵与正商同。其生齐，其病咳。政暴变，则名木不荣，柔脆焦首，长气斯救，大火流炎烁，且至蔓将槁，邪伤肺也。（70）

金郁之发，天洁地明，风清气切，大凉乃举，草树浮烟，燥气以行，霿雾数起，杀气来至，草木苍干，金乃有声。故民病咳逆，心胁满引少腹，善暴痛，不可反侧，嗌干面尘，色恶。山泽焦枯，土凝霜卤，怫乃发也，其气五。夜零白露，林莽声悽，怫之兆也。（71）

金位之主，其泻以辛，其补从缓。（74）

金形之人，比于上商，似于白帝。其为人，方面，白色，小头，小肩背，小腹，小手足，如骨发踵外，骨轻，身清廉，急心，静悍，善为吏。能秋冬，不能春夏，春夏感而病生手太阴，敦敦然。钛商之人，比于左手阳明，阳明之上，廉廉然。右商之人，比于左手阳明，阳明之下，脱脱然。左商之人，比于右手阳明，阳明之上，监监然。少商之人，比于右手

295

阳明，阳明之下，严严然。(64)

# 木

木生酸。(5)

木得金而伐。(25)

丁壬之岁，木运统之。(66)

木主丁壬。(67)

帝曰：何谓当位？岐伯曰：木运临卯。(68)

木运之岁，上见厥阴。(68)

帝曰：五运之化，太过何如？岐伯曰：岁木太过，风气流行，脾土受邪。民病飧泄，食减，体重，烦冤、肠鸣、腹支满，上应岁星。甚则忽忽善怒，眩冒巅疾，化气不政，生气独治，云物飞动，草木不宁，甚而摇落，反胁痛而吐甚，冲阳绝者，死不治，上应太白星。(69)

帝曰：善。其不及何如？岐伯曰：悉乎哉问也！岁木不及，燥乃大行，生气失应，草木晚荣，肃杀而甚，则刚木辟著，柔萎苍干，上应太白星。民病中清，胠胁痛，少腹痛，肠鸣，溏泄。凉雨时至，上应太白星，其谷苍。上临阳明，生气失政，草木再荣，化气乃急，上应太白镇星，其主苍早。复则炎暑流火，湿性燥，柔脆草木焦槁，下体再生，华实齐化，病寒热疮疡痱胗痈痤，上应荧惑太白，其谷白坚。白露早降，收杀气行，寒雨害物，虫食甘黄，脾土受邪，赤气后化，心气晚治，上胜肺金，白气乃屈，其谷不成，咳而鼽，上应荧惑太白星。(69)

帝曰：善。愿闻其时也。岐伯曰：悉乎哉问也！木不及，春有鸣条律畅之化，则秋有雾露清凉之政。春有惨凄残贼之胜，则夏有炎暑燔烁之复。其眚东，其脏肝，其病内舍胠胁，外在关节。(69)

敷和之纪，木德周行，阳舒阴布，五化宣平。其气端，其性随，其用曲直，其化生荣，其类草木，其政发散，其候温和，其令风，其脏肝，肝其畏清。其主目，其谷麻，其果李，其实核，其应春，其虫毛，其畜犬，其色苍。其养筋，其病里急支满，其味酸，其音角，其物中坚，其数八。升明之纪，正阳而治，德施周普，五化均衡。其气高，其性速，其用燔灼，其化蕃茂。<sup>(70)</sup>

委和之纪，是谓胜生，生气不政，化气乃扬，长气自平，收令乃早，凉雨时降，风云并兴，草木晚荣，苍干凋落，物秀而实，肤肉内充。其气敛，其用聚，其动缓戾拘缓，其发惊骇，其脏肝，其果枣李，其实核壳，其谷稷稻，其味酸辛，其色白苍，其畜犬鸡，其虫毛介，其主雾露凄沧，其声角商，其病摇动注恐，从金化也。少角与判商同，上角与正角同，上商与正商同。其病支废痈肿疮疡，其甘虫，邪伤肝也。上宫与正宫同。萧飋肃杀，则炎赫沸腾，眚于三，所谓覆也，其主飞蠹蛆雉。乃为雷霆。<sup>(70)</sup>

发生之纪，是为启陈。土疏泄，苍气达，阳和布化，阴气乃随，生气淳化，万物以荣。其化生，其气美，其政散，其令条舒，其动掉眩巅疾，其德鸣靡启坼，其变振拉摧拔，其谷麻稻，其畜鸡犬，其果李桃，其色青黄白，其味酸甘辛，其象春，其经足厥阴少阳，其脏肝脾，其虫毛介，其物中坚外坚，其病怒。太角与上商同。上徵则其气逆，其病吐利。不务其德，则收气复，秋气劲切，甚则肃杀，清气大至，草木凋零，邪乃伤肝。<sup>(70)</sup>

木郁之发，太虚埃昏，云物以扰，大风乃至，屋发折木，木有变。故民病胃脘当心而痛，上支两胁，膈咽不通，食饮不下，甚则耳鸣眩转，目不识人，善暴僵仆。太虚苍埃，天山一色，或气浊色黄黑郁若，横云不起雨，而乃发也。其气无常。长川草偃，柔叶呈阴，松吟高山，虎啸岩岫，怫之先兆也。<sup>(71)</sup>

帝曰：治寒以热，治热以寒，气相得者逆之，不相得者从之，余以知之矣。其于正味何如？岐伯曰：木位之主，其泻以酸，其补以辛。<sup>(74)</sup>

黄帝曰：愿卒闻之。岐伯曰：慎之慎之！臣请言之。木形之人，比于上角，似于苍帝。其为人，苍色，小头，长面，大肩，背直，身小，手足好，有才，劳心，少力，多忧，劳于事。能春夏，不能冬秋，感而病生足厥阴，佗佗然。大角之人，比于左足少阳，少阳之上，遗遗然。左角之人，比于右足少阳，少阳之下，随随然。钛角之人，比于右足少阳，少阳之上，推推然，判角之人，比于左足少阳，少阳之下，括括然。<sup>(64)</sup>

# 水

水生咸。<sup>(5)</sup>

水得土而绝，万物尽然，不可胜竭。<sup>(25)</sup>

丙辛之岁，水运统之。<sup>(66)</sup>

水主丙辛。<sup>(67)</sup>

水生咸。<sup>(67)</sup>

水位之下，土气承之。<sup>(68)</sup>

水运临子。<sup>(68)</sup>

水运之岁，上见太阳，奈何？岐伯曰：天之与会也。<sup>(68)</sup>

故天元册曰天符。天符岁会何如？岐伯曰：太一天符之会也。帝曰：其贵贱何如？岐伯曰：天符为执法，岁位为行令，太一天符为贵人。<sup>(68)</sup>

岁水太过，寒气流行，邪害心火。民病身热烦心，躁悸，阴厥，上下中寒，谵妄心痛，寒气早至，上应辰星。甚则腹大胫肿，喘咳寝汗出，憎风，大雨至，埃雾朦郁，上应镇星。上临太阳，雨冰雪霜不时降，湿气变物，病反腹满肠鸣溏泄，食不化，渴而妄冒，神门绝者，死不治，上应荧惑辰星。<sup>(69)</sup>

岁水不及，湿乃大行，长气反用，其化乃速，暑雨数至，上应镇星。民病腹满，身重濡泄，寒疡流水，腰股痛发，腘腨股膝不便，烦冤、足痿清厥，脚下痛，甚则跗肿，脏气不政，肾气不衡，上应辰星，其谷秬。上临太阴，则大寒数举，蛰虫早藏，地积坚冰，阳光不治，民病寒疾于下，甚则腹满浮肿，上应镇星，其主黅谷。复则大风暴发，草偃木零，生长不鲜，面色时变，筋骨并辟，肉瞤瘛，目视𥆧𥆧，物疏璺肌，肉胗发，气并膈中，痛于心腹，黄气乃损，其谷不登，上应岁星。<sup>(69)</sup>

水不及，四维有湍润埃云之化，则不时有和风生发之应。四维发埃昏骤注之变，则不时有飘荡振拉之复。其眚北，其脏肾，其病内舍腰脊骨髓，外在溪谷踹膝。(69)

静顺之纪，藏而勿害，治而善下，五化咸整。其气明，其性下，其用沃衍，其化凝坚，其类水，其政流演，其候凝肃，其令寒，其脏肾，肾其畏湿。其主二阴，其谷豆，其果栗，其实濡，其应冬，其虫鳞，其畜彘，其色黑，其养骨髓，其病厥，其味咸，其音羽，其物濡，其数六。(70)

涸流之纪，是为反阳，藏令不举，化气乃昌，长气宣布，蛰虫不藏，土润水泉减，草木条茂，荣秀满盛。其气滞，其用渗泄，其动坚止，其发燥槁，其脏肾，其果枣杏，其实濡肉，其谷黍稷，其味甘咸，其色黅玄，其畜彘牛，其虫鳞倮，其主埃郁昏翳，其声羽宫，其病痿厥坚下，从土化也。少羽与少宫同，上宫与正宫同，其病癃閟，邪伤肾也。埃昏骤雨，则振拉摧拔，眚于一，其主毛湿狐貉，变化不藏，故乘危而行，不速而至，暴疟无德，灾反及之，微者复微，甚者复甚，气之常也。(70)

流衍之纪，是为封藏。寒司物化，天地严凝，藏政以布，长令不扬。其化凛，其气坚，其政谧，其令流注，其动漂泄沃涌，其德凝惨寒雰，其变冰雪霜雹，其谷豆稷，其畜彘牛，其果栗枣，其色黑丹黅，其味咸苦甘，其象冬，其经足少阴太阳，其脏肾心，其虫鳞倮，其物濡满，其病胀。上羽而长，气不化也。政过则化气大举，而埃昏气交，大雨时降，邪伤肾也。(70)

水郁之发，阳气乃避，阴气暴举，大寒乃至，川泽严凝，寒氛结为霜雪，甚则黄黑昏翳，流行气交，乃为霜杀，水乃见祥。故民病寒客心痛，腰脽痛，大关节不利，屈伸不便，善厥逆，痞坚，腹满。阳光不治，空积沉阴，白埃昏暝，而乃发也。其发二火前后。太虚深玄，气犹麻散，微见而隐，色黑微黄，怫之先兆也。(71)

水位之主，其泻以咸，其补以苦。(74)

水形之人，比于上羽，似于黑帝。其为人，黑色，面不平，大头，廉颐，小肩，大腹，动手足，发行摇身，下尻长背，延延然，不敬畏，善欺绐人，戮死。能秋冬，不能春夏，春夏感而病生足少阴，汗汗然。大羽之人，比于右足太阳，太阳之上，颓颓然。小羽之人，比于左足太阳，太阳之下，纡纡然。众之为人，比于右足太阳，太阳之下，洁洁然。桎之为人，比于左足太阳，太阳之上，安安然。是故五形之人二十五变者，众之所以相欺者是也。<sup>(64)</sup>

# 火

火得水而灭。<sup>(25)</sup>

戊癸之岁，火运统之。<sup>(66)</sup>

火主戊癸。<sup>(67)</sup>

火运临午。<sup>(68)</sup>

火运之岁，上见少阳少阴。<sup>(68)</sup>

帝曰：位之易也，何如？岐伯曰：君位臣则顺，臣位君则逆。逆则其病近，其害速；顺则其病远，其害微；所谓二火也。<sup>(68)</sup>

帝曰：善。愿闻其步何如？岐伯曰：所谓步者，六十度而有奇，故二十四步积盈，百刻而成日也。<sup>(68)</sup>

岁火太过，炎暑流行，金肺受邪，民病疟，少气，咳喘，血溢，血泄，注下，溢燥，耳聋，中热，肩背热，上应荧惑星。甚则胸中痛，胁支满，胁痛、膺背肩胛间痛，两臂内痛，身热骨痛而为浸淫。收气不行，长气独明，雨水霜寒，上应辰星，上临少阴少阳，火燔焫，水泉涸，物焦槁，病反谵妄狂越，咳喘息鸣，下甚，血溢泄不已，太渊绝者，死不治，上应荧惑星。<sup>(69)</sup>

岁火不及，寒乃大行，长政不用，物荣而下，凝惨而甚，则阳气不化，乃折荣美，上应辰星。民病胸中痛，胁支满，两胁痛，膺背肩胛间及两臂内痛，郁冒朦昧，心痛暴喑，胸腹大，胁下与腰背相引而痛，甚则屈不能伸，髋髀如别，上应荧惑辰星。其谷丹，复则埃郁，大雨且至，黑气乃辱，病鹜溏腹满食饮不下，寒中，肠鸣泄注，腹痛，暴挛痿痹，足不任

身，上应镇星辰星，玄谷不成。(69)

火不及，夏有炳明光显之化，则冬有严肃霜寒之政，夏有惨凄凝冽之胜，则不时有埃昏大雨之复。其眚南，其脏心，其病内舍膺胁，外在经络。(69)

升明之纪，正阳而治，德施周普，五化均衡，其气高，其性速，其用燔灼，其化蕃茂，其类火，其政明曜，其候炎暑，其令热，其脏心，心其畏寒。其主舌，其谷麦，其果杏，其实络，其应夏，其虫羽，其畜马，其色赤，其养血，其病瞤瘛，其味苦，其音徵，其物脉，其数七。(70)

伏明之纪，是为胜长，长气不宣，藏气反布，收气自政，化令乃衡，寒清数举，暑令乃薄，承化物生，生而不长，成实而稚，遇化已老，阳气屈服，蛰虫早藏。其气郁，其用暴，其动彰伏变易，其发痛，其脏心，其果栗桃，其实络濡，其谷豆稻，其味苦咸，其色玄丹，其畜马彘，其虫羽鳞，其主冰雪霜寒，其声徵羽，其病昏惑悲忘，从水化也。少徵与少羽同，上商与正商同。邪伤心也，凝惨溧冽，则暴雨霖霪，眚于九，其主骤注，雷霆震惊，沉黔淫雨。(70)

赫曦之纪，是为蕃茂。阴气内化，阳气外荣，炎暑施化，物得以昌。其化长，其气高，其政动，其令鸣显，其动炎灼妄扰，其德喧暑郁蒸，其变炎烈沸腾，其谷麦豆，其畜羊彘，其果杏栗，其色赤白玄，其味苦辛咸，其象夏，其经手少阴太阳，手厥阴少阳，其脏心肺，其虫羽鳞，其物脉濡，其病笑疟，疮疡血流，狂妄目赤。上羽与正徵同，其收齐，其病痓，上徵而收气后也。暴烈其政，藏气乃复，时见凝惨，甚则雨水霜雹切寒邪伤心也。(70)

火郁之发，太虚肿翳，大明不彰，炎火行，大暑至，山泽燔燎，材木流津，广厦腾烟，土浮霜卤，止水乃减，蔓草焦黄，风行惑言，湿化乃后。故民病少气，疮疡痈肿，胁腹胸背面首，四支膜愤，胪胀疡痱，呕逆瘛疭，骨痛，节乃有动，注下温疟，腹中暴痛，血溢流注，精液乃少，目赤心热，甚则瞀闷懊恼，善暴死。刻终大温，汗濡玄府，其乃发也，其气四。动复则静，阳极反阴，湿令乃化乃成，华发水凝，山川冰雪，焰阳午泽，怫之先兆也。(71)

301

火位之主，其泻以甘，其补以咸。<sup>(74)</sup>

火形之人，比于上徵，似于赤帝，其为人，赤色，广䏚，脱面，小头，好肩背髀腹，小手足，行安地，疾心，行摇，肩背肉满，有气，轻财，少信，多虑，见事明，好颜，急心，不寿暴死。能春夏，不能秋冬，秋冬感而病生手少阴，核核然。质徵之人，比于左手太阳，太阳之上，肌肌然。少徵之人，比于右手太阳，太阳之下，慆慆然。右徵之人，比于右手太阳，太阳之上，鲛鲛然。质判之人，比于左手太阳，太阳之下，支支颐颐然。<sup>(64)</sup>

# 土

土生甘。<sup>(5)</sup>

土得木而达。<sup>(25)</sup>

甲己之岁，土运统之。<sup>(66)</sup>

土主甲己。<sup>(67)</sup>

土生甘。<sup>(67)</sup>

土位之下，风气承之。<sup>(68)</sup>

土运临四季。<sup>(68)</sup>

帝曰：土运之岁，上见太阴。<sup>(68)</sup>

岁土太过，雨湿流行，肾水受邪，民病腹痛，清厥，意不乐，体重烦冤，上应镇星。甚则肌肉痿，足痿不收行，善瘈，脚下痛，饮发中满，食减，四肢不举，变生得位，藏气伏化，气独治之，泉涌河衍，涸泽生鱼，风雨大至，土崩溃鳞，见于陆，病腹满溏泄，肠鸣，反下甚，而太溪绝者，死不治，上应岁星。<sup>(69)</sup>

岁土不及，风乃大行，化气不令，草木茂荣，飘扬而甚，秀而不实，上应岁星。民病飧泄霍乱，体重腹痛，筋骨繇复肌肉瞤酸善怒，脏气举事，蛰虫早附，咸病寒中，上应岁星镇星。其谷黅。复则收政严峻，名木苍凋，胸胁暴痛，下引少腹，善太息，虫食甘黄，气客于脾，黅谷乃减，民食少失味，苍谷乃损，上应太白岁星。上临厥阴，流水不冰，蛰虫来见，脏气不用，白乃不复，上应岁星，民乃康。[69]

土不及，四维有埃云润泽之化，则春有鸣条鼓拆之政。四维发振拉飘腾之变，则秋有肃杀霖霆之复，其眚四维，其脏脾，其病内舍心腹，外在肌肉四肢。[69]

备化之纪，气协天休，德流四政，五化齐修。其气平，其性顺，其用高下，其化丰满，其类土，其政安静，其候溽蒸，其令湿，其脏脾，脾其畏风。其主口，其谷稷，其果枣，其实肉，其应长夏，其虫倮，其畜牛，其色黄，其养肉，其病否，其味甘，其音宫，其物肤，其数五。[70]

卑监之纪，是谓减化，化气不令，生政独彰，长气整，雨乃愆，收气平，风寒并兴，草木荣美，秀而不实，成而秕也。其气散，其用静定，其动疡涌，分溃痈肿，其发濡滞，其脏脾，其果李栗，其实濡核，其谷豆麻，其味酸甘，其色苍黄，其畜牛犬，其虫倮毛，其主飘怒振发，其声宫角，其病流满否塞，从木化也，少宫与少角同，上宫与正宫同，上角与正角同，其病飧泄，邪伤脾也，振拉飘扬，则苍干散落，其眚四维，其主败折虎狼，清气乃用，生政乃辱。[70]

敦阜之纪，是为广化，厚德清静，顺长以盈，至阴内实，物化充成，烟埃朦郁，见于厚土，大雨时行，湿气乃用，燥政乃辟。其化圆，其气丰，其政静，其令周备，其动濡积并稸，其德柔润重淖，其变震惊，飘骤崩溃，其谷稷麻，其畜牛犬，其果枣李，其色黅玄苍，其味甘咸酸，其象长夏，其经足太阴阳明，其脏脾肾，其虫倮毛，其物肌核，其病腹满，四肢不举，大风迅至，邪伤脾也。[70]

帝曰：其发也，何如？岐伯曰：土郁之发，岩谷震惊，雷殷气交，埃昏黄黑，化为白气，飘骤高深，击石飞空，洪水乃从，川流漫衍，田牧土驹。化气乃敷，善为时雨，始生始长，始化始成，故民病心腹胀肠鸣而为数后，甚则心痛胁䐜，呕吐霍乱，饮发注下，胕肿身重。云奔雨府，霞拥朝阳，山泽埃昏，其乃发也。以其四气，云横天山，浮游生灭，怫之先兆。[71]

土位之主，其泻以苦，其补以甘。(74)

土形之人，比于上宫，似于上古黄帝。其为人，黄色，圆面，大头，美肩背，大腹，美股胫，小手足，多肉，上下相称，行安地，举足浮安，心好利人，不喜权势，善附人也。而秋冬，不能春夏，春夏感而病生足太阴，敦敦然。大宫之人，比于左足阳明，阳明之上，婉婉然。加宫之人，比于左足阳明，阳明之下，坎坎然。少宫之人，比于右足阳明，阳明之上，枢枢然。左宫之人，比于右足阳明，阳明之下，兀兀然(64)

# 志

志有余，有不足。凡此十者，其气不等也。(62)

帝曰：善。志有余不足奈何？岐伯曰：志有余则腹胀飧泄，不足则厥。血气未并，五脏安定，骨节有动。帝曰：补泻奈何？岐伯曰：志有余则泻然筋血者，不足则补其复溜。帝曰：刺未并奈何？岐伯曰：即取之，无中其经，邪所乃能立虚。(62)

黄帝曰：今夫子之所言者，皆病人之所自知也，其毋所遇邪气，又毋怵惕之所志，卒然而病者，其故何也？唯有因鬼神之事乎？岐伯曰：此亦有故，邪留而未发，因而志有所恶，及有所慕，血气内乱，两气相搏，其所从来者微，视之不见，听而不闻，故似鬼神。(58)

# 爪

爪厚色黄者，胆厚；爪薄色红者，胆薄；爪坚色青者，胆急；爪濡色赤者，胆缓；爪直色白无约者，胆直；爪恶色黑多纹者，胆结也。(47)

皮毛生肾。<sup>(5)</sup>

其在皮者，汗而发之。<sup>(5)</sup>

人皮应天。<sup>(54)</sup>

黄帝问曰：余闻皮有分部，脉有经纪，筋有结络，骨有度量，其所生病各异。别其分部，左右上下，阴阳所在，病之始终，愿闻其道？岐伯对曰：欲知皮部以经脉为纪者，诸经皆然。<sup>(56)</sup>

凡十二经络脉者，皮之部也。<sup>(56)</sup>

是故百病之始生也，必先于皮毛。邪中之，则腠理开，开则入客于络脉，留而不去，传入于经，留而不去，传入于腑，廪于肠胃。邪之始入于皮也，泝然起毫毛，开腠理。<sup>(56)</sup>

帝曰：夫子言皮之十二部，其生病皆何如？岐伯对曰：皮者，脉之部也。邪客于皮，则腠理开，开则邪入客于络脉，络脉满，则注于经脉，经脉满，则入舍于腑脏也。故皮者有分部不与而生大病也。帝曰：善。<sup>(56)</sup>

肺生皮毛。<sup>(67)</sup>

热伤皮毛。<sup>(67)</sup>

皮寒热者，不可附席，毛发焦，鼻槁腊，不得汗，取三阳之络，以补手太阴。<sup>(21)</sup>

皮厚者，大肠厚；皮薄者，大肠薄；皮缓，腹里大者，大肠大而长；皮急者，大肠急而短；皮滑者，大肠直；皮肉不相离者，大肠结。<sup>(47)</sup>

皮厚者，脉厚，脉厚者，小肠厚；皮薄者，脉薄，脉薄者，小肠薄；皮缓者，脉缓，脉缓者，小肠大而长；皮薄而脉冲小者，小肠小而短，诸阳经脉皆多纡屈者，小肠结。<sup>(47)</sup>

黄帝问于伯高曰：何以知皮肉气血筋骨之病也？伯高曰：色起两眉薄泽者，病在皮。<sup>(59)</sup>

黄帝曰：病形何如？取之奈何？伯高曰：夫百病变化，不可胜数，然皮有部。[59]

黄帝曰：愿闻其故？伯高曰：皮之部，输于四末。[59]

# 筋

筋生心。[5]

诸筋者，皆属于节。[10]

膝者筋之府，屈伸不能，行则偻附，筋将惫矣。[17]

久行伤筋，是谓五劳所伤。[23]

形苦志乐，病生于筋，治之以熨引。[24]

帝曰：人有尺脉数甚，筋急而见，此为何病？岐伯曰：此所谓疹筋，是人腹必急，白色黑色见，则病甚。[47]

人筋应时。[54]

病在筋，调之筋。[62]

燔针劫刺其下及与急者。[62]

筋生心[67]

筋癫疾者，身倦挛急，大刺项大经之大杼脉，呕多沃沫，气下泄，不治。[22]

目色青、黄、赤、白、黑者，病在筋。[59]

筋部无阴无阳，无左无右，候病所在。[59]

形苦志乐，病生于筋，治之以熨引。[78]

久行伤筋，此五久劳所病也。[78]

五走，酸走筋。[78]

五裁，病在筋，无食酸。[78]

筋会阳陵泉。（四十五）

骨者髓之府，不能久立，行则振掉，骨将惫矣。[17]

久立伤骨。[23]

其留于筋骨之间，寒多则筋挛骨痛；热多则筋弛骨消，肉烁䐃破，毛直而败。[56]

病在骨，调之骨。[62]

病在骨，焠针药熨。[62]

骨寒热者，病无所安，汗注不休，齿未槁，取其少阴于阴股之络。齿已槁，死不治，骨厥亦然。[21]

穷骨者，骶骨也。[22]

骨癫疾者，颅齿诸腧分肉皆满而骨居，汗出烦悗，呕多沃沫，气下泄，不治。[22]

耳焦枯，受尘垢，病在骨。[59]

骨有属。[59]

骨之属者，骨空之所以受益而益脑髓者也。[59]

久立伤骨。[78]

咸走骨。[78]

病在骨，无食咸。[78]

五发，阴病发于骨。[78]

**骨会大杼。**（四十五）

# 肉

肉生肺。(5)

久坐伤肉。(23)

形乐志乐，病生于肉，治之以针石。(24)

帝曰：人之肉苛者，虽近衣絮，犹尚苛也，是谓何疾？岐伯曰：荣气虚，卫气实也。荣气虚则不仁，卫气虚则不用，荣卫俱虚，则不仁，且不用，肉如故也。人身与志不相有，曰死。(34)

脉至如颓土之状，按之不得，是肌气予不足也。五色先见黑白，垒发死。(48)

人肉应地。(54)

病在肉，调之分肉。(62)

肉生肺。(67)


肌寒热者，肌痛，毛发焦而唇槁腊，不得汗，取三阳于下，以去其血者，补足太阴，以出其汗。(21)

肉䐃坚大者，胃厚；肉䐃么者，胃薄。肉䐃小而么者，胃不坚；肉䐃不称身者，胃下，胃下者，下管约不利；肉䐃不坚者，胃缓；肉䐃无小里累者，胃急；肉䐃多少里累者，胃结，胃结者，上管约不利也。(47)

唇色青、黄、赤、白、黑者，病在肌肉。(59)

肉有柱。(59)

肉之柱，在臂胫诸阳分肉之间，与足少阴分间。(59)

病生于肉，治之以针石。(78)

久坐伤肉。(78)

甘走肉，是谓五走也。(78)

病在肉，无食甘。口嗜而欲食之，不可多矣，必自裁也，命曰五裁。(78)

阴病发于肉。(78)

髓生肝。(5)

诸髓者，皆属于脑。(10)

刺骨无伤髓，髓伤则销铄胻酸，体解㑊然不去矣。(50)

肾生骨髓。(67)

热病不知所痛，耳聋不能自收，口干，阳热甚，阴颇有寒者，热在髓，死，不可治。(23)

髓会绝会。(四十五)

黄帝问曰：人有四经十二从，何谓？岐伯对曰：四经应四时，十二从应十二月，十二月应十二脉。(7)

脉有阴阳，知阳者知阴，知阴者知阳。(7)

诸脉者皆属于目。(10)

搏脉痹躄，寒热之交。脉孤为消气，虚泄为夺血。孤为逆，虚为从，行奇恒之法，以太阴始，行所不胜曰逆，逆则死。行所胜曰从，从则活。八风四时之胜，终而复始，逆行一过，不可复数，论要毕矣。(15)

帝曰：脉其四时动，奈何？知病之所在，奈何？知病之所变，奈何？知病乍在内，奈何？知病乍在外，奈何？请问此五者可得闻乎？岐伯曰：请言其与天运转大也，万物之外，六合之内，天地之变，阴阳之应，彼春之暖，为夏之暑，彼秋之忿，为冬之怒，四变之动脉与之上下。(17)

以春应中规，夏应中矩，秋应中衡，冬应中权。(17)

阴阳有时，与脉为期，期而相失，知脉所分，分之有期，故知死时。微妙在脉，不可不察，察之有纪，从阴阳始，始之有经，从五行生，生之

有度，四时为宜。补泻勿失，与天地如一，得一之情，以知死生，是故声合五音，色合五行，脉合阴阳。（17）

是故持脉有道，虚静为保。（17）

故曰：知内者，按而纪之，知外者，终而始之，此六者，持脉之大法。（17）

脉风成为疠。（17）

病之变化不可胜数。（17）

尺内两旁则季胁也，尺外以候肾，尺里以候腹中。附上左外以候肝，内以候鬲。右外以候胃，内以候脾。上附上，右外以候肺，内以候胸中。左外以候心，内以候膻中。前以候前，后以候后，上竟上者，胸喉中事也。下竟下者，少腹腰股膝胫足中事也。（17）

粗大者，阴不足，阳有余，为热中也。（17）

沉细数散者，寒热也。浮而散者为眴仆。诸浮不躁者，皆在阳，则为热，其有躁者在手。诸细而沉者，皆在阴，则为骨痛，其有静者在足。数动一代者，病在阳之脉也，泄及便脓血。诸过者切之，涩者阳气有余也，滑者阴气有余也。（17）

推而外之，内而不外，有心腹积也。推而内之，外而不内，身有热也。推而上之，上而不下，腰足清也。推而下之，下而不上，头项痛也。按之至骨，脉气少者，腰脊痛而身有痹也。（17）

夫脉者，血之府也。长则气治，短则气病，数则烦心，大则病进，上盛则气高，下盛则气胀，代则气衰，细则气少，涩则心痛，浑浑革至如涌泉，病进而色弊，绵绵其去如弦绝，死。（17）

黄帝问曰：平人何如？岐伯对曰：人一呼脉再动，一吸脉亦再动，呼吸定息，脉五动，闰以太息，命曰平人，平人者，不病也。常以不病调病人，医不病，故为病人平息以调之为法，人一呼脉一动，一吸脉一动，曰少气。（18）

人一呼，脉四动以上曰死，脉绝不至曰死，乍疏乍数曰死。（18）

脉盛滑坚者曰病在外，脉小实而坚者病在内，脉小弱以涩，谓之久病；

脉滑浮而疾者，谓之新病。脉急者，曰疝瘕少腹痛。脉滑曰风，脉涩曰痹，缓而滑曰热中，盛而紧曰胀。脉从阴阳病易已，脉逆阴阳病难已。脉得四时之顺曰病无他，脉反四时及不间脏，曰难已。臂多青脉，曰脱血。(18)

安卧脉盛，谓之脱血。(18)

脉有逆从四时，未有脏形，春夏而脉瘦，秋冬而脉浮大，命曰逆四时也。风热而脉静，泄而脱血脉实，病在中脉虚，病在外，脉坚涩者，皆难治，命曰，反四时也。(18)

所谓脉不得胃气者，肝不弦，肾不石也。太阳脉至，洪大以长。少阳脉至，乍数乍疏，乍短乍长，阳明脉至浮大而短。(18)

帝瞿然而起，再拜而稽首曰：善。吾得脉之大要，天下至数，五色脉变，揆度奇恒，道在于一，神转不回，回则不转，乃失其机，至数之要，迫近以微，著之玉版，藏之脏腑，每旦读之，名曰玉机。(19)

其脉乍疏乍数，乍迟乍疾者，日乘四季死。形肉已脱，九候虽调犹死。七诊虽见，九候皆从者不死。所言不死者，风气之病，及经月之病，似七诊之病而非也，故言不死。若有七诊之病，其脉候亦败者，死矣。必发哕噫，必审问其所始病，与今之所方病，而后各切循其脉，视其经络，浮沉以上下逆从循之。其脉疾者不病，其脉迟者病。脉不往来者死，皮肤着者死。(20)

黄帝问曰：人之居处，动静勇怯，脉亦为之变乎？岐伯对曰：凡人之惊恐、恚劳、动静，皆为变也。(21)

形乐志苦，病生于脉，治之以灸刺。(24)

夫邪之入于脉也，寒则血凝泣，暑则气淖泽，虚邪因而入客，亦如经水之得风也，经之动脉，甚至也，亦时陇起，其行于脉中，循循然。其至寸口中手也，时大时小，大则邪至，小则平。其行无常处，在阴与阳，不可为度。(27)

疟脉满大急，刺背俞，用中针旁五胠俞各一，适肥瘦出其血也。疟脉小实急，灸胫少阴，刺指井。疟脉满大急，刺背俞，用五胠俞、背俞各一，适行至于血也。疟脉缓大虚，便宜用药，不宜用针。(36)

帝曰：善。何以知怀子之且生也？岐伯曰：身有病而无邪脉也。(40)

311

脉盛血少，此谓反也。脉少血多，此谓反也。(53)

脉小血多者，饮中热也；脉大血少者，脉有风气，水浆不入，此之谓也。(53)

人脉应人。(54)

病在脉，调之血。(62)

帝曰：脉从而病反者，其诊何如？岐伯曰：脉至而从，按之不鼓，诸阳皆然。(74)

帝曰：诸阴之反，其脉何如？岐伯曰：脉至而从，按之鼓甚而盛也。(74)

帝曰：差有数乎？岐伯曰：又凡三十度也。帝曰：其脉应皆何如？岐伯曰：差同正法，待时而去也。脉要曰：春不沉，夏不弦，冬不涩，秋不数，是谓四塞。沉甚曰病，弦甚曰病，涩甚曰病，数甚曰病，参见曰病，复见曰病，未去而去曰病，去而不去曰病，反者死。(74)

雷公曰：臣请诵脉经上下篇，甚众多矣。别异比类，犹未能以十全，又安足以明之？(76)

按其脉，知其病，命曰神。(4)

黄帝曰：调之奈何？岐伯答曰：脉急者，尺之皮肤亦急；脉缓者，尺之肤亦缓；脉小者，尺之皮肤亦减而少气；脉大者，尺之皮肤亦贲而起；脉滑者，尺之皮肤亦滑；脉涩者，尺之皮肤亦涩。凡此变者，有微有甚，故善调尺者，不待于寸；善调脉者，不待于色。能参合而行之者，可以为上工，上工十全九；行二者为中工，中工十全七；行一者为下工，下工十全六。(4)

黄帝曰：愿闻脉度。岐伯答曰：手之六阳，从手至头，长五尺，五六三丈。手之六阴，从手至胸中，三尺五寸，三六一丈八尺，五六三尺，合二丈一尺。足之六阳，从足上至头八尺，六八四丈八尺。足之六阴，从足至胸中，六尺五寸，六六三丈六尺，五六三尺，合三丈九尺。(17)

脉癫疾者，暴外，四肢之脉，皆胀而纵，脉满，尽刺之出血，不满，灸之挟项太阳，灸带脉于腰相去三寸诸分肉本输，呕多沃沫，气下泄，不

治。<sup>(22)</sup>

何谓脉？岐伯曰：壅遏营气，令无所避，是谓脉。<sup>(30)</sup>

黄帝曰：相之奈何？岐伯曰：血脉者，盛坚横以赤，上下无常处，小者如针，大者如筋，则而写之万全也，故无失数矣。失数而反，各如其度。<sup>(39)</sup>

黄帝曰：合之于脉，奈何？岐伯曰：寅者，正月之生阳也，主左足之少阳。未者，六月，主右足之少阳。卯者二月，主左足之太阳。午者，五月，主右足之太阳。辰者，三月，主左足之阳明。巳者，四月，主右足之阳明，此两阳合于前，故曰阳明。申者，七月之生阴也，主右足之少阴。丑者，十二月，主左足之少阴。酉者，八月，主右足之太阴。子者，十一月，主左足之太阴。戌者，九月，主右足之厥阴。亥者，十月，主左足之厥阴，此两阴交尽，故曰厥阴。<sup>(41)</sup>

甲主左手之少阳，己主右手之少阳，乙主左手之太阳，戊主右手之太阳，丙主左手之阳明，丁主右手之阳明，此两火并合，故为阳明。庚主右手之少阴，癸主左手之少阴，辛主右手之太阴，壬主左手之太阴。<sup>(41)</sup>

经脉者，所以行血气而营阴阳，濡筋骨，利关节者也<sup>(47)</sup>

脉之盛衰者，所以候血气之虚实有余不足<sup>(55)</sup>

诊血脉者，多赤，多热，多青，多痛，多黑为久痹。多赤、多黑、多青皆见者，寒热。<sup>(74)</sup>

形乐志苦，病生于脉，治之于灸刺。<sup>(78)</sup>

三难曰：脉有太过，有不及，有阴阳相乘，有覆，有溢，有关，有格，何谓也？然：关之前者，阳之动也，脉当见九分而浮。过者，法曰太过；减者，法曰不及。遂上鱼为溢，为外关内格，此阴乘之脉也。关以后者，阴之动也，脉当见一寸而沉。过者，法曰太过；减者，法曰不及。遂入尺为覆，为内关外格，此阳乘之脉也。故曰覆溢，是其真脏之脉，人不病而死也。(三)

四难曰：脉有阴阳之法，何谓也？然：呼出心与肺，吸入肾与肝，呼吸之间，脾受谷味也，其脉在中。(四)

五难曰：脉有轻重，何谓也？然：初持脉，如三菽之重，与皮毛相得者，肺部也。如六菽之重，与血脉相得者，心部也。如九菽之重，与肌肉相得者，脾部也。如十二菽之重，与筋平者，肝部也。按之至骨，举指来疾者，肾部也。故曰轻重也。(五)

七难曰：经言，少阳之至，乍大乍小，乍短乍长。阳明之至，浮大而短。太阳之至，洪大而长。太阴之至，紧大而长。少阴之至，紧细而微。厥阴之至，沉短而敦，此六者，是平脉耶，将病脉耶？然：皆王脉也。其气以何月？各王几日？然：冬至之后，得甲子少阳王，复得甲子阳明王，复得甲子太阳王，复得甲子少阴王，复得甲子太阴王，复得甲子厥阴王。王各六十日，六六三百六十日，以成一岁。此三阳三阴之王时日大要也。(七)

九难曰：何以别知脏腑之病耶？然：数者腑也，迟者脏也。数则为热，迟则为寒。诸阳为热，诸阴为寒。故以别知脏腑之病也。(九)

十四难曰：脉有损至，何谓也？然：至之脉，一呼再至曰平，三至曰离经，四至曰夺精，五至曰死，六至曰命绝，此至之脉也。何谓损？一呼一至曰离经，二呼一至曰夺精，三呼一至曰死，四呼一至曰命绝，此谓损之脉也。至脉从下上，损脉从上下也。(十四)

损脉之为病，奈何？然：一损，损于皮毛，皮聚而毛落。二损，损于血脉，血脉虚少，不能荣于五脏六腑也。三损，损于肌肉，肌肉消瘦，饮食不能为肌肤也。四损，损于筋，筋缓不能自收持也。五损，损于骨，骨痿不能起于床。反此者至于收病也。从上下者，骨痿不能起于床者，死。从下上者，皮聚而毛落者，死。(十四)

脉有一呼再至，一吸再至；有一呼三至，一吸三至；有一呼四至，一吸四至；有一呼五至，一吸五至；有一呼六至，一吸六至；有一呼一至，一吸一至；有再呼一至，再吸一至；有呼吸再至。脉来如此，何以别知其病也？然：脉来一呼再至，一吸再至，不大不小曰平。一呼三至，一吸三至，为适得病。前大后小，即头痛目眩。前小后大，即胸满短气。一呼四至，一吸四至，病欲甚。脉洪大者，苦烦满。沉细者，腹中痛。滑者伤热。涩者中雾露。一呼五至，一吸五至，其人当困，沉细夜加，浮大昼

314

加，不大不小，虽困可治。其有大小者为难治。一呼六至，一吸六至，为死脉也，沉细夜死，浮大昼死。一呼一至，一吸一至，名曰损，人虽能行，犹当着床，所以然者，血气皆不足故也。再呼一至，再吸一至，名曰无魂，无魂者当死也。人虽能行，名曰行尸。上部有脉，下部无脉，其人当吐，不吐者死。上部无脉，下部有脉，虽困，无能为害。所以然者，譬如人之有尺，树之有根，枝叶虽枯槁，根本将自生。脉有根本，人有元气，故知不死。（十四）

十五难曰：经言，春脉弦，夏脉钩，秋脉毛，冬脉石。是王脉耶？将病脉也？然：弦、钩、毛、石者，四时之脉也。（十五）

脉有三部九侯，各何所主之？然：三部者，寸、关、尺也。九侯者，浮、中、沉也。上部法天，主胸以上至头之有疾也；中部法人，主膈以下至脐之有疾也；下部法地，主脐以下至足之有疾也。审而刺之者也。（十八）

其外痼疾同法耶？将异也？然：结者，脉来去时一止，无常数，名曰结也。伏者，脉行筋下也。浮者，脉在肉上行也。左右表里，法皆如此。假令脉结伏者，内无积聚。脉浮结者，外无痼疾。有积聚，脉不结伏。有痼疾，脉不浮结。为脉不应病，病不应脉，是为死病也。（十八）

十九难曰：经言，脉有逆顺，男女有常。而反者，何谓也？然：男子生于寅，寅为木，阳也。女子生于申，申为金，阴也。故男脉在关上，女脉在关下。是以男子尺脉恒弱，女子尺脉恒盛，是其常也。反者，男得女脉，女得男脉也。（十九）

其为病何如？然：男得女脉，为不足，病在内；左得之，病在左；右得之，病在右，随脉言之也。女得男脉，为太过，病在四肢；左得之，病在左；右得之，病在右，随脉言之。此之谓也。（十九）

二十难曰：经言，脉有伏匿，伏匿于何脏？而言伏匿耶？然：谓阴阳更相乘，更相伏也。脉居阴部，而反阳脉见者，为阳乘阴也。脉虽时沉涩而短，此谓阳中伏阴也。脉居阳部，而反阴脉见者，为阴乘阳也。脉虽时浮滑而长，此谓阴中伏阳也。（二十）

二十一难曰：经言，人形病，脉不病，曰生；脉病，形不病，曰死。何谓也？然：人形病，脉不病，非有不病者也，谓息数不应脉数也，此大

法。（二十一）

脉会太渊。（四十五）

## 脉色

帝曰：有故病五脏发动，因伤脉色，各何以知其久暴至之病乎？岐伯曰：悉乎哉问也，征其脉小，色不夺者，新病也；征其脉不夺，其色夺者，此久病也；征其脉与五色俱夺者，此久病也，征其脉与五色俱不夺者，新病也。（17）

余愿闻见而知之，按而得之，问而极之，为之奈何？岐伯答曰：夫色脉与尺之相应也，如桴鼓影响之相应也，不得相失也，此亦本末根叶之出候也，故根死则叶枯矣。色脉形肉，不得相失也，故知一则为工，知二则为神，知三则神且明矣。（4）

见其色而不得其脉，反得其相胜之脉，则死矣，得其相生之脉，则病已矣。（4）

十三难曰：经言，见其色而不得其脉，反得相胜之脉者，即死。得相生之脉者，病即自已。色之与脉，当参相应，为之奈何？然：五脏有五色，皆见于面，亦当与寸口、尺内相应。假令色青，其脉当弦而急；色赤，其脉浮大而散；色黄，其脉中缓而大；色白，其脉浮涩而短；色黑，其脉沉濡而滑。此所谓五色之与脉，当参相应也。（十三）

## 寸口

欲知寸口太过与不及，寸口之脉中手短者，曰头痛。寸口脉中手长者，曰足胫痛。寸口脉中手促上击者，曰肩背痛。寸口脉沉而坚者，曰病在中。寸口脉浮而盛者，曰病在外。寸口脉沉而弱，曰寒热，及疝瘕少腹

痛。寸口脉沉而横，曰胁下有积，腹中有横积痛。寸口脉沉而喘，曰寒热。(18)

权衡以平，气口成寸，以决死生。(21)

帝曰：夫子言察阴阳所在而调之，论言人迎与寸口相应，若引绳，小大齐等，命曰平，阴之所在，寸口何如？岐伯曰：视岁南北可知之矣。帝曰：愿卒闻之。岐伯曰：北政之岁，少阴在泉，则寸口不应。(74)

诸不应者，反其诊则见矣。(74)

至而和则平，至而甚则病，至而反者病，至而不至者病，未至而至者病，阴阳易者危。(74)


脉口一盛，泻足厥阴而补足少阳，二补一泻，曰一取之，必切而验之，疏而取之，上气和，乃止。脉口二盛，泻足少阴而补足太阳，二补一泻，二日一取之，必切而验之，疏取之，上气和，乃止。脉口三盛，泻足太阴而补足阳明，二补一泻，曰二取之，必切而验之，疏而取之，上气和，乃止。(9)

气口候阴。(19)

黄帝曰：脉之应于寸口，如何而胀？岐伯曰：其脉大坚以涩者，胀也。(35)

脉出于气口。(37)

黄帝曰：寸口主中。(48)

秋冬寸口微大，如是者，名曰平人。(48)

盛则为热，虚则为寒，紧则为痛痹，代则乍甚乍间。(48)

寸口大于人迎一倍，病在足厥阴，一倍而躁，在手心主。寸口二倍，病在足少阴，二倍而躁，在手少阴。寸口三倍，病在足太阴，三倍而躁，在手太阴。盛则胀满、寒中食不化，虚则热中出糜、少气、溺色变，紧则痛痹，代则乍痛乍止。(48)

寸口四倍者，名曰内关，内关者，且大且数，死不治。必审察其本末之寒温，以验其脏腑之病，通其营输，乃可传于大数。大数曰：盛则徒泻之，虚则徒补之，紧则灸刺，且饮药，陷下则徒灸之，不盛不虚，以经取

之。所谓经治者，饮药，亦曰灸刺，脉急则引，脉大以弱，则欲安静，用力无劳也。(48)

雷公曰：病之益甚，与其方衰，如何？黄帝曰：外内皆在焉，切其脉口，滑小紧以沉者，病益甚，在中。人迎气大紧以浮者，其病益甚，在外。其脉口浮滑者，病日进。(49)

其脉口滑以沉者，病日进。(49)

病之在脏，沉而大者，易已。小为逆，病在腑，浮而大者，其病易已。(49)

气口盛坚者，伤于食。(49)

其脉滑大以代而长者，病从外来，目有所见，志有所恶，此阳气之并也，可变而已。(49)

黄帝曰：气之过于寸口也，上十焉息，下八焉伏，何道从还，不知其极？岐伯曰：气之离脏也，卒然如弓弩之发。如水之下岸，上于鱼以反衰，其余气衰散以逆上，故其行微。(62)

一难曰：十二经中皆有动脉，独取寸口，以决五脏六腑死生吉凶之法，何谓也？然：寸口者，脉之大会，手太阴之脉动也。人一呼脉行三寸，一吸脉行三寸，呼吸定息，脉行六寸。人一日一夜，凡一万三千五百息，脉行五十度，周于身，漏水下百刻，营卫行阳二十五度，行阴亦二十五度，为一周也，故五十度复会于手太阴。寸口者，五脏六腑之所终始，故法取于寸口也。(一)

五脏各有声、色、臭、味，当与寸口、尺内相应，其不相应者，病也。假令色青，其脉浮涩而短，若大而缓，为相胜；浮大而散，若小而滑，为相生也。(十三)

经言：知一为下工，知二为中工，知三为上工。上工者十全九，中工者十全七，下工者十全六，此之谓也。(十三)

经云：明知终始，阴阳定矣，何谓也？然：终始者，脉之纪也。寸口、人迎，阴阳之气，通于朝使，如环无端，故曰始也。终者，三阴三阳之脉绝，绝则死，死各有形，故曰终也。(二十三)

## 人迎

人迎一盛，泻足少阳而补足厥阴，二泻一补，日一取之，必切而验之，疏取之，上气和，乃止。人迎二盛，泻足太阳，补足少阴，二泻一补，二日一取之，必切而验之，疏取之，上气和，乃止。人迎三盛，泻足阳明而补足太阴，二泻一补，日二取之，必切而验之，疏取之，上气和，乃止。[9]

人迎与脉口俱盛三倍以上，命曰阴阳俱溢，如是者，不开则血脉闭塞，气无所行，流淫于中，五脏内伤，如此者，因而灸之，则变易而为他病矣。[9]

人迎，候阳也。[19]

颈侧之动脉人迎。人迎，足阳明也，在婴筋之前。[21]

阳迎头痛，胸满不得息，取之人迎。[21]

人迎主外，两者相应，俱往俱来，若引绳大小齐等。春夏人迎微大。[48]

人迎四倍者，且大且数，名曰溢阳，溢阳为外格，死不治，必审按其本末，察其寒热，以验其脏腑之病。[48]

人迎沉而滑者，病曰损。[49]

在内，其人迎脉滑盛以浮者，其病日进，在外。脉之浮沉及人迎与寸口气小大等者，病难已。[49]

人迎盛坚者，伤于寒。[49]

## 尺

尺脉缓涩，谓之解㑊。[18]

尺涩脉滑谓之多汗，尺寒脉细谓之后泄，脉尺粗常热者，谓之热中。[18]

帝曰：尺候何如？岐伯曰：北政之岁，三阴在下，则寸不应，三阴在上，则尺不应。南政之岁，三阴在天，则寸不应，三阴在泉，则尺不应，左右同。故曰：知其要者，一言而终，不知其要，流散无穷，此之谓也。（74）

黄帝问岐伯曰：余欲无视色持脉，独调其尺，以言其病，从外知内，为之奈何？岐伯曰：审其尺之缓急小大滑涩，肉之坚脆，而病形定矣。（74）

尺肤滑，其淖泽者，风也。尺肉弱者，解㑊，安卧脱肉者，寒热，不治。尺肤滑而泽脂者，风也。尺肤涩者，风痹也。尺肤粗如枯鱼之鳞者，水泆饮也。尺肤热甚，脉盛躁者，病温也。其脉盛而滑者，病且出也。尺肤寒，其脉小者，泄、少气。尺肤炬然先热后寒者，寒热也。尺肤先寒，久大之而热者，亦寒热也。（74）

尺炬然热，人迎大者，当夺血。尺坚大，脉小甚，少气，悗有加，立死。（74）

二难曰：脉有尺寸，何谓也？然：尺寸者，脉之大要会也。从关至尺，是尺内，阴之所治也；从关至鱼际，是寸口内，阳之所治也。故分寸为尺，分尺为寸。故阴得尺内一寸，阳得寸内九分。尺寸终始一寸九分，故曰尺寸也。（二）

脉数，尺之皮肤亦数。脉急，尺之皮肤亦急。脉缓，尺之皮肤亦缓。脉涩，尺之皮肤亦涩。脉滑，尺之皮肤亦滑。（十三）

# 三部九候

帝曰：何谓三部？岐伯曰：有下部，有中部，有上部，部各有三候。三候者，有天，有地，有人也。必指而导之，乃以为真。上部天，两额之动脉；上部地，两颊之动脉；上部人，耳前之动脉。中部天，手太阴也；中部地，手阳明也；中部人，手少阴也。下部天，足厥阴也；下部地，足少阴也；下部人，足太阴也。[20]

帝曰：中部之候奈何？岐伯曰：亦有天，亦有地，亦有人[20]

帝曰：上部以何候之？岐伯曰：亦有天，亦有地，亦有人。天以候头角之气，地以候口齿之气，人以候耳目之气。三部者，各有天，各有地，各有人。三而成天，三而成地，三而成人。三而三之，合则为九，九分为九野，九野为九脏。[20]

九候之相应也，上下若一，不得相失。一候后则病，二候后则病甚，三候后则病危，所谓后者，应不俱也。察其腑脏，以知死生之期，必先知经脉，然后知病脉，真脏脉见者胜死。[20]

帝曰：善。然真邪以合，波陇不起，候之奈何？岐伯曰：审扪循三部九候之盛虚而调之。察其左右，上下相失，及相减者，审其病脏，以期之。不知三部者，阴阳不别，天地不分。地以候地，天以候天，人以候人。调之中府，以定三部，故曰刺不知三部九候病脉之处，虽有大过，且至工不能禁也。诛罚无过，命曰大惑，反乱大经，真不可复，用实为虚，以邪为真，用针无义，反为气贼。夺人正气，以从为逆，荣卫散乱，真气已失。邪独内着，绝人长命，予人夭殃。不知三部九候，故不能久长，因不知合之四时五行，因加相胜，释邪攻正，绝人长命。邪之新客来也未有定处，推之则前，引之则止，逢而泻之，其病立已。[27]

# 劳

劳则喘息汗出，外内皆越，故气耗矣。[39]

# 六经三阴

六经为川。[5]
帝曰：愿闻三阴？[6]
是故三阴之离合也。[6]

321

三经者，不得相失也，搏而勿沉，名曰一阴。(6)

三阴在手，所谓一也。(7)

三阴俱逆，不得前后，使人手足寒，三日死。(45)

二阴急为痫厥。(48)

二阴为里，一阴至绝，作朔晦，却具合以正其理。(79)

三阴为母，二阴为雌，一阴为独使。(79)

二阳三阴，至阴皆在，阴不过阳，阳气不能止阴，阴阳并绝，浮为血瘕，沉为脓附。(79)

## 三阳

是故三阳之离合也，太阳为开。(6)

三经者，不得相失也，搏而勿浮，命曰一阳。(6)

三阳在头。(7)

三阳经络，皆受其病，而未入于脏者，故可汗而已。(31)

二阳急为惊。(48)

帝曰：三阳为经，二阳为维，一阳为游部，此知五脏终始。(79)

三阳为表。(79)

帝曰：三阳为父，二阳为冲，一阳为纪。(79)

## 针

故善用针者，从阴引阳，从阳引阴，以右治左，以左治右，以我知彼，以表知里，以观过与不及之理，见微得过，用之不殆。(5)

凡刺胸腹者，必避五脏。(16)

刺避五脏者，知逆从也。所谓从者，膈与脾肾之处，不知者反之。刺胸腹者，必以布憿着之，乃从单布上刺。刺之不愈，复刺。刺针必肃，刺

肿摇针，经刺勿摇，此刺之道也。(16)

黄帝问曰：余闻九针于夫子，众多博大，不可胜数。余愿闻要道，以属子孙，传之后世，着之骨髓，藏之肝肺，歃血而受，不敢妄泄。令合天道，必有终始。上应天光，星辰历纪，下副四时五行，贵贱更互，冬阴夏阳，以人应之奈何，愿闻其方？岐伯对曰：妙乎哉问也！此天地之至数。帝曰：愿闻天地之至数，合于人形血气，通决死生，为之奈何？岐伯曰：天地之至数始于一，终于九焉。(20)

一者天，二者地，三者人，因而三之，三三者九，以应九野。故人有三部，部有三候，以决死生，以处百病，以调虚实，而除邪疾。(20)

其病者在奇邪，奇邪之脉，则缪刺之，留瘦不移，节而刺之。上实下虚，切而从之，索其结络脉，刺出其血，以见通之。(20)

故针有悬布天下者五：黔首共余食，莫知之也。一曰治神，二曰知养身，三曰知毒药为真，四曰制砭石大小，五曰知腑脏血气之诊。五法俱立，各有所先。今末世之刺也，虚者实之，满者泄之，此皆众工所共知也。若夫法天则地随应而动，和之者若响，随之者若影，道无鬼神，独来独往。帝曰：愿闻其道？岐伯曰：凡刺之真，必先治神，五脏已定，九候已备，后乃存针，众脉不见，众凶弗闻，外内相得，无以形先，可玩往来，乃施于人。(25)

手动若务，针耀而匀。静意视义，观适之变，是谓冥冥，莫知其形。见其乌乌，见其稷稷，从见其飞，不知其谁，伏如横弩，起如发机。(25)

经气已至，慎守勿失，深浅在志，远近若一，如临深渊，手如握虎，神无营于众物。(25)

黄帝问曰：用针之服，必有法则焉，今何法何则？岐伯对曰：法天则地，合以天光。帝曰：愿卒闻之？岐伯曰：凡刺之法，必候日月星辰，四时八正之气，气定乃刺之。是故天温日明，则人血淖液而卫气浮，故血易泻，气易行。天寒日阴，则人血凝泣而卫气沉。(26)

帝曰：善。其法星辰者，余闻之矣，愿闻法往古者？岐伯曰：法往古者，先知针经也，验于来今者，先知日之寒温，月之虚盛，以候气之浮沉，而调之于身，观其立有验也。观其冥冥者，言形气荣卫之不形于外，而工独知之。以日之寒温，月之虚实，四时气之浮沉，参伍相合而调之，工常先见之，然而不形于外，故曰：观于冥冥焉！通于无穷者，可以传于后世也。是故工之所以异也。然而不形见于外，故俱不能见也。视之无形，尝之无味，故谓冥冥，若神仿佛。(26)

所谓深之细者，其中手如针也，摩之切之，聚者坚也，博者大也。上经者，言气之通天也。下经者，言病之变化也。金匮者，决死生也。揆度者，切度之也。奇恒者，言奇病也。所谓奇者，使奇病不得以四时死也。恒者，得以四时死也。所谓揆者，方切求之也，言切求其脉理也。度者得其病处，以四时度之也。(46)

黄帝问曰：愿闻刺要？岐伯对曰：病有浮沉，刺有浅深，各至其理，无过其道，过之则内伤，不及则生外壅，壅则邪从之。浅深不得，反为大贼，内动五脏，后生大病。故曰：病有在毫毛腠理者，有在皮肤者，有在肌肉者，有在脉者，有在筋者，有在骨者，有在髓者。(50)

黄帝问曰：愿闻九针之解，虚实之道？岐伯对曰：刺虚则实之者，针下热也，气实乃热也。满而泄之者，针下寒也，气虚乃寒也。菀陈则除之者，出恶血也。邪胜则虚之者，出针勿按。徐而疾则实者，徐出针而疾按之；疾而徐则虚者，疾出针而徐按之。(54)

九针之名，各不同形者，针穷其所当补泻也。(54)

帝曰：余闻九针上应天地四时阴阳，愿闻其方，令可传于后世以为常也。岐伯曰：夫一天、二地、三人、四时、五音、六律、七星、八风、九野，身形亦应之，针各有所宜，故曰九针。(54)

故一针皮，二针肉，三针脉，四针筋，五针骨，六针调阴阳，七针益精，八针除风，九针通九窍，除三百六十五节气。此之谓各有所主也。(54)

黄帝问于岐伯曰：余子万民，养百姓，而收租税。余哀其不给，而属有疾病。余欲勿使被毒药，无用砭石，欲以微针通其经脉，调其血气，营其逆顺出入之会，令可传于后世，必明为之法，令终而不灭，久而不绝，易用难忘，为之经纪，异其章，别其表里，为之终始。令各有形，先立针经。愿闻其情？岐伯答曰：臣请推而次之，令有纲纪，始于一，终于九焉，请言其道。小针之要，易陈而难入，粗守形，上守神。神乎神，客在门，未睹其疾，恶知其原，刺之微在速迟，粗守关，上守机，机之动，不离其空，空中之机，清静而微，其来不可逢，其往不可追，知机之道者，不可挂以发，不知机道，叩之不发，知其往来，要与之期，粗之阍乎？妙哉，工独有之。往者为逆，来者为顺，明知逆顺，正行无问。逆而夺之，恶得无虚，追而济之，恶得无实，迎之随之，以意和之，针道毕矣。(1)

　　持针之道，坚者为宝，正指直刺，无针左右，神在秋毫，属意病者，审视血脉者，刺之无殆。方刺之时，必在悬阳，及与两卫，神属勿去，知病存亡。血脉者在腧横居，视之独澄，切之独坚。(1)

　　病益甚取五脉者死，取三脉者恇，夺阴者死，夺阳者狂，针害毕矣。(1)

　　凡将用针，必先诊脉，视气之剧易，乃可以治也。(1)

　　所谓易陈者，易言也。难入者，难著于人也。粗守形者，守刺法也。上守神者，守人之血气有余不足，可补泻也。神客者，正邪共会也。神者，正气也，客者，邪气也。在门者，邪循正气之所出入也。未睹其疾者，先知邪正何经之疾也，恶知其原者，先知何经之病，所取之处也。刺之微在数迟者，徐疾之意也。粗守关者，守四肢而不知血气正邪之往来也。上守机者，知守气也。机之动，不离其空中者，知气之虚实，用针之徐疾也。空中之机，清静以微者，针以得气，密意守气勿失也。其来不可逢者，气盛不可补也。其往不可追者，气虚不可泻也。不可挂以发者，言气易失也。扣之不发者，言不知补泻之意也，血气已尽而气不下也。知其往来者，知气之逆顺盛虚也。要与之期者，知气之可取之时也。粗之阍者，冥冥不知气之微密也。妙哉工独有之者，尽知针意也。往者为逆者，言气之虚而小，小者，逆也。来者为顺者，言形气之平，平者，顺也。明知逆顺，正行无问者，言知所取之处也。迎而夺之者，泻也；追而济之者，补也。所谓虚则实之者，气口虚而当补之也。满则泄之者，气口盛而当泻之也。宛陈则除之者，去血脉也。邪胜则虚之者，言诸经有盛者，皆泻其邪也。徐而疾则实者，言徐内而疾出也。疾而徐则虚者，言疾内而徐

325

出也。言实与虚，若有若无者，言实者有气，虚者无气也，察后与先，若亡若存者，言气之虚实，补泻之先后也。察其气之已下与常存也，为虚与实，若得若失者，言补者似然若有得也，泻则怳然若有失也。夫气之在脉也，邪气在上者，言邪气之中人也高，故邪气在上也。浊气在中者，言水谷皆入于胃，其精气上注于肺，浊溜于肠胃。言寒温不适，饮食不绝，而病生于肠胃，故命曰浊气在中也。清气在下者，言清湿地气之中人也，必从足始，故曰清气在下也。针陷脉则邪气出者，取之上。针中脉则邪气出者，取之阳明合也。针大深则邪气反沉者，言浅浮之病，不欲深刺也，深则邪气从之入，故曰反沉也。皮肉筋脉，各有所处者，言经络各有所主也。取五脉者死，言病在中，气不足，但用针尽大泻其诸阴之脉也。取三阳之脉者，唯言尽泻三阳之气，令病人恇然不复也。夺阴者死，言取尺之五里五往者也，夺阳者狂，正言也。睹其色，察其目，知其散复，一其形，听其动静者，言上工知相五色于目，有知调尺寸小大缓急滑涩，以言所病也。知其邪正者，知论虚邪与正邪之风也。右主推之，左持而御之者，言持针而出入也。气至而去之者，言补泻气调而去之也，调气在于终始一者，持心也。节之交三百六十五会者，络脉之渗灌诸节者也，所谓五脏之气，已绝于内者，脉口气内绝不至，反取其外之病处与阳经之合，有留针以致阳气，阳气至则内重竭，重竭则死矣。其死也，无气以动，故静。所谓五脏之气，已绝于外者，脉口气外绝不至，反取其四肢之输，有留针以致其阴气，阴气至则阳气反入，入则逆，逆则死矣。其死也，阴气有余，故躁。所以察其目者，五脏使五色循明，循明则声章，声章者，则言声与平生异也。(3)

　　奇邪离经，不可胜数，不知根结，五脏六腑，折关败枢，开阖而走，阴阳大失，不可复取。九针之玄，要在终始，故能知终始，一言而毕，不知终始，针道咸绝。(5)

　　故曰：用针之要，在于知调阴与阳。调阴与阳，精气乃光，合形与气，使神内藏。故曰：上工平气，中工乱脉，下工绝气危生。故曰：下工不可不慎也，必审五脏变化之病，五脉之应，经络之虚实，皮之柔粗，而复取之也。(5)

故用针者，不知年之所加，气之盛衰，虚实之所起，不可以为工也。(7)

是故用针者，察观病人之态，以知精神魂魄之存亡。得失之意，五者以伤，针不可以治之也。(8)

如是之人者，血气有余，肌肉坚致，故可苦以针。(37)

黄帝曰：余愿闻针道，非国事也。岐伯曰：夫治国者，夫惟道焉。非道，何可小大深浅，杂合为一乎？黄帝曰：愿卒闻之。岐伯曰：日与月焉，水与镜焉，鼓与响焉。夫日月之明，不失其影，水镜之察，不失其形，鼓响之应，不后其声，动摇则应和，尽得其情。黄帝曰：窘乎哉，昭昭之明不可蔽，其不可蔽，不失阴阳也，合而察之，切而验之，见而得之，若清水明镜之不失其形也。五音不彰，五色不明，五脏波荡。若是，则内外相袭，若鼓之应桴，响之应声，影之似形。故远者，司外揣内，近者，司内揣外，是谓阴阳之极，天地之盖，请藏之灵兰之室，弗敢使泄也。(45)

黄帝问于少俞曰：筋骨之强弱，肌肉之坚脆，皮肤之厚薄，腠理之疏密，各不同，其于针石火焫之痛何如？肠胃之厚薄坚脆亦不等，其于毒药何如？愿尽闻之。少俞曰：人之骨强筋弱肉缓皮肤厚者，耐痛，其于针石之痛火焫亦然。黄帝曰：其耐火焫者，何以知之？少俞答曰：加以黑色而美骨者，耐火焫。黄帝曰：其不耐针石之痛者，何以知之？少俞曰：坚肉薄皮者，不耐针石之痛，于火焫亦然。黄帝曰：人之病，或同时而伤，或易已，或难已，其故何如？少俞曰：同时而伤，其身多热者，易已，多寒者难已。黄帝曰：人之胜毒，何以知之？少俞曰：胃厚色黑大骨及肥者，皆胜毒，故其瘦而薄胃者，皆不胜毒也。(53)

黄帝曰：余以小针为细物也，夫子乃言上合之于天，下合之于地，中合之于人，余以为过针之意矣，愿闻其故。岐伯曰：何物大于天乎？夫大于针者，唯五兵者焉，五兵者，死之备也，非生之具。且夫人者，天地之镇也，其不可不参乎。夫治民者，亦唯针焉，夫针之与五兵，其孰小乎？(60)

黄帝曰：夫子之言针甚骏，以配天地，上数天文，下度地纪，内别五脏，外次六腑，经脉二十八会，尽有周纪，能杀生人，不能起死者，子能反之乎？岐伯曰：能杀生人，不能起死者也。黄帝曰：余闻之，则为不仁，然愿闻其道，弗行于人。岐伯曰：是明道也，其必然也，其如刀剑之可以杀人，如饮酒使人醉也，虽勿诊，犹可知矣。(60)

古之善用针艾者，视人五态，乃治之，盛者泻之，虚者补之。(72)

用针之类，在于调气，气积于胃，以通营卫，各行其道。宗气留于海，其下者，注于气街，其上者，走于息道。(75)

用针者，必先察其经络之虚实，切而循之，按而弹之，视其应动者，乃后取之而下之。(75)

# 刺

黄帝问曰：愿闻刺浅深之分。岐伯对曰：刺骨者无伤筋，刺筋者无伤肉，刺肉者无伤脉，刺脉者无伤皮，刺皮者无伤肉，刺肉者无伤筋，刺筋者无伤骨。帝曰：余未知其所谓，愿闻其解？岐伯曰：刺骨无伤筋者，针至筋而去，不及骨也。刺筋无伤肉者，至肉而去，不及筋也。刺肉无伤脉者，至脉而去，不及肉也。刺脉无伤皮者，至皮而去，不及脉也。所谓刺皮无伤肉者，病在皮中，针入皮中无伤肉也。刺肉无伤筋者，过肉中筋也。刺筋无伤骨者，过筋中骨也，此之谓反也。(51)

刺跗上中，大脉血出不止死。刺面中溜脉不幸为盲。刺头中脑户，入脑立死。刺舌下中脉，太过血出不止为喑。刺足下布络中脉，血不出为肿。刺郄中大脉，令人仆脱色。刺气街中脉，血不出，为肿鼠仆。刺脊间中髓为伛。刺乳上中乳房，为肿根蚀。刺缺盆中内陷气泄，令人喘咳逆。刺手鱼腹内陷为肿。无刺大醉，令人气乱。无刺大怒，令人气逆。无刺大劳人，无刺新饱人，无刺大饥人，无刺大渴人，无刺大惊人。刺阴股中大脉，血出不止死。刺客主人内陷中脉，为内漏，为聋。刺膝膑出液为跛。刺臂太阴脉，出血多，立死。刺足少阴脉重虚出血，为舌难以言。刺膺中陷中肺为喘逆仰息。刺肘中内陷气归之，为不屈伸。刺阴股下三寸内陷，令人遗溺。刺腋下胁间内陷，令人咳。刺少腹中膀胱溺出，令人少腹满。刺腨肠内陷为肿。刺眶上陷骨中脉，为漏，为盲。刺关节中液出，不得屈伸。<sup>(52)</sup>

经气已至，慎守勿失者，勿变更也。深浅在志者，知病之内外也。近远如一者，深浅其候等也。如临深渊者，不敢堕也。手如握虎者，欲其壮也。神无营于众物者，静志观病人，无左右视也。义无邪下者，欲端以正也。必正其神者，欲瞻病人目，制其神，令气易行也。<sup>(54)</sup>

刺家不诊，听病者言，在头头疾痛，为藏针之。刺至骨病已，上无伤骨肉及皮，皮者道也。阴刺入一，旁四处，治寒热。深专者，刺大脏。迫脏刺背，背俞也。刺之迫脏，脏会，腹中寒热去而止。与刺之要，发针而浅出血。治腐肿者，刺腐上，视痈小大深浅刺。刺大者多血，小者深之，必端内针为故止。<sup>(55)</sup>

病在少腹有积，刺皮䯏以下，至少腹而止。刺侠脊两旁四椎间，刺两髂髎季胁肋间，导腹中气，热下已。<sup>(55)</sup>

黄帝问曰：余闻刺法言，有余泻之，不足补之，何谓有余？何谓不足？岐伯对曰：有余有五，不足亦有五，帝欲何问？帝曰：愿尽闻之。<sup>(62)</sup>

帝曰：阴与阳并，血气以并，病形以成，刺之奈何？岐伯曰：刺此者，取之经隧。取血于营，取气于卫。用形哉，因四时多少高下。<sup>(62)</sup>

病不知所痛，两跷为上。身形有痛，九候莫病，则缪刺之。痛在于左而右脉病者，巨刺之。必谨察其九候，针道备矣。<sup>(62)</sup>

黄帝问曰：余闻缪刺，未得其意，何谓缪刺？<sup>(63)</sup>

夫邪客大络者，左注右，右注左，上下左右与经相干，而布于四末，其气无常处，不入于经俞，命曰缪刺。帝曰：愿闻缪刺，以左取右，以右取左，奈何？其与巨刺何以别之？岐伯曰：邪客于经，左盛则右病，右盛则左病，亦有移易者，左痛未已，而右脉先病，如此者，必巨刺之，必中其经，非络脉也。故络病者，其痛与经脉缪处，故命曰缪刺。<sup>(63)</sup>

邪客于臂掌之间，不可得屈。刺其踝后，先以指按之痛，乃刺之。以月死生为数，月生一日一痏，二日二痏，十五日十五痏，十六日十四

痏。(63)

治诸经刺之所过者不病，则缪刺之。(63)

凡刺之数，无视其经脉，切而从之，审其虚实而调之。不调者，经刺之。有痛而经不病者，缪刺之。因视其皮部有血络者，尽取之。此缪刺之数也。(63)

凡此四时刺者，大逆之病，不可不从也，反之则生乱气相淫病焉。故刺不知四时之经，病之所生，以从为逆，正气内乱，与精相薄，必审九候，正气不乱，精气不转。(64)

诸病以次是相传，如是者，皆有死期，不可刺。间一脏止，及至三四脏者，乃可刺也。(65)

黄帝问于岐伯曰：凡刺之道，必通十二经络之所终始，络脉之所别处，五输之所留，六腑之所与，合四时之所出入，五脏之所溜处，阔数之度，浅深之状，高下所至，愿闻其解。(2)

刺上关者，呿不能欠。刺下关者，欠不能呿。刺犊鼻者，屈不能伸。刺两关者，伸不能屈。(2)

黄帝曰：肤之六变者，刺之奈何？岐伯答曰：诸急者多寒，缓者多热，大者多气少血，小者血气皆少，滑者阳气盛，微有热。涩者多血少气，微有寒。是故刺急者，深内而久留之。刺缓者，浅内而疾发针，以去其热。刺大者，微泻其气，无出其血。刺滑者，疾发针而浅内之，以泻其阳气而去其热。刺涩者，必中其脉，随其逆顺而久留之，必先按而循之，已发针，疾按其痏，无令其血出，以和其脉。诸小者，阴阳形气俱不足，勿取以针，而调以甘药也。(4)

黄帝曰：刺之有道乎？岐伯答曰：刺此者，必中气穴，无中肉节。中气穴则针染于巷，中肉节即皮肤痛，补泻反则病益笃，中筋则筋缓，邪气不出，与其真相搏乱而不去，反还内著。用针不审，以顺为逆也。(4)

黄帝曰：逆顺五体者，言人骨节之大小，肉之坚脆，皮之厚薄，血之清浊，气之滑涩，脉之长短，血之多少，经络之数，余已知之矣，此皆布衣匹夫之士也。夫王公大人，血食之君，身体柔脆，肌肉软弱，血气慓悍

330

滑利，其刺之徐疾浅深多少，可得同之乎？岐伯答曰：膏梁菽藿之味，何可同也。气滑即出疾，其气涩则出迟，气悍则针小而入浅，气涩则针大而入深，深则欲留，浅则欲疾。以此观之，刺布衣者，深以留之，刺大人者，微以徐之，此皆因气慓悍滑利也。<sup>(5)</sup>

形气不足，病气不足，此阴阳气俱不足也，不可刺之，刺之则重不足，重不足则阴阳俱竭，血气皆尽，五脏空虚，筋骨髓枯，老者绝灭，壮者不复矣。<sup>(5)</sup>

故曰：病在阴之阴者，刺阴之荥输，病在阳之阳者，刺阳之合，病在阳之阴者，刺阴之经；病在阴之阳者，刺络脉。<sup>(6)</sup>

黄帝曰：刺之奈何？伯高答曰：病九日者，三刺而已。病一月者，十刺而已。多少远近，以此衰之。<sup>(6)</sup>

黄帝曰：余闻刺有三变，何谓三变？伯高答曰：有刺营者，有刺卫者，有刺寒痹之留经者。黄帝曰：刺三变者奈何？伯高答曰：刺营者出血，刺卫者出气，刺寒痹者内热。<sup>(6)</sup>

凡刺之要，官针最妙。九针之宜，各有所为，长短大小，各有所施也，不得其用，病弗能移。疾浅针深，内伤良肉，皮肤为痈，病深针浅，病气不泻，支为大脓。病小针大，气泻太甚，疾必为害；病大针小，气不泄泻，亦复为败。失针之宜，大者泻，小者不移，已言其过，请言其所施。<sup>(7)</sup>

凡刺有九，日应九变。一曰输刺，输刺者，刺诸经荥输脏腧也。二曰远道刺，远道刺者，病在上，取之下，刺腑腧也。三曰经刺，经刺者，刺大经之结络经分也。四曰络刺，络刺者，刺小络血脉也。五曰分刺，分刺者，刺分肉之间也。六曰大泻刺，大泻刺者，刺大脓以铍针也。七曰毛刺，毛刺者，刺浮痹皮肤也。八曰巨刺，巨刺者，左取右，右取左。九曰焠刺，焠刺者，刺燔针则取痹也。凡刺有十二节，以应十二经。一曰偶刺，偶刺者，以手直心若背，直痛所，一刺前，一刺后，以治心痹，刺此者，旁针之也。二曰报刺，报刺者，刺痛无常处也，上下行者，直内无拔针，以左手随病所按之，乃出针复刺之也。三曰恢刺，恢刺者，刺旁之，举之前后，恢筋急，以治筋痹也。四曰齐刺，齐刺者，直入一，旁入二，

331

以治寒气，小深者，或曰三刺，三刺者，治痹气小深者也。五曰扬刺，扬刺者，正内一，旁内四，而浮之，以治寒气之博大者也。六曰直针刺，直针刺者，引皮乃刺之，以治寒气之浅者也。七曰输刺，输刺者，直入直出，稀发针而深之，以治气盛而热者也。八曰短刺，短刺者，刺骨痹，稍摇而深之，致针骨所，以上下摩骨也。九曰浮刺，浮刺者，旁入而浮之，以治肌急而寒者也。十曰阴刺，阴刺者，左右率刺之，以治寒厥，中寒厥，足踝后少阴也。十一曰旁针刺，旁针刺者，直刺旁刺各一，以治留痹久居者也。十二曰赞刺，赞刺者，直入直出，数发针而浅之出血，是谓治痈肿也。脉之所居，深不见者，刺之微内针而久留之，以致其空脉气也。脉浅者，勿刺，按绝其脉，乃刺之，无令精出，独出其邪气耳。所谓三刺，则谷气出者，先浅刺绝皮，以出阳邪，再则阴邪出者，少益深绝皮，致肌肉，未入分肉间也。已入分之间，则谷气出，故刺法曰：始刺浅之，以逐邪气，而来血气，后刺深之，以致阴气之邪，最后刺极深之，以下谷气，此之谓也。(7)

凡刺有五，以应五脏。一曰半刺，半刺者，浅内而疾发针，无针伤肉，如拔毛状，取皮气，此肺之应也。二曰豹文刺，豹文刺者，左右前后针之，中脉为故，以取经络之血者，此心之应也。三曰关刺，关刺者，直刺左右，尽筋上，以取筋痹，慎无出血，此肝之应也，或曰渊刺，一曰岂刺。四曰合谷刺，合谷刺者，左右鸡足，针于分肉之间，以取肌痹，此脾之应也。五曰输刺，输刺者，直入直出，深内之至骨，以取骨痹，此肾之应也。(7)

黄帝问于岐伯曰：凡刺之法，先必本于神。(8)

凡刺之道，毕于终始，明知终始，五脏为纪，阴阳定矣。(9)

凡刺之道，气调而止，补阴泻阳，音气益彰，耳目聪明，反此者，血气不行，所谓气至而有效者，泻则益虚，虚者，脉大如其故而不坚也，坚如其故者，适虽言故，病未去也。补则益实，实者，脉大如其故而益坚也，夫如其故而不坚者，适虽言快，病未去也。故补则实，泻则虚，痛虽不随，针害必衰去。必先通十二经脉之所生病，而后可得传于终始矣。故阴阳不相移，虚实不相倾，取之其经。(9)

凡刺之属，三刺至谷气，邪僻妄合，阴阳易居，逆顺相反，沉浮异处，四时不得，稽留淫泆，须针而去。故一刺则阳邪出，再刺则阴邪出，三刺则谷气至，谷气至而止。所谓谷气至者，已补而实，已泻而虚，故以知谷气至也。邪气独去者，阴与阳未能调，而病知愈也。故曰补则实，泻则虚，痛虽不随，针病必衰去矣。(9)

三脉动于足大指之间，必审其虚实。虚而泻之，是谓重虚，重虚病益甚。凡刺止此者，以指按之，脉动而实且疾者，疾泻之，虚而徐者，则补之，反此者，病益甚。其动也，阳明在上，厥阴在中，少阴在下。膺腧中膺，背腧中背，肩膊虚者，取之上。(9)

脉实者，深刺之，以泄其气。脉虚者，浅刺之，使精气无得出，以养其脉，独出其邪气。刺诸痛者，其脉皆实。(9)

病在上者，下取之。病在下者，高取之。病在头者，取之足。病在腰者，取之腘。(9)

治病者，先刺其病所从生者也。春气在毛，夏气在皮肤，秋气在分肉，冬气在筋骨，刺此病者，各以其时为齐，故刺肥人者，以秋冬之齐。刺瘦人者，以春夏之齐。(9)

一阳者，一刺阳也。久病者，邪气入深，刺此病者，深内而久留之，间日而复刺之，必先调其左右，去其血脉，刺道毕矣。凡刺之法，必察其形气，形肉未脱，少气而脉又躁，躁厥者，必为缪刺之，散气可收，聚气可布，深居静处，占神往来，闭户塞牖，魂魄不散，专意一神，精气之分，毋闻人声，以收其精，必一其神，令志在针，浅而留之，微而浮之，以移其神，气至乃休。男内女外，坚拒勿出，谨守勿内，是谓得气。凡刺之禁，新内勿刺，新刺勿内。已醉勿刺，已刺勿醉。新怒勿刺，已刺勿怒。新劳勿刺，已刺勿劳。已饱勿刺，已刺勿饱。已饥勿刺，已刺勿饥。已渴勿刺，已刺勿渴。大惊大恐，必定其气，乃刺之。乘车来者，卧而休之，如食顷，乃刺之。出行来者，坐而休之，如行十里顷，乃刺之。凡此十二禁者，其脉乱气散逆，其营卫经气不次，因而刺之，则阳病入于阴，阴病出为阳，则邪气复生，粗工勿察，是谓伐身，形体淫泆，乃消脑髓，津液不化，脱其五味，是谓失气也。(9)

雷公问于黄帝曰：禁脉之言，凡刺之理，经脉为始，营其所行，制其度量，内次五脏，外别六腑，愿尽闻其道。(10)

刺之深浅，灸之壮数，可得闻乎？岐伯答曰：善哉问也，天至高，不可度，地至广，不可量，此之谓也。且夫人生于天地之间，六合之内，此天之高，地之广也，非人力之所能度量而至也。若夫八尺之士，皮肉在此，外可度量切循而得之，其死可解剖而视之，其脏之坚脆，腑之大小，谷之多少，脉之长短，血之清浊，气之多少，十二经之多血少气，与其少血多气，与其皆多血气，与其皆少血气，皆有大数，其治以针艾，各调其经气，固其常有合乎。黄帝曰：余闻之，快于耳，不解于心，愿卒闻之。岐伯答曰：此人之所以参天地而应阴阳也，不可不察。(12)

黄帝曰：夫经水之应经脉也，其远近浅深，水血之多少，各不同，合而以刺之，奈何？(12)

刺而过此者，则脱气。(12)

刺虚者，刺其去也；刺实者，刺其来也。(21)

凡刺之害，中而不去则精泄，不中而去则致精。精泄则病甚而恇，致气则生为痈疽也。(21)

所谓五十九刺者，两手外内侧各三，凡十二痏。五指间各一，凡八痏，足亦如是。头入发一寸旁三分各三，凡六痏，更入发三寸边五，凡十痏。耳前后口下者各一，项中一，凡六痏。巅上一，囟会一，发际一，廉泉一，风池二，天柱二。气满胸中喘息，取足太阴大指之端，去爪甲如薤叶，寒则留之，热则疾之，气下乃止。心疝暴痛，取足太阴厥阴，尽刺去其血络。喉痹舌卷，口中干，烦心，心痛，臂内廉痛，不可及头，取手小指次指爪甲下，去端如韭叶。(23)

黄帝问于岐伯曰：余闻刺法于夫子，夫子之所言，不离于营卫血气。(33)

黄帝曰：五乱者，刺之有道乎？岐伯曰：有道以来，有道以去，审知其道，是谓身宝。黄帝曰：善。愿闻其道。(34)

黄帝曰：愿闻人之白黑肥瘦小长，各有数乎？岐伯曰：年质壮大，血气充盈，肤革坚固，因加以邪，刺此者，深而留之，此肥人也。广肩，腋项肉薄厚皮而黑色，唇临临然，其血黑以浊，其气涩以迟，其为人也，贪于取与，刺此者，深而留之，多益其数也。黄帝曰：刺瘦人，奈何？岐伯曰：瘦人者，皮薄色少，肉廉廉然，薄唇轻言，其血清气滑，易脱于气，易损于血，刺此者，浅而疾之。黄帝曰：刺常人，奈何？岐伯曰：视其白黑，各为调之，其端正敦厚者，其血气和调，刺此者，无失常数也。黄帝曰：刺壮士真骨者，奈何？岐伯曰：刺壮士真骨，坚肉缓节监监然，此人重则气涩血浊，刺此者，深而留之，多益其数，劲则气涩血清，刺此者，浅而疾之。黄帝曰：刺婴儿，奈何？岐伯曰：婴儿者，其肉脆，血少气弱，刺此者，以豪刺，浅刺而疾发针，日再可也。黄帝曰：临深决水，奈何？岐伯曰：血清气浊，疾泻之，则气竭焉。黄帝曰：循掘决冲，奈何？岐伯曰：血浊气涩，疾泻之，则经可通也。<sup>(38)</sup>

黄帝曰：刺血络而仆者，何也？血出而射者，何也？血少黑而浊者，何也？血出清而半为汁者，何也？发针而肿者，何也？血出若多若少而面色苍苍者，何也？发针而面色不变而烦悗者，何也？多出血而不动摇者，何也？愿闻其故？岐伯曰：脉气盛而血虚者，刺之则脱气，脱气则仆，血气俱盛而阴气多者，其血滑，刺之则射。阳气蓄积，久留而不泻者，其血黑以浊，故不能射。新饮而液渗于络，而未合和于血也，故血出而汁别焉。其不新饮者，身中有水，久则为肿。阴气积于阳，其气因于络，故刺之血未出而气先行，故肿。阴阳之气，其新相得而未和合，因而泻之，则阴阳俱脱，表里相离，故脱色而苍苍然。刺之血出多，色不变而烦悗者，刺络而虚经，虚经之属于阴者，阴脱，故烦悗。阴阳相得而合痹者，此为内溢于经，外注于络。如是者，阴阳俱有余，虽多出血而弗能虚也。<sup>(39)</sup>

黄帝曰：针入而肉著者，何也？岐伯曰：热气因于针，则针热，热则肉著于针，故坚焉。<sup>(39)</sup>

黄帝曰：治之奈何？岐伯曰：清者其气滑，浊者其气涩，此气之常也，故刺阴者，深而留之；刺阳者，浅而疾之。清浊相干者，以数调之也。<sup>(40)</sup>

黄帝曰：以治奈何？岐伯曰：正月二月三月，人气在左，无刺左足之阳。四月五月六月，人气在右，无刺右足之阳。七月八月九月，人气在

右，无刺右足之阴。十月十一月十二月，人气在左，无刺左足之阴。(41)

诸病以次相传，如是者，皆有死期，不可刺也，间一脏及二三四脏者，乃可刺也。(42)

余闻刺有五变，以主五输。愿闻其数？岐伯曰：人有五脏，五脏有五变，五变有五输，故五五二十五输，以应五时。(44)

雷公问于黄帝曰：细子得受业，通于九针六十篇，旦暮勤服之，近者编绝，久者简垢，然尚讽诵弗置，未尽解于意矣。外揣言浑束为一，未知所谓也。夫大则无外，小则无内，大小无极，高下无度，束之奈何？士之才力，或有厚薄，智虑褊浅，不能博大深奥，自强于学若细子，细子恐其散于后世，绝于子孙，敢问约之，奈何？黄帝曰：善乎哉问也！此先师之所禁，坐私传之也，割臂歃血之盟也，子若欲得之，何不斋乎！雷公再拜而起曰：请闻命于是也，乃斋宿三日而请曰：敢问今日正阳，细子愿以受盟。黄帝乃与俱入斋室，割臂歃血，黄帝亲祝曰：今日正阳，歃血传方，有敢背此言者，反受殃。雷公再拜曰：细子受之。黄帝乃左握其手，右授之书曰：慎之慎之！吾为子言之，凡刺之理，经脉为始，营其所行，知其度量，内刺五脏，外刺六腑。审察卫气，为百病母，调其虚实，虚实乃止，泻其血络，血尽不殆矣。雷公曰：此皆细子之所以通，未知其所约也。黄帝曰：夫约方者，犹约囊也，囊满而弗约，则输泄，方成弗约，则神与弗俱。雷公曰：愿为下材者，勿满而约之。黄帝曰：未满而知约之以为工，不可以为天下师。雷公曰：愿闻为工。(48)

盛则泻之，虚则补之，紧痛则取之分肉，代则取血络，且饮药，陷下则灸之，不盛不虚，以经取之，名曰经刺。(48)

凡候此者，下虚则厥，下盛则热；上虚则眩，上盛则热痛。故石者，绝而止之，虚者，引而起之，请言气街，胸气有街，腹气有街，头气有街，胫气有街。故气在头者，止之于脑。气在胸者，止之膺与背腧。气在腹者，止之背腧。与冲脉于脐左右之动脉者，气在胫者，止之于气街，与承山踝上以下。取此者，用毫针，必先按而在，久应于手，乃刺而予之。所治者，头痛眩仆，腹痛中满暴胀，及有新积。痛可移者，易已也；积不痛，难已也。(52)

刺之大约者，必明知病之可刺，与其未可刺，与其已不可刺也。(55)

黄帝曰：候之奈何？伯高曰：兵法曰：无迎逢逢之气，无击堂堂之阵。刺法曰：无刺熇熇之热，无刺漉漉之汗，无刺浑浑之脉，无刺病与脉相逆者。黄帝曰：候其可刺，奈何？伯高曰：上工，刺其未生者也，其次，刺其未盛者也，其次，刺其已衰者也。下工，刺其方袭者也，与其形之盛者也，与其病之与脉相逆者也。故曰：方其盛也，勿敢毁伤，刺其已衰，事必大昌。故曰：上工治未病，不治已病，此之谓也。(55)

黄帝曰：卫气之留于腹中，搐积不行，苑蕴不得常所，使人肢胁胃中满，喘呼逆息者，何以去之？伯高曰：其气积于胸中者，上取之；积于腹中者，下取之；上下皆满者，旁取之。黄帝曰：取之奈何？伯高对曰：积于上，泻人迎、天突、喉中；积于下者，泻三里与气街；上下皆满者，上下取之，与季胁下一寸；重者，鸡足取之，诊视其脉大而弦急，及绝不至者，及腹皮急甚者，不可刺也。黄帝曰善。(59)

黄帝曰：取之奈何？伯高曰：夫病变化，浮沉深浅，不可胜穷，各在其处，病间者，浅之；甚者深之，间者；小之，甚者，众之。随变而调气，故曰上工。(59)

黄帝曰：上下有数乎？岐伯曰：迎之五里，中道而止，五至而已，五往而脏之气尽矣，故五五二十五，而竭其输矣。此所谓夺其天气者也，非能绝其命而倾其寿者也。黄帝曰：愿卒闻之？岐伯曰：窥门而刺之者，死于家中，入门而刺之者，死于堂上。黄帝曰：善乎方，明哉道，请著之玉版，以为重宝，传之后世，以为刺禁，令民勿敢犯也。(60)

黄帝问于岐伯曰：余闻刺有五禁，何谓五禁？岐伯曰：禁其不可刺也。黄帝曰：余闻刺有五夺。岐伯曰：无泻其不可夺者也。黄帝曰：余闻刺有五过。岐伯曰：补泻无过其度。黄帝曰：余闻刺有五逆。岐伯曰：病与脉相逆，命曰五逆。黄帝曰：余闻刺有九宜。岐伯曰：明知九针之论，是谓九宜。黄帝曰：何谓五禁？愿闻其不可刺之时。岐伯曰：甲乙日自乘，无刺头，无发蒙于耳内。丙丁日自乘，无振埃于肩喉廉泉。戊己日自乘四季，无刺腹去爪泻水。庚辛日自乘，无刺关节于股膝。壬癸日自乘，无刺足胫，是谓五禁。黄帝曰：何谓五夺？岐伯曰：形肉已夺，是一夺

337

也。大夺血之后，是二夺也。大汗之后，是三夺也。大泄之后，是四夺也。新产及大血之后，是五夺也。此皆不可泻。黄帝曰：何谓五逆？岐伯曰：热病脉静，汗已出，脉盛躁，是一逆也。病泄脉洪大，是二逆也。著痹不移，䐃肉破，身热脉偏绝，是三逆也。淫而夺形，身热，色夭，然白，乃后下血衄，血衄笃重，是谓四逆也。寒热夺形，脉坚搏，是谓五逆也。(61)

黄帝曰：刺其诸阴阳，奈何？岐伯曰：按其寸口人迎，以调阴阳，切循其经络之凝涩，结而不通者，此于身皆为痛痹，甚则不行，故凝涩。凝涩者，致气以温之，血和乃止。其结络者，脉结血不行，决之乃行。故曰：气有余于上者，导而下之，气不足于上者，推而休之。其稽留不至者，因而迎之。必明于经隧，乃能持之。寒与热争者，导而行之。其宛陈血不结者，侧而予之。必先明知二十五人，则血气之所在，左右上下，刺约毕也。(64)

黄帝问于岐伯曰：余闻九针于夫子，而行之于百姓，百姓之血气，各不同形，或神动而气先针行。或气与针相逢，或针已出，气独行，或数刺乃知，或发针而气逆，或数刺病益剧，凡此六者，各不同形，愿闻其方。(67)

黄帝曰：其气与针相逢，奈何？岐伯曰：阴阳和调，而血气淖泽滑利，故针入而气出，疾而相逢也。黄帝曰：针已出而气独行者，何气使然？岐伯曰：其阴气多而阳气少，阴气沉而阳气浮者，内藏，故针已出，气乃随其后，故独行也。(67)

黄帝曰：数刺乃知，何气使然？岐伯曰：此人之多阴而少阳，其气沉而气往难，故数刺乃知也。黄帝曰：针入而气逆者，何气使然？岐伯曰：其气逆与其数刺病益甚者，非阴阳之气，浮沉之势也，此皆粗之所败，工之所失，其形气无过焉。(67)

黄帝问于岐伯曰：愿闻持针之数，内针之理，纵舍之意，扞皮开腠理，奈何？脉之屈折，出入之处，焉至而出，焉至而止，焉至而徐，焉至而疾，焉至而入，六腑之输于身者，余愿尽闻。少序别离之处，离而入阴，别而入阳，此何道而从行？愿尽闻其方。岐伯曰：帝之所问，针道毕

矣。<sup>(71)</sup>

黄帝曰：持针纵舍，奈何？岐伯曰：必先明知十二经脉之本末，皮肤之寒热，脉之盛衰滑涩，其脉滑而盛者，病日进，虚而细者，久以持。大以涩者，为痛痹。阴阳如一者，病难治。其本末尚热者，病尚在。其热已衰者，其病亦去矣。持其尺，察其肉之坚脆、大小滑涩、寒温燥湿。因视目之五色，以知五脏，而决死生。视其血脉，察其色，以知一其寒热痛痹。黄帝曰：持针纵舍，余未得其意也。岐伯曰：持针之道，欲端以正，安以静，先知虚实，而行疾徐，左手执骨，右手循之，无与肉果。泻欲端以正，补必闭肤，辅针导气，邪得淫泆，真气得居。黄帝曰：扞皮开腠理，奈何？岐伯曰：因其分肉，在别其肤，微纳而徐端之，适神不散，邪气得去。<sup>(71)</sup>

黄帝问于岐伯曰：余闻九针于夫子，众多矣，不可胜数，余推而论之，以为一纪。余司诵之，子听其理，非则语余，请其正道，令可久传后世无患，得其人乃传，非其人勿言。岐伯稽首再拜曰：请听圣王之道。黄帝曰：用针之理，必知形气之所在，左右上下，阴阳表里，血气多少，行之逆顺，出入之合，谋伐有过。知解结，知补虚泻实，上下气门，明通于四海。审其所在，寒热淋露，以输异处，审于调气，明于经隧，左右肢络，尽知其会。寒与热争，能合而调之，虚与实邻，知决而通之，左右不调，把而行之，明于逆顺，乃知可治，阴阳不奇，故知起时，审于本末，察其寒热，得邪所在，万刺不殆，知官九针，刺道毕矣。明于五输，徐疾所在，屈伸出入，皆有条理。言阴与阳，合于五行，五脏六腑，亦有所藏。四时八风，尽有阴阳，各得其位，合于明堂，各处色部，五脏六腑，察其所痛，左右上下，知其寒温，何经所在，审皮肤之寒温滑涩，知其所苦，膈有上下，知其气所在，先得其道，稀而疏之，稍深以留，故能徐入之。大热在上，推而下之，从下上者，引而去之，视前痛者，常先取之。大寒在外，留而补之，入于中者，从合泻之。针所不为，灸之所宜，上气不足，推而扬之，下气不足，积而从之，阴阳皆虚，火自当之，厥而寒甚，骨廉陷下，寒过于膝，下陵三里，阴络所过，得之留止，寒入于中，推而行之，经陷下者，火则当之，结络坚紧，火所治之。不知所苦，两跷之下，男阴女阳，良工所禁，针论毕矣。用针之服，必有法则，上视天光，下司八正，以辟奇邪，而观百姓，审于虚实，无犯其邪。是得天之露，遇岁之虚，救而不胜，反受其殃，故曰必知天忌，乃言针意。法于往古，验于来今，观于窈冥，通于无穷，粗之所不见，良工之所贵，莫知其形，若神仿佛。邪气之中人也，洒淅动形。正邪之中人也，微先见于色，不知于其身，若有若无，若亡若存，有形无形，莫知其情。是故上工之取气，乃救其萌芽；下工守其已成，因败其形，是故其形，是故工之用针也，知气之所在，而守其门户，明于调气，补泻所在，徐疾之意，所取之处，泻必用员，切而转之，其气乃行，疾而徐出，邪气乃出，伸而迎之，遥大其穴，气出乃疾。补必用方，外引其皮，令当其门，左引其枢，右推其肤，微旋而徐推之，必端以正，安以静，坚心无解，欲微以留，气下而疾出之，推其皮，盖其外门，真气乃存。用针之要，无忘其神。雷公问于黄帝曰：《针论》曰：得其人乃传，非其人勿言。何以知其可传？黄帝曰：各得其人，任之其能，故能明其事。<sup>(73)</sup>

　　黄帝问于岐伯曰：余闻刺有五节，奈何？岐伯曰：固有五节，一曰振埃，二曰发蒙，三曰去爪，四曰彻衣，五曰解惑。黄帝曰：夫子言五节，余未知其意。岐伯曰：振埃者，刺外，去阳病也。发蒙者，刺腑输，去腑病也。去爪者，刺关节肢络也。彻衣者，尽刺诸阳之奇输也。解惑者，尽知调阴阳，补泻有余不足，相倾移也。黄帝曰：刺节言振埃，夫子乃言刺外经，去阳病，余不知其所谓也，愿卒闻之。岐伯曰：振埃者，阳气大逆，上满于胸中，愤瞋肩息，大气逆上，喘喝坐伏，病恶埃烟，饲不得息，请言振埃，尚疾于振埃。黄帝曰：善。取之何如？岐伯曰：取之天容。<sup>(75)</sup>

　　黄帝曰：刺节言发蒙，余不得其意。夫发蒙者，耳无所闻，目无所见。夫子乃言刺腑输，去腑病，何输使然？愿闻其故。岐伯曰：妙乎哉问也！此刺之大约，针之极也，神明之类也，口说书卷，犹不能及也。请言发蒙耳，尚疾于发蒙也。黄帝曰：善。愿卒闻之。岐伯曰：刺此者，必于日中，刺其听宫，中其眸子，声闻于耳，此其输也。黄帝曰：善。何谓声闻于耳？岐伯曰：刺邪以手坚按其两鼻窍，而疾偃其声，必应于针也。黄帝曰：善。此所谓弗见为之，而无目视，见而取之，神明相得者也。黄帝曰：刺节言去爪，夫子乃言刺关节肢络，愿卒闻之。岐伯曰：腰脊者，身之大关节也。肢胫者，人之管以趋翔也。茎垂者，身中之机，阴精之候，津液之道也。故饮食不节，喜怒不时，津液内溢，乃下留于睾，血道不通，日大不休，俯仰不便，趋翔不能。此病荥然有水，不上不下，铍石所取，形不可匿，常不得蔽，故命曰去爪。帝曰：善。黄帝曰：刺节言彻衣，夫子乃言尽刺诸阳之奇输，未有常处也，愿卒闻之。岐伯曰：是阳气有余而阴气不足，阴气不足则内热，阳气有余则外热，内热相搏，热于怀炭，外畏绵帛近，不可近身，又不可近席，腠理闭塞，则汗不出，舌焦唇槁，腊干嗌燥，饮食不让美恶。黄帝曰：善。取之奈何？岐伯曰：取之于其天府、大杼三痏，又刺中膂，以去其热，补足手太阴，以去其汗，热去汗稀，疾于彻衣。黄帝曰：善。黄帝曰：刺节言解惑，夫子乃言尽知调阴阳，补泻有余不足，相倾移也，惑何以解之？岐伯曰：大风在身，血脉偏虚，虚者不足，实者有余，轻重不得，倾侧宛伏，不知东西，不知南北，乍上乍下，乍反乍复，颠倒无常，甚于迷惑。黄帝曰：善。取之奈何？岐伯曰：泻其有余，补其不足，阴阳平复，用针若此，疾于解惑。黄帝曰：善。请藏之灵兰之室，不敢妄出也。黄帝曰：余闻刺有五邪，何谓五邪？岐伯曰：病有持痈者，有容大者，有狭小者，有热者，有寒者，是谓五邪。黄帝曰：刺五邪奈何？岐伯曰：凡刺五邪之方，不过五章，瘅热消灭，肿聚散亡，寒痹益温，小者益阳，大者必去，请道其方。（75）

凡刺大邪，日以小，泄夺其有余，乃益虚，剽其通，针其邪，肌肉亲视之，毋有反其真，刺诸阳分肉间。凡刺小邪，日以大，补其不足，乃无害，视其所在，迎之界，远近尽至，其不得外侵而行之，乃自费，刺分肉间。（75）

刺大者，用锋针；刺小者，用员利针。（75）

请言解论，与天地相应，与四时相副，人参天地，故可为解。下有渐洳，上生苇蒲，此所以知形气之多少也。（75）

故曰：刺实者，刺其来也；刺虚者，刺其去也。此言气存亡之时，以候虚实而刺之，是故谨候气之所在而刺之，是谓逢时。在于三阳，必候其

气在于阳而刺之，病在于三阴，必候其气在阴分而刺之。(76)

六十二难曰：脏井荥有五，腑独有六者，何谓也？然：腑者，阳也。三焦行于诸阳，故置一俞，名曰原。腑有六者，亦与三焦共一气也。(六十二)

六十三难曰：《十变》言，五脏六腑荥合，皆以井为始者，何也？然：井者，东方春也，万物之始生。诸蚑行喘息，蜎飞蠕动，当生之物，莫不以春生。故岁数始于春，日数始于甲，故以井为始也。(六十三)

六十四难曰：《十变》又言，阴井木，阳井金；阴荥火，阳荥水；阴俞土，阳俞木；阴经金，阳经火；阴合水，阳合土。阴阳皆不同，其意何也？然：是刚柔之事也。阴井乙木，阳井庚金。阳井庚，庚者，乙之刚也；阴井乙，乙者，庚之柔也。乙为木，故言阴，井木也；庚为金，故言阳井金也。余皆仿此。(六十四)

七十难曰：经言，春夏刺浅，秋冬刺深者，何谓也？然：春夏者，阳气在上，人气亦在上，故当浅取之；秋冬者，阳气在下，人气亦在下，故当深取之。(七十)

春夏各致一阴，秋冬各致一阳者，何谓也？然：春夏温，必致一阴者，初下针，沉之，至肾肝之部，得气，引持之，阴也。秋冬寒，必致一阳者，初内针，浅而浮之，至心肺之部，得气，推内之，阳也。是谓春夏必致一阴，秋冬必致一阳。(七十)

七十一难曰：经言，刺荣无伤卫，刺卫无伤荣，何谓也？然：针阳者，卧针而刺之；刺阴者，先以左手，摄按所针荥俞之处，气散乃内针。是谓刺荣无伤卫，刺卫无伤荣也。(七十一)

七十二难曰：经言，能知迎随之气，可令调之；调气之方，必在阴阳，何谓也？然：所谓迎随者，知荣卫之流行，经脉之往来也，随其逆顺而取之，故曰迎随。调气之方，必在阴阳者，知其内外表里，随其阴阳而调之，故曰调气之方，必在阴阳。(七十二)

七十三难曰：诸井者，肌肉浅薄，气少不足使也，刺之奈何？然：诸井者木也；荥者火也。火者木之子，当刺井者，以荥泻之。故经言，补者

不可以为泻，泻者不可以为补，此之谓也。（七十三）

七十四难曰：经言，春刺井，夏刺荥，季夏刺俞，秋刺经，冬刺合者，何谓也？然：春刺井者，邪在肝；夏刺荥者，邪在心；季夏刺俞者，邪在脾；秋刺经者，邪在肺；冬刺合者，邪在肾。（七十四）

七十九难曰：经言，迎而夺之，安得无虚？随而济之，安得无实？虚之与实，若得若失。实之与虚，若有若无，何谓也？然：迎而夺之者，泻其子也；随而济之者，补其母也。假令心病，泻手心主俞，是谓迎而夺之者也；补手心主井，是谓随而济之者也。所谓实之与虚者，牢濡之意也，气来实牢者为得，濡虚者为失，故曰若得若失也。（七十九）

八十难曰：经言，有见如入，有见如出者，何谓也？然：所谓有见如入者，谓左手见气来至，乃内针，针入，见气尽，乃出针。是谓有见如入，有见如出也。（八十）

# 重阳

岐伯曰：重阳之人，其神易动，其气易往也。黄帝曰：何谓重阳之人？岐伯曰：重阳之人，熇熇高高，言语善疾，举足善高，心肺之脏气有余，阳气滑盛而扬，故神动而气先行。黄帝曰：重阳之人而神不先行者，何也？岐伯曰：此人颇有阴者也。黄帝曰：何以知其颇有阴也？岐伯曰：多阳者多喜，多阴者多怒，数怒者，易解，故曰颇有阴，其阴阳之离合难，故其神不能先行也。（67）

# 九针

九针之名，各不同形：一曰镵针，长一寸六分；二曰员针，长一寸六分；三曰锃针，长三寸半；四曰锋针，长一寸六分；五曰铍针，长四寸，广二分半；六曰员利针，长一寸六分；七曰毫针，长三寸六分；八曰长针，长七寸；九曰大针，长四寸。镵针者，头大末锐，去泻阳气；员针者，针如卵形，揩摩分间，不得伤肌肉，以泻分气；锃针者，锋如黍粟之锐，主按脉勿陷，以致其气；锋针者，刃三隅，以发痼疾；铍针者，末如剑锋，以取大脓；员利针者，大如牦，且员且锐，中身微大，以取暴气；毫针者，尖如蚊虻喙，静以徐往，微以久留之，而养以取痛痹；长针者，锋利身薄，可以取远痹；大针者，尖如梃，其锋微员，以泻机关之水也。九针毕矣。(1)

病在皮肤无常处者，取以镵针于病所，肤白勿取。病在分肉间，取以员针于病所。病在经络痼痹者，取以锋针。病在脉气少，当补之者，取之锃针于井荥分输。病为大脓者，取以铍针。病痹气暴发者，取以员利针。病痹气痛而不去者，取以毫针。病在中者，取以长针。病水肿不能通关节者，取以大针。病在五脏固居者，取以锋针。泻于井荥分输，取以四时。(7)

黄帝曰：余闻九针九篇，余亲授其调，颇得其意。夫九针者，始于一而终于九，然未得其要道也。夫九针者，小之则无内，大之则无外，深不可为下，高不可为盖，恍惚无穷，流溢无极，余知其合于天道人事四时之变也，然余愿杂之毫毛，浑束为一，可乎？岐伯曰：明乎哉问也！非独针道焉，夫治国亦然。(45)

黄帝曰：余闻九针于夫子，众多博大矣，余犹不能寤，敢问九针焉生？何因而有名？岐伯曰：九针者，天地之大数也，始于一而终于九。故曰：一以法天，二以法地，三以法人，四以法时，五以法音，六以法律，七以法星，八以法风，九以法野。黄帝曰：以针应九之数，奈何？岐伯曰：夫圣人之起，天地之数也，一而九之，故以立九野，九而九之，九九八十一，以起黄钟数焉，以针应数也。(78)

一者，天也，阳也，五脏之应天者肺。肺者，五脏六腑之盖也。皮者，肺之合也，人之阳也。故为之治针，必以大其头而锐其末，令无得深入而阳气出。二者，地也。人之所以应土者，肉也。故为之治针，必箭其身而员其末，令无得伤肉分，伤则气得竭。三者，人也。人之所以成生者，血脉也。故为之治针，必大其身而员其末，令可以按脉勿陷，以致其气，令邪气独出。四者，时也。时者，四时八风之客于经络之中，为瘤病

344

者也。故为之治针，必箇其身而锋其末，令可以泻热出血，而痼病竭。五者，音也。音者，冬夏之分，分于子午，阴与阳别，寒与热争，两气相搏，合为痈脓者也。故为之治针，必令其末如剑锋，可以取大脓。六者，律也。律者，调阴阳四时而合十二经脉，虚邪客于经络而为暴痹者也。故为之治针，必令尖如牦，且员且锐，中身微大，以取暴气。七者，星也。星者，人之七窍。邪之所客于经，而为痛痹，舍于经络者也。故为之治针，令尖如蚊虻喙，静以徐往，微以久留，正气因之，真邪俱往，出针而养者也。八者，风也。风者，人之股肱八节也。八正之虚风，八风伤人，内舍于骨解腰脊节腠理之间，为深痹也。故为之治针，必长其身，锋其末，可以取深邪远痹。九者，野也。野者，人之节解，皮肤之间也。淫邪流溢于身，如风水之状，而溜不能过于机关大节者也。故为之治针，令小大如挺，其锋微员，以取大气之不能过于关节者也。黄帝曰：针之长短有数乎？岐伯曰：一曰镵针者，取法于巾针，去末寸半，卒锐之，长一寸六分，主热在头身。二曰员针，取法于絮针，箇其身而卵其锋，长一寸六分，主治分间气。三曰锟针，取法于黍粟之锐，长三寸半，主按脉取气，令邪出。四曰锋针，取法于絮针，箇其身锋其末，长一寸六分，主痈热出血。五曰铍针，取法于剑锋，广二分半，长四寸，主大痈脓，两热争者也。六曰员利针，取法于牦针，微大其末，反小其身，令可深内也，长一寸六分，主取痈痹者也。七曰毫针，取法于毫毛，长一寸六分，主寒热痛痹在络者也。八曰长针，取法于綦针，长七寸，主取深邪远痹者也。九曰大针，取法于锋针，其锋微员，长四寸，主取大气不出关节者也。针形毕矣。此九针大小长短法也。黄帝曰：愿闻身形，应九野，奈何？岐伯曰：请言身形之应九野也。左足应立春，其日戊寅己丑；左胁应春分，其日乙卯；左手应立夏，其日戊辰己巳；膺喉首头应夏至，其日丙午；右手应立秋，其日戊申己未；右胁应秋分，其日辛酉；右足应立冬，其日戊戌己亥；腰尻下窍应冬至，其日壬子。六府膈下三脏应中州，其大禁，大禁太一所在之日及诸戊己。凡此九者，善候八正所在之处，所主左右上下，身体有痈肿者，欲治之，无以其所直之日溃治之，是谓天忌日也。<sup>(78)</sup>

345

# 灸

灸寒热之法，先灸项大椎，以年为壮数。次灸橛骨，以年为壮数。视背俞陷者灸之，举臂肩上陷者灸之，两季胁之间灸之，外踝上绝骨之端灸之，足小指次指间灸之，腨下陷脉灸之，外踝后灸之。缺盆骨上切之坚痛如筋者灸之，膺中陷骨间灸之，掌束骨下灸之，脐下关元三寸灸之，毛际动脉灸之，膝下三寸分间灸之，足阳明跗上动脉灸之，巅上一灸之。犬所啮之处灸之，三壮，即以犬伤病法灸之。凡当灸二十九处，伤食灸之，不已者，必视其经之过于阳者，数刺其俞而药之。(60)

灸而过此者，得恶火则骨枯，脉涩。(12)

黄帝问于岐伯曰：夫四时之气，各不同形，百病之起，皆有所生，灸刺之道，何者为定？岐伯答曰：四时之气，各有所在，灸刺之道，得气穴为定。(19)

盛则泻之，虚则补之，紧则先刺而后灸之，代则取血络，而后调之，陷下则徒灸之。陷下者，脉血结于中，中有着血、血寒，故宜灸之。不盛不虚，以经取之。(48)

# 揆度奇恒

黄帝问曰：余闻揆度奇恒，所指不同，用之奈何？岐伯对曰：揆度者，度病之浅深也。奇恒者，言奇病也。请言道之至数，五色脉变，揆度奇恒，道在于一。神转不回，回则不转，乃失其机。至数之要，迫近以微，著之玉版，命曰玉机。(15)

帝曰：夫子之言，上终天气，下毕地纪，可谓悉矣。余愿闻而藏之，上以治民，下以治身，使百姓昭着，上下和亲，德泽下流，子孙无忧，传之后世，无有终时，可得闻乎？鬼臾区曰：至数之机，迫迮以微，其来可见，其往可追，敬之者昌，慢之者亡，无道行私，必得夭殃。谨奉天道，请言真要。帝曰：善。言始者，必会于终，善言近者，必知其远，是则至数极而道不惑，所谓明矣。愿夫子推而次之，令有条理，简而不匮，久而不绝，易用难忘，为之纲纪。至数之要，愿尽闻之。鬼臾区曰：昭乎哉问？明乎哉道！如鼓应桴，响之应声也。臣闻之。<sup></sup>(66)

帝曰：光乎哉道，明乎哉论！请着之玉版、藏之金匮，署曰天元纪。(66)

黄帝问于岐伯曰：余闻针道于夫子，众多毕悉矣。夫子之道，应若失，而据未有坚然者也。夫子之问学熟乎，将审察于物而心生之乎？岐伯曰：圣人之为道者，上合于天，下合于地，中合于人事，必有明法，以起度数，法式检押，乃后可传焉。故匠人不能释尺寸而意短长，废绳墨而起平木也，工人不能置规而为圆，去矩而为方。知用此者，固自然之物，易用之教，逆顺之常也。黄帝曰：愿闻自然奈何？岐伯曰：临深决水，不用功力，而水可竭也。循掘决冲，而经可通也。此言气之滑涩，血之清浊，行之逆顺也。(38)

黄帝曰：窘乎哉！圣人之为道也。明于日月，微于毫厘，其非夫子，孰能道之也。(38)

## 腹痛

腹痛，刺脐左右动脉，已刺按之，立已。不已，刺气街，已刺按之，立已。(26)

# 索　引

# 主要参考文献

［1］唐·王冰. 重广补注黄帝内经素问［M］. 北京：商务印书馆，1959.

［2］灵枢经［M］. 北京商务印书馆. 1959.

［3］唐·杨上善. 李云点校. 黄帝内经太素［M］. 北京：学苑出版社，2007.

［4］内经［M］. 京口文成堂募刻宋本. 影印本，北京：中医古籍出版社，2003.

［5］宋·史崧. 黄帝内经灵枢. 影印本［M］. 北京：人民卫生出版社，2015.

［6］薛福辰. 重广补注黄帝内经素问. 影宋本［M］. 北京：学苑出版社，2009.

［7］刘恒如校. 灵枢经. 校勘本［M］. 北京：人民卫生出版社，2013.

［8］元·滑寿撰，于莉英点校. 难经本义［M］. 南京：江苏科学技术出版社，2008.

［9］战国·扁鹊. 高丹枫，王琳校注. 黄帝八十一难经［M］. 北京：学苑出版社，2007.

［10］清·陈梦雷. 古今图书集成医部全录（点校本）·医经注释（上、下册）［M］. 北京：人民卫生出版社，1988.

［11］钱超尘，温长路. 黄帝内经研究集成（第一卷）［M］. 北京：中医古籍出版社，2010.

［12］钱超尘，温长路. 黄帝内经研究集成（第二卷）［M］. 北京：中医古籍出版社，2010.

［13］钱超尘，温长路. 黄帝内经研究集成（第三卷）［M］. 北京：中医古籍出版社，2010.

［14］王庆其，周国琪. 黄帝内经百年研究大成［M］. 上海：上海科学技术出版社，2018.

［15］王育林，翟双庆. 黄帝内经素问纂义（上册）［M］. 北京：学苑出版社，2018.

［16］王育林，翟双庆. 黄帝内经素问纂义（中册）［M］. 北京：学苑出版社，2018.

［17］王育林，翟双庆. 黄帝内经素问纂义（下册）［M］. 北京：学苑出版社，2018.

［18］翟双庆，王育林. 黄帝内经灵枢纂义［M］. 北京：学苑出版社，2018.

［19］翟双庆，陈子杰. 难经纂义［M］. 北京：学苑出版社，2018.

［20］周海平，申洪砚.《黄帝内经》书名与成书年代考证［M］. 北京：中医古籍出版社，2009.

［21］宗全和. 黄帝内经文句索引（河北医学院内部资料）［M］. 保定：内部印刷，1983.

［22］任应秋. 黄帝内经章句索引［M］. 北京：人民卫生出版社，1986.

［23］段逸山. 黄帝内经词语通检［M］. 上海：上海辞书出版社，2017.

［24］周海平，申洪砚，朱孝轩. 黄帝内经大辞典［M］. 北京：中医古籍出版社，2008.

［25］刑玉瑞. 中医经典词典［M］. 北京：人民卫生出版社，2016.

［26］李顺保. 黄帝内经针灸学之研究［M］. 北京：学苑出版社，2013.

［26］战国·扁鹊撰. 李顺保校注. 难经［M］. 北京：学苑出版社，2015.

# 后　记

　　本书在编委们的共同努力下完成，又经审批，今将付梓印刷，问世在即。

　　在本书的策划、编写、整理、校对过程中，编委何或完成 6 万字的撰写、李学玲完成 6 万字的撰写、孙璐完成 6 万字的撰写、姚宁完成 6 万字的撰写、朱苗蕊完成 6 万字的撰写、蔡莹完成 6 万字的撰写。

　　对上述编委们的辛勤耕耘，谨表谢意！

主编　李顺保

2020 年 4 月 20 日